胸外科手术与技巧

主　审　陈孝平

主　编　董　力　赵　波　李荣祥

副主编　王　允　孙　威

编著者（按姓氏笔画为序）

王　允（四川大学华西医院）

朱　达（四川大学华西医院）

任　莉（四川大学华西医院）

孙　威（华中科技大学同济医学院附属同济医院）

李荣祥（攀枝花学院附属医院）

林一丹（四川大学华西医院）

赵　波（华中科技大学同济医学院附属同济医院）

侯江龙（四川大学华西医院）

祖育昆（华中科技大学同济医学院附属同济医院）

董　力（四川大学华西医院）

绘　图　李荣祥

秘　书　何洁华　蒋怡帆　祁晓珺

人民卫生出版社

图书在版编目（CIP）数据

胸外科手术与技巧/董力，赵波，李荣祥主编.
—北京：人民卫生出版社，2019
ISBN 978-7-117-28468-4

Ⅰ.①胸⋯　Ⅱ.①董⋯②赵⋯③李⋯　Ⅲ.①胸部外
科手术　Ⅳ.①R655

中国版本图书馆 CIP 数据核字（2019）第 085643 号

| 人卫智网 | www.ipmph.com | 医学教育、学术、考试、健康，购书智慧智能综合服务平台 |
| 人卫官网 | www.pmph.com | 人卫官方资讯发布平台 |

胸外科手术与技巧

主　　编：董　力　赵　波　李荣祥
出版发行：人民卫生出版社（中继线 010-59780011）
地　　址：北京市朝阳区潘家园南里 19 号
邮　　编：100021
E – mail：pmph @ pmph.com
购书热线：010-59787592　010-59787584　010-65264830
印　　刷：北京铭成印刷有限公司
经　　销：新华书店
开　　本：787×1092　1/16　印张：17　插页：4
字　　数：414 千字
版　　次：2019 年 6 月第 1 版　2019 年 6 月第 1 版第 1 次印刷
标准书号：ISBN 978-7-117-28468-4
定　　价：99.00 元

打击盗版举报电话：010-59787491　E-mail：WQ @ pmph.com
（凡属印装质量问题请与本社市场营销中心联系退换）

主编简介

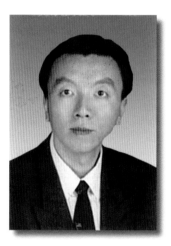

董　力

　　教授、主任医师、博士研究生导师。任《中国胸心血管外科临床杂志》编委。毕业于华西医科大学临床医学院（现四川大学），擅长胸腔脏器肿瘤手术（如肺癌、食管癌、纵隔内肿瘤），尤其是心脏瓣膜外科和心房纤颤外科（射频消融）。长期从事心脏瓣膜置换术后的抗凝治疗及监测的研究，是国内心脏瓣膜抗凝研究领域的知名学者。在各级刊物上发表论文共计120余篇，其中SCI 18篇。负责完成了《心脏瓣膜病术后抗凝个体化和低强度抗凝治疗标准研究》的"十二五"国家科技支撑计划项目（2011—2015年，465万元），以及4项省级科技支撑项目。1996年，在国内系统性提出中国人抗凝治疗的主要矛盾是出血，应根据中国人凝血特点降低抗凝强度、减少出血并发症的观点。1999年，在国内应用国际标准比值（international normalized ratio，INR）监测心脏机械瓣膜置换术后的抗凝治疗，制定了中国人的INR标准等6项科研成果，并获得3项省级科技进步奖。

主编简介

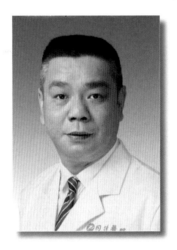

赵 波

　　教授、主任医师、博士研究生导师。华中科技大学同济医院胸外科行政副主任兼支部书记。湖北省胸外科质量控制中心办公室主任、专家，湖北省抗癌协会食管癌专业委员会委员，湖北省临床肿瘤协会肺癌专业委员会委员，中国医疗保健国际交流促进会肺癌微创诊断与治疗专业委员会委员，中国抗癌协会纵隔肿瘤专家委员会委员。对于肺、食管、纵隔肿瘤和胸部危重外伤救治有丰富经验。可熟练实施各种部位的气管切除和重建手术、各种高难度肺癌外科手术及各种类型食管癌根治手术及侵犯多器官的巨大纵隔肿瘤切除术。近年致力于胸腔镜胸部微创技术的研究，在肺癌、食管癌、纵隔肿瘤、肺大疱、手汗症和漏斗胸等的微创治疗方面积累了丰富的经验。2015年，在肺癌微创领域获得国家卫生健康委员会创新科研基金资助，用以开展最新的非插管胸外科手术（肺癌根治术）。2016年在全国范围内率先开展剑突下胸腺瘤扩大切除术治疗重症肌无力取得较好效果。

主编简介

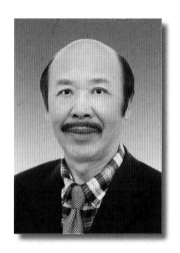

李荣祥

　　1953年12月生于四川省攀枝花市盐边县。先后毕业于四川医学院（现四川大学）、澳门科技大学（获MBA学位）。攀枝花学院附属医院外科主任医师、教授、硕士生导师，享受政府特殊津贴的外科专家，四川省首批中西医结合学术和技术带头人。曾任攀枝花盐边县医院院长，攀枝花学院附属医院大外科主任、副院长及院长等职务。曾荣获攀枝花市委市政府授予的"首批攀枝花市优秀创业人才"称号。率先在攀西地区开展右胸三切口手术治疗食管中上段癌肿、结肠代食管术及胸腔镜探查胸腔、气胸手术等。熟练掌握肺、食管及纵隔肿瘤的手术。对心脏外伤、肺损伤及胸腹联合伤有较丰富的临床经验。在省市级、国家级医学杂志上发表文章70余篇，获科研成果及科研奖10余项。主编《腹部外科手术技巧》《基层医院外科手术经验与技巧》《肝胆胰脾手术图解》《奇异·罕见·疑难手术108例》及《肝胆胰脾手术暨中医药围术期临床应用》《门诊手术与处置技术经验与技巧》6部专著。曾任四川省高级职称评审专家及医疗纠纷鉴定专家，国际肝胆胰协会中国分会会员，中国中西医结合学会四川分会肝病专业委员会副主任委员，攀枝花市医学会肝胆胰外科专业委员会主任委员。

序

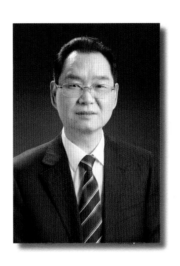

　　胸外科是较成熟的临床学科,近年来,随着现代科技的发展,增加了很多新内容,也开拓了新的领域,许多方面都得到了突破性的进展,特别是在微创内镜方面,借鉴腹腔镜的发展经验,胸腔镜也得到了长足的发展。外科主要是通过手术治疗疾病的临床学科,年轻医师除了注重基本理论的学习外,更要注重基本技能的学习训练和提高。本书根据读者的建议,以技术的先进性、实用性以及效果的确切性,更适应于市、县级医院。董力教授、赵波教授及李荣祥教授组织了多名富有临床经验的专家学者们撰写了《胸外科手术与技巧》,这些专家们经过长时间的临床工作与实践,专业理论以及学术和技术造诣资深,结合他们的实际工作体会和有关文献,重点介绍了普通胸外科的常见病、多发病及临床手术基本理论、微创技术、术式选择、术前准备与麻醉方式,突出了手术技巧及术中注意要点。全书31章,配有460余幅解剖清晰、详尽的手术示意图,图文并茂,结合紧密,一目了然,易于学习参考。本书是很有实用价值的外科参考书,希望对临床医师起到积极的推动作用。

　　兹值《胸外科手术与技巧》出版之际,我谨表示热烈地祝贺,并向医务工作者推荐这本有价值的参考书,可供胸外科医师参阅,尤其适于地市、县级医院的胸外科医生,以及大学院校的师生们参阅。

中国科学院院士　陈孝平

2019 年 4 月

前　言

　　本书主要介绍胸部外科常见病的基本治疗方法。随着胸外科基础理论和技术水平的发展，一些实用及效果确切的先进技术得到普及，目前常见的普通胸外科手术已能在市级、县级医院完成。我们组织了胸外科一线专家撰写了此书。这些专家经过长期的临床工作实践，具有丰富的临床经验，专业的理论知识及颇深的学术和技术造诣，结合他们的实际工作体会和有关文献，重点介绍了胸外伤及胸部疾病的术式选择、利弊、手术时机、手术技巧以及术中注意要点等。全书共31章，配有460余幅手术插图。本书可供胸外科医师，特别是市级、县级基层医院的胸外科医生参考查阅，对提高手术的操作技巧会有所帮助。

　　本书在编写过程中，得到了中国科学院院士、华中科技大学同济医学院附属同济医院陈孝平教授及四川大学华西医院胸外科专家们的鼓励和支持，得到了各位编写专家所在院校和同仁们的关心和支持，借此机会，表示真诚地致谢！最后还要衷心感谢同道们及亲朋好友们的鼓励和帮助！

　　由于编者水平有限，还有随着时间的推移，知识的更新，新的理论、新的观念的出现，本书会有一些不足之处，恳请读者给予批评指正。

董　力　赵　波　李荣祥

2019 年 4 月

目 录

第一章

普通胸外科手术的简要概述和准则

第一节　术　前　准　备

在整个外科手术的范畴中，普通胸外科手术的要求相对较高，几乎所有的开胸手术都要求气管插管及全身麻醉，需要准备一定的监测设备，且胸外科手术的范围常涉及到循环、呼吸相关的重要脏器。目前，随着人类寿命的延长、检测手段的增多、手术技巧的提高和相关设备的不断更新，高龄患者的手术逐渐增多，高危因素也越来越多，手术风险也随之增高。因此，术前的准备工作就显得更加重要。

一、病史和体格检查

病史采集和体格检查是行医者准确诊治疾病的首要基础，辅助检查对于明确诊断和选择手术方式亦非常重要。但随着先进设备的出现和技术的发展，有些临床医师往往偏重于依赖辅助检查确立诊断和治疗方案，这可能会造成误诊、误治，甚至给患者带来严重的并发症，这种现象在三甲医院也常常发生。因此，强调病史采集和体格检查是诊治疾病的基础是非常有必要的，这样才能较为准确地判断患者是否需要进行手术治疗，并预估其术后可能出现的并发症，以便在术前给予及时相应地处理和预防，尤其是对于合并严重心肺并发症的患者。当然，住院患者应根据病情及拟行的手术方案，有计划地进行全面检查，一般争取在 1 周内完成。除血、尿、粪常规，血生化和肝肾功能等常规检查外，其他特殊检查，如心电图、心肺功能、支气管镜、食管镜、超声、胸部 CT 等都应在短期内完成。除此之外，应有 3 周以内的胸部正侧位 X 线片，以便明确病变部位、范围和性质；如果是恶性肿瘤患者，则应有 2 周内的胸部正侧位 X 线片，并行胸部 X 线透视，观察膈肌粘连情况。肺切除术后对呼吸功能有一定的影响，切除范围越多，影响越大，对于肺切除后再行胸廓成形术的患者影响更为严重。因此，对于肺切除的患者，应详细询问呼吸系统的既往病史，检查肺功能，必要时进行分侧评估肺功能，以便预估术后的呼吸功能。

对于结核病患者，尤其是伴发刺激性咳嗽且痰抗酸菌阳性者，应行支气管镜检查，以便确定预将切除的支气管残端黏膜是否为正常组织，避免残存支气管内膜存在结核病灶，术后发生支气管胸膜瘘和脓胸等严重并发症。对于肺组织化脓性炎症（包括支气管扩张）的患者,除了需要根据痰培养和抗生素敏感实验结果,选用适当的抗生素治疗外,还应加强体位引流,争取每日痰量减至最低,且在手术当日晨时应再予以引流1次,以免术中发生痰液阻塞引起窒息,或因痰液流入对侧肺引起继发性感染,必要时每周行支气管镜检查及吸痰。体位引流的效果取决于引流支气管是否通畅、患者体位是否正确以及引流体位维持时间和次数是否足够。此外还可配合应用祛痰剂和支气管解痉剂促进排痰。

对于食管瘘患者,应术前2周内复查食管钡餐造影。对心肺功能减退的患者应行血气分析。对疑似恶性肿瘤患者必须行痰液、胸腔液或组织病理检查。经过全面详细的检查,不仅能深入了解本科疾病病情,也能发现一些合并症。全面掌握患者的资料,才能更好地讨论并决定手术方案。对于合并严重的心力衰竭、肺功能不全、肝肾功能重度损害的患者,必须治疗后再做评价。对于合并隐性糖尿病、高血压、冠心病、贫血、陈旧性心肌梗死,或肺功能及肝肾功能较差者,经过适当合理的术前准备多可积极手术,不必认为它们是手术的绝对禁忌证。对于外科疾病患者,如果诊断错误的同时又做了不恰当的手术,可能会造成手术彻底失败或使病情更加复杂化,增加治疗的难度,此类情况在临床上时有发生,故术前进一步明确诊断是非常必要的。

胸外科疾病的患者,尤其是食管瘘和贲门癌患者,由于进食困难,营养状况差,部分患者常合并较严重的贫血及低蛋白血症。此类患者术后容易发生各种并发症,因此不应匆忙手术,必须在术前予以纠正,如给予高蛋白、高维生素饮食或要素鼻饲,必要时静脉输入高营养液、血浆或白蛋白等,待全身情况有所好转后,再积极进行手术治疗。对于长期卧床致体质衰弱者,术前鼓励其做适量的活动,以尽可能顺利地接受手术。

术前明确患者是否伴有其他疾病也非常重要,并应确保这些疾病得到理想的控制,不再需要进一步的术前处理和治疗。常规检查电解质和血生化有助于发现隐性疾病。必要时请相关专科医生协助处理这些合并疾病,使之达到稳定状态。胸外科患者术后2/3以上的并发症是源于心肺,肺部并发症一般较心脏并发症严重,多数患者术后死亡原因是呼吸衰竭。对于胸外科患者,完善的术前检查,充分的麻醉及手术耐受性评估,以及术前预测术中可能风险、切除脏器后恢复程度及可能出现的并发症等,这些对于减少术后并发症和降低死亡率都具有非常重要的意义。病史收集要完整,体格检查要全面。正确掌握心肺功能检查方法,发现其他合并症,通过强化肺功能康复、治疗隐性或现有的心脏病,同时积极治疗其他疾病,以便能降低胸外科手术的危险性,减少围术期并发症。临床医生进行术前检查,不单是为了评估患者围术期风险,也是为了更好的预防术后并发症,以及预估患者术后的生存质量。

二、肺功能的评价

目前肺功能检测已是胸外科常规术前检查。但检测方法是否正确,患者接受能力怎样及了解程度如何对于肺功能的检测指标都有着较大的影响。胸外科最常见的并发症有分泌物潴留、肺不张、肺实变以及呼吸衰竭等。这些并发症很大程度上取决于患者的吸烟史和既往肺疾病情况,尤其是阻塞性肺病等。吸烟患者术后并发症风险增加是由于吸烟对心血管和呼吸系统的影响,尤其是长期吸烟的老年患者,术后易出现发热、咳嗽、痰量增多、脓痰、肺炎等,此类患者术后胸部X线检查结果异常率可达53%。吸烟患者术前至少应停止吸烟12~24小时,使碳氧血红蛋白被清除到3个半衰期,吸烟者的短期戒烟对减少术后的肺部并发症大有裨益。

大多数胸外科疾病的患者是可以进行胸外科各种手术的。重视术前准备,能较好地了解心肺和肝肾功能以及水电解质酸碱平衡状态及指导合理的术前用药,以便于更好地加强术中及术后的管理。术中术后的监测系统及强化治疗为术后重症患者病情恢复提供了有效地保障。开胸手术后,肺部并发症是引起死亡的主要原因。无论患者术前肺功能正常与否,术后均会出现肺部功能的病理生理改变。必须了解和认识这些变化,才能预防肺部并发症并使之减少到最低程度。开胸手术后首先是通气的方式受到影响,潮气量减少,呼吸次数增加,但每分钟的通气量不减少。自主深呼吸能防止肺泡萎陷,增加肺的顺应性。术后疼痛使患者用较小的潮气量呼吸,但近年来的研究发现,术后疼痛并不是术后肺功能衰竭的重要因素。肺切除术后肺容量减少、低氧血症肺不张,术中对肺的机械性压迫、呼吸道分泌物的蓄积及肺表面的活性物质减少才是引起胸外科术后肺功能不全的主要原因。近年来研究还发现,食管贲门手术引起的膈肌功能不全和膈神经活动功能降低也是术后肺功能不全的重要因素之一,通过采用硬膜外麻醉可以阻断内脏的交感神经受体,改善膈神经的活动和膈肌的功能,膈神经损伤也是引起膈肌功能不全的原因之一。此外,胸壁手术后呼吸功能不全亦可影响肺功能。研究提示胸腔和纵隔引流不影响肺功能,术后的深呼吸运动能够明显减少肺功能不全并发症的发生率、缩短住院时间并增加肺容量,还可使盘状不张的肺段再膨胀。

中重度的慢性阻塞性肺病(chronic obstructive pulmonary disease,COPD)、哮喘病及吸烟是患者术后发生肺功能不全的主要的三大诱因。许多支气管肺癌的患者同时有COPD,因为两者均与吸烟有关。动脉氧分压(PaO_2)和二氧化碳分压($PaCO_2$)是非常重要的术前评价指标:术前有低氧血症者,术后的吸氧时间应延长;术前有高碳酸血症者,术后可能需用呼吸机辅助通气;术前肺功能异常伴低氧血症的患者,术后约1/3需要呼吸机辅助呼吸,且时间延长至24小时以上,住院时间随之延长,死亡率增加。

术前预测肺切除术后患者的肺功能往往可以较好地评估预后。对于早期肺癌来说,手术切除是唯一可能治愈的手段,术前对肺切除后患者机体的影响以及对残余肺功能的评估十分重要。放射性核素灌注扫描是一种简单易行的肺功能评估方法。应用放射性核素的研究发现,早期肺癌全肺切除术后的血流和通气在残余肺部无明显改变。侧卧试验是一种评估功能残气量的方法,当患者取左侧或右侧卧位,较多功能的肺在上时,第一秒时间肺活量(the first time vital capacity,FEV_1)增加最多。目前,肺动脉高压患者逐渐增多,当静止的平均动脉压>2.9kPa(22mmHg),预后较差;如运动后>4.0kPa(30mmHg)时,则具有较高的术后死亡率。一般情况下,患者无论术前FEV_1<2L,还是残留容量与全肺容量比>50%,只要患者的肺功能改善后FEV_1>2L,即可施行切除术。根据许多研究结果认为,有心肺功能不全的患者能否接受全肺切除术,参考以下几点非常适用。

1. 肺切除患者的FEV_1<2L,或最大通气量<50%,但这并不是唯一的标准。

2. 预计术后FEV_1<800ml。

3. 慢性高碳酸血症,$PaCO_2$>6.0kPa(45mmHg)或运动后出现高碳酸血症。

4. 动脉低氧血症,静止状态PaO_2<6.7kPa(50mmHg),运动后不增加;低氧血症不是由肺病引起。

5. 肺弥散能力<预计值的50%。

6. 静止状态肺动脉压>4.7kPa(35mmHg)。

动脉血气分析是评价的客观指标,也是基本的术前检查方法。有时会发现PaO_2较低,就需要对心肺功能做进一步的检查,运动时血氧饱和度下降也表明需要进一步检查。高碳酸血症的患者通常有肺心病,一般无法耐受全肺切除。此外,血清电解质改变,发现二氧化碳合力升高时,必须进一步排除有无二氧化碳潴留或肺心病。对于某个患者来说,麻醉及手术,尤其是肺切除术的危险性究竟有多大,是无法精确估计的。临床上有许多研究者提出应在术前预测肺切除术的危险性和禁忌证的指标,虽然多数指标都是相对的,但是,如果预计术后 $FEV_1<0.8L$,任何肺切除都是绝对禁忌证。二氧化碳分压持续升高或合并有肺心病是肺切除的禁忌证。然而,有时这些指标也不是绝对的,没有公式,也没有绝对标准。多年来,有经验的医生询问患者能否登上一层或二层楼,以及精明的医生带着患者沿走廊或楼梯行走,观察呼吸的频率及呼吸困难的程度、能否使用呼吸机辅助呼吸,并触诊脉搏有无心动过速,以此预测术后可能恢复程度。极度痛苦、心慌出汗,甚至连楼梯都上不了的患者则不适合做任何类型的手术。总之,所有胸外科手术患者术前都要做肺功能检查。FEV_1 是预测手术危险性的良好指标,但应当强调的是肺功能的检查结果与年龄、性别及身高相关。因此,最好计算时是利用占预计值的百分比,而不是绝对值。对于肺功能减损的患者,术前加强康复对于减少术后肺部并发症是很重要的。指导患者做好术前呼吸系统训练以及了解一些手术知识很重要,这些都由护理及其他专业人员来完成,它对于增进术后患者的恢复起到了一定的作用。

三、心血管功能的评价

心血管功能评价对手术危险性评估有着举足轻重的影响。评估内容通常包括死亡的危险性,发生并发症的危险性,选择治愈性手术还是姑息性手术,并将这些手术的危险性同非手术治疗的危险性进行比较,预测患者手术治疗后的早期预后。心血管疾病随着年龄的增长而增多,在我国心血管问题已日趋严重。老年患者几乎占胸外科患者人数的 60% 以上,老年人除接受胸外科及腹部大手术的危险性极高外,同样在其他各类专业的手术中心血管并发症和死亡率风险也明显增高。

术前对患者心血管方面的评价,应考虑到是否需要心血管功能检查的必要性,对于低危险的患者进行多种有创或无创的检查,或是所谓全面检查是不必要的。一般情况下,应选择有针对性的、有效的、且现有的设备及检查手段进行评估,如果患者的心血管情况稳定,没有明显的临床症状,而且现有的心血管方面的资料足以证明心血管方面的状态稳定,就不需要再进一步评价。术前心血管方面的评价包括查阅患者相关资料,了解患者病史及体格检查情况,发现患者存在的问题,预估患者适合接受何种手术。根据术前一般检查结果确定不能立即接受手术的患者,术前应进一步完善检查,以便更详细地了解患者的心血管状况,并通过调整治疗药物,改善术前心血管状况,使病情稳定后再行手术治疗。通过术前的进一步评价,确定围术期的监测方法,预防心血管并发症的发生,使患者的手术危险降至最低,这些是现代胸外科进展的重要体现。

急诊手术患者的术前评价因时间受限,仅限于评定心血管方面的生命体征、容量状态及心电图等。当确定有心脏疾病时,应确定其严重性和稳定性以及治疗情况,并进一步确定患者的心脏危险性,包括心脏对手术的耐受能力及可能伴发的其他疾病和并发症。当然,若在不需要急诊手术处理的情况下,术前评价患者心脏功能的状况和是否能耐受开胸手术,则是必须的。忽略这种评价可能会使高危患者的手术并发症风险增加,并且造成患者的住院费用增加。

手术的危险性主要有两方面;一是与手术本身有关的危险性;二是与患者心脏有关的危险性。与心脏有关的危险性中最严重的是围术期心肌梗死。45 岁以上的男性冠心病患者在接受了胸外科和上腹部大手术时,围术期心肌梗死的发病率会明显增加,可达 4.1%。当年龄>75 岁,即使没有冠心病病史的患者,也是发生心肌梗死的高危人群。有些冠心病患者术前有明显的临床症状,如急性心肌梗死旁路搭桥手术后,冠状动脉血管成形术后,或冠状动脉造影显示血管腔不规则的患者，还有一些患者虽然没有心脏疾病临床症状，但冠脉造影却有 2~3 支严重的冠状动脉血管病变，此二类患者的手术风险极大。老年患者存在的危险不仅在于所患的冠心病，还在于年龄对心肌的影响。心肌细胞随着年龄的增长而减少，心肌的储备能力下降（国外近些年研究发现，45 岁以上的正常人大约每年心肌质量减少 0.3g，血供减少 9ml）。性别也是一个重要因素，绝经前的女性冠心病发生率很低，发生冠心病的年龄较男性晚 10 年，绝经后其并发糖尿病的危险因素增加，心肌梗死的死亡率高于男性。许多临床研究显示，中等程度的高血压并不是围术期心血管并发症的危险因素，高血压是伴有冠心病的先兆。术前有高血压的患者术中血压进一步升高，心电图则会表现出心肌缺血，术中的心肌缺血与术后的心脏并发症有明确的相关性，术前有效地控制血压有助于减少围术期心肌缺血的发生。术前已估计患者手术心脏危险性较大的，以及那些不适合行冠状动脉搭桥或成形术的患者，应当仔细做好手术治疗计划，行药物治疗或当手术时应尽量缩小手术范围。术前应制定好麻醉方案，术后应到重症监护室监护治疗。随着麻醉技术、手术技巧、器械设备以及监护治疗技术的提高，年龄已不再是手术的禁忌证。如果术前经过详细的评价重要器官功能，高龄患者仍可以接受外科手术。

第二节　常用手术切口的概述

　　胸部手术切口有很多种，常用的有后外侧切口、前外侧切口和正中切口等，根据不同的手术及操作的难易程度来选择便于手术操作的切口，其次要考虑选用组织损伤小的切口。目前，在普外科手术方面最常用的切口是后外侧切口，也称为标准剖胸切口，此切口术野大、显露好，上至肺尖，下至膈肌，适用于心脏手术以外的各种手术。但此切口损伤肌肉多，还需要切除或切断一根肋骨。对患者来说，此切口的创伤较大，故对于估计操作简单易做的手术，可选用小切口，特别是某些肺切除术，常采用腋下切口，损伤小、恢复快，有美容作用；对肺功能减退者手术的危险性比较小；对多种胸外科手术可以提供足够的暴露，愈合瘢痕较小比较美观，但必须认识到每一种手术切口都有优点和缺点，还没有一种最好的切口。因此，应当先行局限性的开胸切口，以便在需要扩大暴露时可以安全加以延长。手术切口的设计要保证能理想接近需要处理的脏器，准确确定肋间隙对于开胸手术是非常重要的。如果手术野显露不满意，任何医生都会感到手术做起来很吃力。对于个体手术来讲，足够的暴露乃是成功的关键。

一、后外侧切口

　　后外侧切口是目前最常用的开胸探查切口，可以满足胸外科绝大多数的暴露，也为大多数的临床医师选择和使用，后外侧切口原则上可以从第 3 到第 10 肋切口可进胸，而实际上一般是从第 5 到第 7 肋间或肋床进胸，一般定点切口位置为肩胛骨脊柱缘和脊突连线的中点，肩胛下角一横指至腋前线，皮肤的切口呈新月形或 S 形（图 1-1），切开

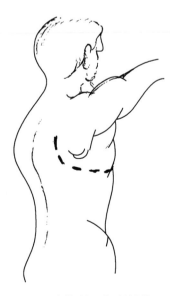

图 1-1　虚线所示为后外侧切口

的第一层肌肉为斜方肌和背阔肌，第二层为菱形肌、后锯肌和前锯肌。分离肩胛下肌与胸壁之间的疏松组织，用牵开器将肩胛骨牵拉提起，于肩胛骨下用手自上而下扪数肋骨，此时可确定所要切开的肋间或肋床的位置。

　　进入胸腔有四种方式。①肋间途径，沿肋骨上缘用电刀切开肋间肌；②骨膜床途径，用电刀切开肋骨骨膜，将骨膜由肋骨上缘剥开，通过骨膜床进入胸腔；③经肋间途径，与上不同的是要切除一至两小段肋骨；④经肋床途径，切除一长段肋骨进胸（图 1-2）。

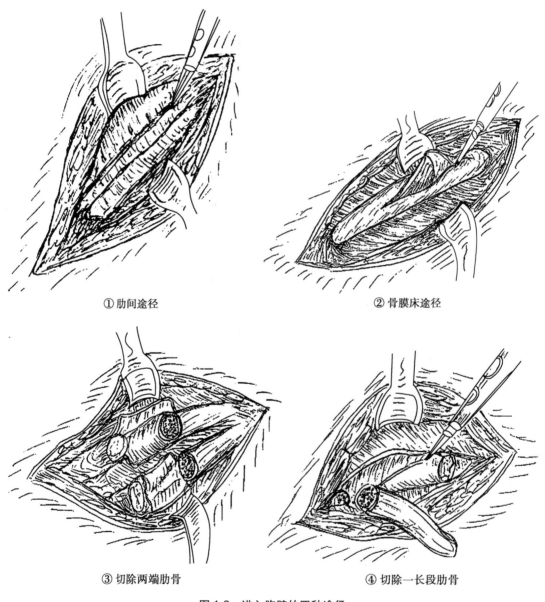

①肋间途径　　　　　　　　　　　　　②骨膜床途径

③切除两端肋骨　　　　　　　　　　　④切除一长段肋骨

图 1-2　进入胸腔的四种途径

　　后外侧切口适用于普胸外科的大多数手术，如肺叶切除、全肺切除、食管恶性肿瘤根治、纵隔和膈肌手术，尤其对于肺胸壁粘连的手术，分离粘连具有较大的优势。

二、前外侧切口

肩背部用沙袋垫高30°~45°。前外侧切口为乳腺下方弧形切口,前方由胸骨缘沿第4肋或第5肋间延伸至腋中线,断离胸大肌和胸小肌。为达到更好地显露,多数要沿前锯肌纤维方向切开部分前锯肌。女性需要把乳腺下部自胸大肌和胸小肌筋膜上游离下来,以暴露开胸的肋间。切开胸内筋膜及壁层胸膜进入胸腔(图1-3、图1-4)。

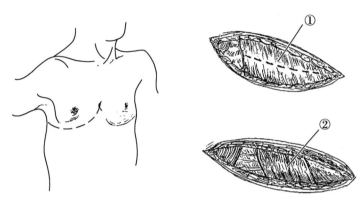

图1-3　前外侧切口(虚线)
①胸大肌;②胸小肌

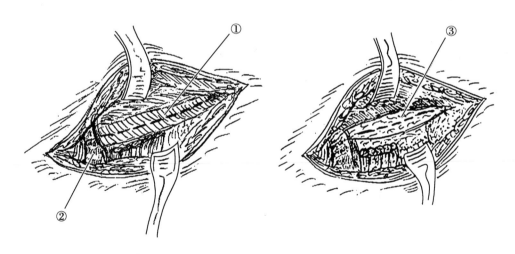

图1-4　胸大肌、胸小肌、肋间肌、前锯肌及壁层胸膜示意图
①肋间肌;②前锯肌;③壁层胸膜

前外侧切口的优势在于患者可采取仰卧位,对心肺功能影响较小,便于麻醉观察和意外的处理;肺门距体表较近,利于肺门结构的解剖和处理;切开胸壁的肌肉少,术后疼痛及运动受限较轻。该手术切口可用于右肺中叶切除,通过前外侧切口常能完成整个食管的切除,尤其是中段食管癌经腹和右前外侧切口能满足手术的显露。另外,对于累及前纵隔的肺肿瘤来说,前外侧切口也是较好的选择。前外侧切口的缺点主要是对后纵隔及下肺叶的显露较差。

三、胸骨正中劈开切口

胸骨切口是将胸骨沿长轴纵行切开,显露纵隔的前半部而不必进入胸腔的切口,是沿中线做稍弯向一侧的弧形切口,上端从胸骨上缘以上 3cm 开始,下端达剑突与脐连线的中点(图1-5)。切开胸大肌胸骨起点处胸大肌、胸膜和腹白线,切口下段要暴露腹膜外脂肪,切口上端可见到两侧胸锁乳突肌在胸骨上的附着点。切开胸骨时应该注意止血。电锯是目前常用的安全工具,但注意的是切胸骨时应停止正压通气,以减少切开胸膜腔的可能性,用电锯时切开右侧胸膜腔,术后右侧胸膜腔放置引流管。

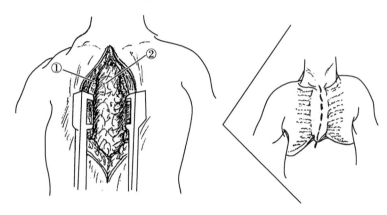

图 1-5 胸骨正中切口,显露前纵隔
①胸骨切开断面;②心包

胸骨正中切口在普胸外科多用于前纵隔手术,尤其是前纵隔肿瘤和胸腺瘤。某些气管肿瘤或气管狭窄也需要利用该切口达到满意的显露而完成手术,行双肺切除或同时进行肺与心脏的手术也需要这个切口。另外,前上纵隔肿瘤或囊肿有时仅部分劈开胸骨就可摘除(图1-6)。如为上段食管癌,胸内甲状腺肿瘤的手术,需要颈部和上纵隔的广泛暴露时,可将颈部斜切口或领式切口与本切口联合(图1-7)。

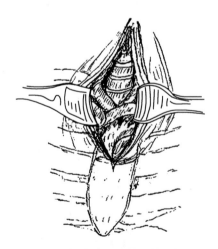

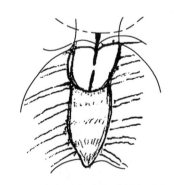

图 1-6 部分劈开胸骨显露上纵隔   图 1-7 颈部领式切口与胸骨部分相联合

四、不切断肌肉的前外侧切口

Heitmitter RF(1996年)将不切断肌肉的开胸切口分为三种:不切断肌肉的前外侧切口、垂直腋下切口和后外侧切口,临床上不切断肌肉的前外侧切口较后两种切口更常用。因此,本章节只对不切断肌肉的前外侧切口加以介绍。

不切断肌肉的前外侧切口(图1-8)是切开皮肤后提起上下皮瓣,显露出背阔肌的内缘并向外牵拉,劈开前锯肌或向外牵拉,然后沿选择好的肋间隙切开进入胸腔(图1-9)。常用两个小肋骨牵拉器,以形成方形或长方形的术野。关闭胸腔比较简单,像标准开胸切口一样合拢肋骨,松开牵引肌肉,可用吸收线连续缝合前锯肌前方的深层软组织,最后缝合皮下组织和皮肤。

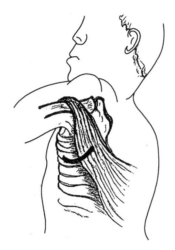

图1-8　肩胛下粗弧形线示不切断肌肉的前外侧切口

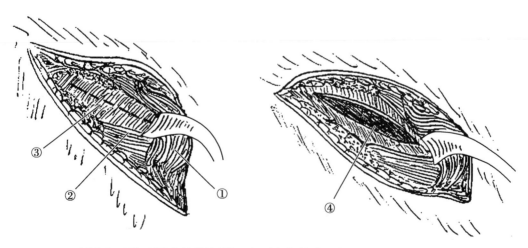

图1-9　不切断肌肉的前外侧切口沿选择好的肋间隙切开进入胸腔示意图
①背阔肌;②前锯肌;③肋间肌;④肋间切开进入胸腔

五、胸腹联合切口

胸腹联合切口是经第5、6、7肋或第8肋间,从腋后线开始越过肋弓一直到腹正中线,即腹后线。选择第几肋间取决于胸内操作的需要,通常以第6肋间获得满意的暴露,若术中需要做切口延长亦较为方便。离断背阔肌、前锯肌及腹外斜肌筋膜,沿腹外斜肌、腹直肌前鞘、深肌纤维方向切开腹外斜肌,离断腹内斜肌和腹直肌后鞘,切断肋间肌及胸膜。沿切口的前部、垂直肌纤维方向切断腹内斜肌,即显露出下面的腹横肌。沿切口方向切断肋弓,并切除一小段肋弓以防止术后断端摩擦。切开腹横肌、腹直肌后鞘和腹膜打开腹腔。胸骨撑开器撑开肋骨暴露胸腔,显露膈肌并切开。胸腹联合切口使胸腔和腹腔变成一个腔,这样可以更好地显露下胸部和上腹部的脏器,左侧胸腔联合切口适用于下段食管癌全胃切除术等,尤其是贲门部肿瘤侵犯周边脏器者。临床上常用的是左侧胸膜联合切口(图1-10)。

总之,无论采用什么切口,要想安全而又顺利地完成手术,得到满意的结果,都必须遵守一些基本的原则:①开胸切口必须提供足够的显露;②要尽可能保留胸壁的功能和外观;③关胸时必须使切开的骨性胸壁紧密闭合;④缝合胸壁切口要严格分层进行,所有切开的组织,不论重要与否,都要重新分层缝合;⑤由于麻醉和控制通气技术的进步,俯卧切口已废用。

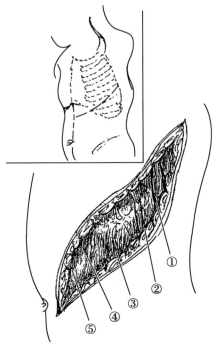

图 1-10　左侧胸腹联合切口示意图
①背阔肌;②前锯肌;③腹外斜肌;④腹外斜肌腱膜;⑤腹直肌前鞘

第三节　术后并发症防治的基本原则

胸外科手术后肺部并发症一般有肺炎、肺不张、心律失常、肺水肿、肺栓塞、肺脓肿、脓胸、胸腔积液、乳糜胸、食管支气管瘘和纵隔气肿等。普胸外科手术最常见的并发症是肺炎、肺不张、肺水肿、肺栓塞、肺脓肿等,这些并发症都会影响肺功能,导致急性肺功能衰竭或慢性呼吸衰竭,前文已经叙述,术前肺功能检测对于评价手术是否完成以及减少术后并发至关重要。术前改善肺功能,术后妥善处理均可能让患者安全渡过围术期。

肺切除后发生心律失常也是胸外科手术最为常见的,并与手术的大小有关。全肺切除后心律失常发生率高于肺叶切除术后,而全肺切除者心律失常与死亡率明显增加有关。术后心律失常的患者多数是房颤、房扑及室性心动过速。心律失常发生的可能性随着年龄的增长及既往有心脏病史而增加。当患者出现心律失常时,临床医师应该及时检测血清电解质、心肌酶谱、动脉血气、血红蛋白以及心电图。房性心律失常的治疗取决于心律失常对血流动力学影响的严重性。要明确是否有充血性心力衰竭,应当增加氧气的吸入。如没有症状,新发生的心房纤颤很容易用静脉注射地高辛的方法治疗,但也有少数患者会出现严重的循环衰竭。心脏起搏对于心脏骤停是快速而有效的治疗方法。心脏起搏后应给予地高辛,以减少房颤复发以及相对的循环不稳定。对于心律已得到控制,但仍然没有恢复到正常的室性心律的患者,可以用药物调控,如普萘洛尔、索他洛尔及盐酸普鲁卡因酰胺。然而多数患者在用地高辛控制了心律之后,都能自动转为窦性心律。术前心律正常,术后发生房颤或房扑者,出院后应当继续服用地高辛 6 周。

术后发生脓胸多数为吻合口瘘和支气管胸膜瘘,单纯的脓胸少见。脓胸表现为整个胸腔的化脓性感染,可以发生在手术后的早期,多为食管胸膜瘘和支气管胸膜瘘,多数发生在术后 12 周内,极少数可以发生在几年后。数月至数年后发生的脓胸通常认为是血源性感染所致,但是应当排除晚期瘘。葡萄球菌是最常见的致病菌,也有些病例能培养出脓性链球菌(革兰阴性菌)或厌氧菌,脓腔穿刺可以明确诊断。脓液送培养和常规检验,必要时送细胞学检查。可考虑行支气管镜或食管镜检查以明确诊断。治疗的关键是早期胸腔引流,在有效地引流下应用抗生素 48~72 小时,最终需清除残余脓腔。胸部引流管是主要的也是基本的治疗手段,如术后发生脓胸已 3 周以上,就能确定纵隔已经安全了,胸廓可以开窗;反之,应当延迟胸廓开窗,等待纵隔充分稳定后再做处理。

随着手术器械的改进和手术技巧的提高,支气管胸膜瘘的发生率越来越低,但支气管胸膜瘘仍是肺切除术后并发症和死亡的主要原因。术后支气管胸膜瘘发生的原因多为支气管残端肿瘤的残留、术前放疗及糖尿病等,多数是发生于全肺切除术后,约 75% 发生在右侧。尤其是根治性清除纵隔淋巴结破坏了支气管的血运,也增加了支气管胸膜瘘的发生率。当患者咳出感染性痰或咳出血清液样痰液时就应考虑到可能存在支气管胸膜瘘。支气管胸膜瘘的首要治疗是胸腔闭式引流并同时行支气管镜检查以明确诊断。术后第 1 天发生者,多与手术技术有关,应及时再次行开胸手术;手术 10 天后发生的支气管胸膜瘘常伴有脓胸,应当行胸腔闭式引流;全肺切除术后发生的支气管胸膜瘘行胸廓开窗术是较好地选择。

目前影像学的进展帮助医生对疾病的认识程度提高,肺栓塞越来越受到临床医师的重视。一方面肺栓塞死亡率很高且难以确诊,另一方面,其发生率在上升。很多胸外科患者都有肺栓塞的危险因素,包括年龄、恶性疾病、全身麻醉时间长、已知的高凝状态、肥胖以及心脏病等。肺栓塞患者 80% 的常见症状有胸痛、呼吸困难,50%~60% 的患者有咳嗽和恐惧,呼吸困难、咳嗽、发热及痉挛常为首发症状。比较广泛的栓塞常引起周期性的疼痛及咯血。一旦怀疑有肺栓塞就要紧急检查及处理。胸部 X 线及心电图作为重要的检查手段用于鉴别诊断。通气灌注扫描对大多数患者来说是一种基本的检查手段,如果血流正常,血管造影极少提示有肺栓塞。通气灌注扫描对高度怀疑肺栓塞者诊断准确性高,故应当根据通气灌注扫描结果给予抗凝治疗。如有需要手术治疗的栓塞者,扫描结果不肯定者,以及抗凝治疗有禁忌者,才需要行肺动脉造影。

术后食管瘘常见的原因是胸内或颈部吻合口瘘,随着吻合器械的改进和营养支持加强,吻合口瘘的发生有所下降,但临床上并未有明显改善。术后 1 天发生者往往和手术有关,应及时再次手术修复;术后 1 周出现多和血供及吻合的强力有关。术后吻合口瘘症状明显,胸内表现为胸闷、气促、发热、氧饱和度下降、X 线和超声检查胸腔积液增多、室上性心动过速以及纵隔气肿等。胸内瘘口引流一定要充分,同时加强营养支持,处理心肺并发症,常可自动愈合。颈部吻合口瘘更为常见,症状多为颈部红肿,如果能及时发现,撑开引流,愈合很快。

普胸外科患者术后并发症的特点是:2/3 以上为心肺并发症,是直接关系到手术患者的医疗安全和愈后的,处理好并发症是对胸外科医生的基本要求,更是衡量医疗质量的标尺。随着外科新观念、新技术的不断拓展,对病理生理认识的不断深入,手术适应证和手术范围随之相应扩大,随之而来的便是手术并发症的增多,直接关系到患者的生命安全。

第二章

胸 部 创 伤

第一节 概 述

　　创伤是现代社会中的一个突出问题,在我国,每年创伤病例到达百万余人次,创伤致死十余万人,已成为 40 岁以下人群的第一位死亡原因。胸部创伤无论是平时还是战时都较为常见,占创伤的 8%～15%,是创伤死亡的重要原因,约 25% 的死亡与胸部创伤有关。西方国家将胸部创伤分为钝性伤(包括冲击伤)和穿透伤两大类。我国根据致伤的原因和伤情分为闭合伤和开放伤两类。①闭合伤:多由交通事故、高空坠落、建筑物倒塌、暴力撞击或冲击波等引起;②开放伤:多由火器或锐器致伤,根据是否穿透胸膜或纵隔又分为穿透伤和非穿透伤。后者的创口仅限于胸壁,又称为胸壁伤;前者创口进入胸腔或纵隔,又称为胸腔伤。开放伤口只有入口而无出口称为盲管伤,即有入口又有出口者称为贯通伤。无论穿透伤还是非穿透伤均可有盲管伤或贯通伤。

　　根据受伤的器官和组织,胸部损伤分为:①胸壁、肋骨和胸骨的损伤;②肺和支气管的损伤;③心脏和大血管的损伤;④食管损伤;⑤胸导管损伤;⑥膈肌损伤。这些器官和组织的损伤常常合并多种损伤(表 2-1)。

　　胸廓的骨性结构由胸椎、12 对肋骨及胸骨构成。当胸部遭到强大暴力时可引起这些骨骼受损,并伴有致命性的胸内脏器损伤;当气管或肺破裂后,血液及气体进入胸腔引起血气胸;当多根肋骨骨折时,局部胸壁失去完整的肋骨支撑而软化出现胸壁浮动,称之为连枷胸,产生与正常呼吸相反活动的反常呼吸运动,导致通气和换气障碍,严重时可引起急性肺损伤(acute lung injury,ALI)或发展为急性呼吸窘迫综合征(acute respiratory distress syndrome,ARDS),如不及时处理,将很快死亡。

　　胸部创伤的通气障碍主要包括:①疼痛和胸廓稳定性的破坏使胸壁顺应性减低和呼吸运动受限,从而导致有效通气量减少;②开放性气胸和连枷胸导致纵隔摆动和胸膜负压破坏;③血胸、气胸或膈疝导致肺受压萎缩及纵隔移位;④膈肌损伤致呼吸泵功能主要部分丧失;⑤血液分泌物贮留或误吸引起呼吸道阻塞损害。肺实质损伤主要为胸部钝性挫伤所致的肺挫伤或冲击波所致的肺爆震伤可引起广泛的肺泡和毛细血管破裂,导致肺出血和肺水肿。

表 2-1 胸部损伤的分类

分类		特点
闭合伤	挫伤	无内脏损伤的挫伤,如肋骨骨折
		有内脏损伤的挫伤,如肺破裂合并血气胸
	暴露伤	多发生于战时,即强大的冲击波
开放伤	非穿透伤	非穿透伤;贯通伤、盲管伤、切线伤
		无内脏损伤的胸壁伤,占大多数
		有内脏损伤的胸壁伤,占极少数
	穿透伤	穿透伤、胸腔损伤
		单纯胸膜、肺穿透伤
		伴开放性气胸的穿透伤
		伴张力性气胸的穿透伤

继发性的病理因素影响最严重的是 ARDS。严重的胸部创伤发生循环功能紊乱的主要原因有:①心脏及胸内血管损伤所致的失血性休克;②急性心脏压塞使心脏舒张受限,静脉回流受阻,心输出量降低,血压下降;③心肌严重挫伤及心内结构损伤引起的心力衰竭;④胸膜和肺遭受刺激,可引起胸膜肺休克。

皮下气肿常见于张力性气胸,气管或食管破裂。气管或食管破裂可引起纵隔气肿,并迅速经颈根部向四处扩散,因而了解皮下气肿的起始部位,对判断可能损伤的脏器有一定帮助。

90%以上的胸部创伤通过仔细询问伤病史、体格检查及辅助设备检查即可作出初步诊断。早期的处理要抓住主要矛盾,首先处理危及生命的情况和损伤。需要紧急处理的主要有:①解除呼吸道梗阻;②控制反常呼吸;③封闭开放性气胸;④张力性气胸立即减压;⑤胸内出血者立即手术;⑥急性心脏压迫者切开心包开窗减压,再行确定性手术。处理中应注意下列几点:①已明确张力性气胸,应立即行闭式引流减压,不必进行胸部 X 线排查,以免延误时机;②未放置闭式引流的张力性气胸,如进行气管插管或机械通气,会使病情恶化,甚至导致死亡;③对严重呼吸困难者,不应等待血气检查结果而延误气管插管和人工呼吸器的使用;④气管插管可以使颈椎骨折者出现截瘫,所以未经 X 线排查证实前以行经鼻插管为宜。

胸部创伤大多数可以通过较简单地处理得到缓解,甚至挽救生命。需要剖胸的手术者仅为 10%~15%,因而要严格掌握手术适应证及把握好手术时机。若伤情严重危急,可在有条件的急诊室内行开胸手术抢救患者生命。

一、急诊开胸手术的适应证

1. 持续大出血　大量血胸伴有休克或经胸腔闭式引流有持续性出血,每小时在 120ml 以上,连续 3~5 小时无明显减少时应及时手术。应注意观察血凝块是否阻塞引流管,导致引流量不一定多,故应结合全身情况来判断。

2. 急性心脏压塞　心脏损伤可发生急性心脏压塞,当心包内容量超过 250ml 时,心包内压力急剧升高,心脏舒张受限,可导致血压下降,甚至心脏停搏,应尽快手术修补心脏破口,清除心包内积血。

3. 主动脉及主动脉以上分支破裂　出血量大,伤者死亡率高。

4. 气管及支气管破裂　大量气胸经闭式引流仍有气体大量溢出,肺未能复张,呼吸困难无明显改善,胸部 X 线检查有垂肺征或纤维支气管镜检查见裂口>1cm 者。

5. 严重的肺裂伤　经胸腔闭式引流仍有大量漏气、肺未复张。

6. 气管破裂　胸外伤致食管破裂少见,诊断困难,死亡率高,应尽可能早期发现并手术治疗。

7. 膈肌破裂及胸部穿透伤　膈肌破损一旦确诊,全身情况好应及时修补。胸壁损伤应及时清创和修补,放置胸腔闭式引流。

8. 创伤性连枷胸手术固定　当创伤性连枷胸合并胸内脏器损伤行开胸手术时,可同时固定切口附近的肋骨骨折。近些年很多学者主张早期手术固定。

二、急诊室开胸的适应证

急诊急救网络的建立使具有明显生理紊乱的伤员能快速送到医院,部分伤员在急诊室开胸可挽救生命,提高抢救的成功率。特别是心脏穿透伤,急诊室开胸的生存率可达 9% ~ 18%,但处理胸腹部闭合损伤效果差。急诊室开胸的手术适应证:①胸腔大出血;②心包牵制未能缓解的心脏压塞;③为控制腹腔大出血而阻断胸腔主动脉。

胸部创伤须行手术治疗者,往往伤情严重,全身情况差,手术切口的选择,不仅要有利于手术的顺利施行,而且还要有利于术后恢复。胸部创伤手术常用的切口有:

1. 胸部前外侧切口　该切口对心肺功能影响小,便于麻醉观察及意外的处理。

2. 胸部后外侧切口　该切口对后外侧即后纵隔、下胸部及膈肌显露好,对胸膜粘连的处理亦较容易。

3. 胸骨正中切开　对前纵隔显露较好,主要用于升主动脉破裂、心室间隔及心瓣膜损伤、主气管破裂等手术。

4. 胸腹联合切口　主要用于下胸部、上腹部及腹膜后的手术显露,应尽可能分开切口检查,以减少肺部等部位的并发症。

第二节　肋骨骨折和胸骨骨折

一、肋骨骨折

肋骨骨折(fracture of the ribs)无论是平时或战时均较常见,战时的肋骨骨折占胸部伤的50%左右,平时为闭合性胸部伤的 80% 左右,闭合性肋骨骨折可由直接暴力或间接暴力造成。肋骨骨折多发生在第 4~10 肋骨,因这部分肋骨长而前后固定;第 1~3 肋骨较短,有锁骨和肩胛骨的固定,位置较深,不易发生骨折;第 11~12 肋骨为浮动肋,活动度较大,骨折更为少见。儿童及青少年的肋骨富有弹性,不易发生骨折。

单纯的肋骨骨折未合并内脏损伤,大多不严重。疼痛是主要的临床表现,疼痛随呼吸、咳嗽及喷嚏而加重。患者常因疼痛而不敢深呼吸及咳嗽,使呼吸道分泌物潴留引起肺部感染。除外伤之弹道伤造成粉碎性骨折需手术治疗外,无反常呼吸的多根肋骨骨折毋须手术固定,主要的治疗措施是止痛和预防肺部感染。

（一）封闭疗法

封闭疗法(nerve block)有痛点封闭和肋间神经封闭两种,其优点是局部用药,不产生呼吸抑制,有利于老年体弱的伤病员。

1. 痛点封闭　在胸壁疼痛明显处,根据伤情可同时做多个痛点封闭。

2. 肋间神经封闭　因肋间隙的肋间神经与其相邻上下肋间隙的肋间神经有分支交叉重叠,故封闭时必须上下各超过一个肋间,才能取得满意的止痛效果,封闭的部位可在肋骨角、腋后线、腋前线或胸骨旁等处。

【适应证】

（1）痛点封闭常用于单根、单处肋骨骨折。

（2）肋间神经封闭多用于多根肋骨骨折疼痛剧烈者,或合并有反常呼吸,影响通气功能者。

【禁忌证】

（1）伤情严重,呼吸循环功能不稳定者。

（2）多处骨折,体位摆动困难者。

（3）注射部位有皮肤损伤或感染者。

【术前准备与体位】

（1）让伤病员了解封闭治疗的意义和作用。

（2）消除紧张及恐惧。

（3）做封闭药物(如普鲁卡因)皮试等。

（4）根据伤情取仰卧、靠坐等体位,显露出注射部位。

【手术步骤】

（1）严格无菌操作,常规消毒铺消毒巾。

（2）仔细排查痛点,确定封闭部位,并做好标记。

（3）用细针头在每个标记处做皮肤局麻后,换用 12 号针头,自皮肤垂直刺向肋骨,将针头退向后,再转向下刺入肋骨下缘,触到肋间神经时可有酸痛麻木感,回抽注射器证实无血液回流时,可注入 0.5% 或 1.0% 的普鲁卡因 5~10ml,也可同时注入当归注射液可取得良好的效果(图 2-1)。

（4）注射完毕,局部轻轻挤压,用纱布覆盖。

【术中注意要点】

（1）按上述程序操作,以免气体进入胸腔导致气胸。

（2）证实未穿入血管,避免静脉麻醉。

【术后处理】

随时观察封闭的疗效,必要时可再次封闭。

（二）胸膜外肋间神经镇痛术

胸膜外肋间神经镇痛术(analgesia of extrapleural intercostal nerve)是在椎旁的 7~8cm,损伤肋骨的下一肋

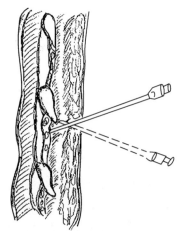

图 2-1　肋间神经封闭示意图

间导入硬膜外麻醉导管于壁层胸膜外,并向上超过一正常肋,其镇痛范围为受伤一侧的胸壁。

【适应证】

（1）多根肋骨骨折疼痛剧烈者。

（2）同时伴有反常呼吸,影响呼吸功能。

【禁忌证】

（1）合并有脊柱骨折。

（2）合并其他部位的损伤致穿刺困难者。

【体位】

床旁坐位或坐卧位。

【手术步骤】

（1）在伤侧的椎旁5~6cm处选择穿刺点。

（2）用1%的普鲁卡因或利多卡因局部浸润麻醉。

（3）用硬膜外穿刺针从肋骨上缘进针,达到壁层胸膜,退出针芯,注入5ml生理盐水,证实硬膜外导管针在壁层胸膜以外时,插入20号硬膜外麻醉导管(图2-2)。其长度超过导管针尖3~4cm,皮肤缝线固定导管。从导管内注入1%的利多卡因3ml(滴注2~3滴1:20万的肾上腺素液在内),观察3~5分钟,如患者无血压及心率的不良反应,经导管注入0.25%布比卡因20ml,随后定时补充,以疼痛明显减轻,能有效呼吸及咳嗽为原则。需要注意的是:24小时内布比卡因总量控制在400mg内。

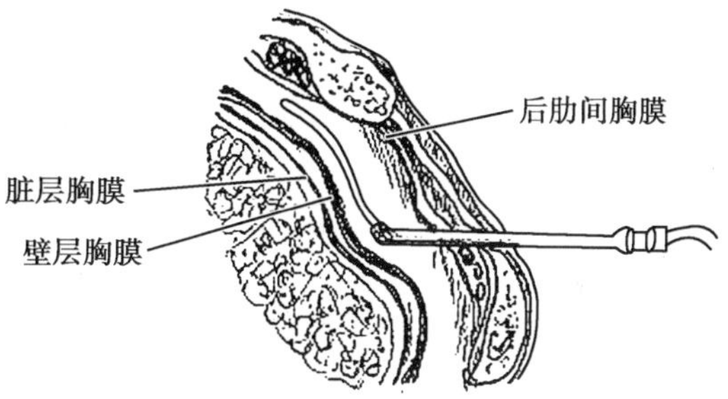

图 2-2 胸膜外肋间神经镇痛术
胸膜外置管示意图

【术中注意要点】

胸膜外肋间神经穿刺应避免刺破胸膜腔或刺入肋间血管。若发现,应立即退针,从另一肋间再行穿刺置管。

【术后处理】

注意观察止痛效果,定时注入止痛剂,导管穿刺部位需定时更换敷料。

二、胸骨骨折

胸骨骨折(fracture of the sternum)虽然少见,但后果严重,常造成严重的呼吸反常运动和创伤后呼吸功能不全。胸骨骨折的发生率为2%~3%,国外文献报道为5%左右。胸骨骨折的主要原因是暴力作用于胸骨或在猛力挤压后所致。

胸骨骨折本身并无严重危险性,但若暴力强大,造成严重胸内脏器或其他部位的损伤,病死率可高达30%,常见的合并伤有浮动胸壁、肺挫伤、心脏大血管破裂、心肌挫伤、气管及支气管破裂,因此在诊治过程中应注意防范。

20世纪90年代初,我们在基层县医院救治1例胸骨不整齐的横断伤患者,患者出现呼吸困难、心率加快及低血压,紧急行胸骨正中切口,劈开胸骨,将前纵隔心包前凝血块清除,发现心包破口进入心包腔内,心包内积血已压迫心脏,共约300ml积血,清除心包内积血后,心跳恢复正常,心包腔内及前纵隔各放置引流管引流,同时用钢丝固定胸骨,术后患者痊愈。

目前,多数学者主张对胸骨骨折无内脏破损者,待情况稳定后,尽早施行手术复位固定,以避免假关节形成而引起疼痛。

【适应证】

（1）胸骨骨折伴有连枷胸。

（2）胸骨骨折有明显的移位。

（3）胸骨骨折伴有前纵隔积血。

（4）经手法复位或牵引治疗仍不能限制胸骨骨折断端活动。

【麻醉及体位】

气管插管全身麻醉（全身静脉麻醉）,或局部浸润麻醉。取仰卧位。

【手术步骤】

（1）对胸骨骨折患者行正中纵形切口,显露出骨折部位。

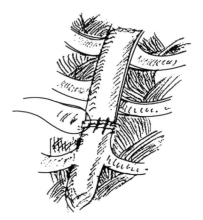

图2-3　胸骨断端不锈钢丝固定

（2）用钝性骨膜剥离器或持骨器将骨后方撬起骨折端,使骨折端对合,在上下胸骨端钻2~3个孔,用不锈钢丝分别穿过上下钻孔,对合胸骨上下骨折片后,拧紧不锈钢丝（图2-3）。

（3）亦可用不锈钢板螺丝钉固定（图2-4）,也可用钢板绕不锈钢丝捆扎固定（图2-5）。

（4）胸骨后最好置放引流物。

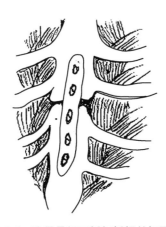

图2-4　胸骨骨折不锈钢板螺丝钉固定

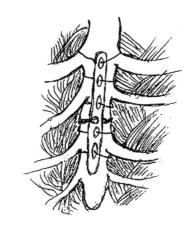

图2-5　胸骨骨折钢板绕不锈钢丝捆扎固定

【术中注意要点】

（1）应仔细排查有无心包破损,清除积血块。

（2）操作时勿损伤胸骨后脏器。

（3）螺丝钉长度不突破胸骨后骨膜,避免损伤胸骨后纵隔器官。

【术后处理】

（1）术后卧床2周左右,待骨折纤维连接,疼痛减轻后即可下床。

（2）酌情应用止痛剂。

（3）使用抗生素防治感染。

（4）术后 48~72 小时拔除引流物。

第三节 浮动胸壁

浮动胸壁（floating chest wall）又称连枷胸（flail chest）是严重闭合性胸部创伤之一，单纯浮动胸壁的死亡率为 15% 左右，如合并肺挫伤，其伤死率可高达 45%。由于多根多处肋骨骨折，受伤部位的胸壁失去肋骨的支持而软化，形成浮动胸壁。浮动胸壁破坏了胸廓运动的稳定性，使两侧胸膜负压失去平衡，纵隔随呼吸来回摆动，使腔静脉不同程度扭曲而影响血液回流，引起循环功能紊乱，可导致及加重休克。

呼吸功能障碍是浮动胸壁的突出临床表现，严重者易发生 ARDS，是死亡的主要原因。

导致呼吸功能障碍的主要原因有：①反常的呼吸运动使呼吸受限，咳嗽无力，肺活量功能残气量减少，肺顺应性及潮气量降低；②胸部创伤后，气管内分泌物增多，伤员因疼痛不敢深呼吸及咳嗽，分泌物易引起阻塞；③连枷胸常合并肺挫伤，肺挫伤加重了呼吸功能障碍，这些因素引起肺通气功能和弥散功能减弱，出现明显的低氧血症。

连枷胸的治疗原则主要是：保持呼吸道通畅、止痛、尽快消除反常呼吸运动、纠正呼吸与循环功能紊乱，以及防治感染。

一、胸壁外牵引固定术

胸壁外牵引固定术（external fixation of the chest wall）是消除反常呼吸运动的有效方法。牵引固定后可迅速改善伤员的呼吸和循环功能，而且治愈后胸廓不会遗留明显变形。

【适应证】

（1）浮动胸壁反常呼吸运动明显，而肺挫伤不严重者均可选用此法。

（2）如果合并有严重的肺挫伤或并发急性呼吸窘迫综合征，以采用肋骨内固定及人工呼吸器控制呼吸为宜，以纠正呼吸衰竭。

【手术方法及步骤】

（1）胸壁外固定牵引架法：在胸壁中部选用 1~2 根能持力的肋骨，作为牵引点，根据浮动胸壁范围的大小，可一个点或多个点牵引，一般牵引 2~3 周后即可拆除牵引架。

（2）巾钳重力牵引法：在所选定的肋骨上下缘，用巾钳夹住肋骨，连接于牵引架，用 2~3kg 重量，牵引时间为 2~3 周。

（3）有机玻璃板外固定法：此法操作虽然简便，但临床上较少应用。

【术中注意要点】

注意牵引钩绕肋骨、巾钳钳夹肋骨或导入钢丝时勿伤及肋间血管，操作时只需贴紧肋骨内面就可避免损伤。

【术后处理】

及时观察牵引情况，随时调整，并注意有无血胸、气胸发生。若伤员有呼吸困难或出血情况应及时处理。

二、胸壁内固定术

控制性机械通气法治疗连枷胸叫"呼吸内固定法",由 Avery 1956 年提倡,在国外曾广泛应用,但大宗病例报道该治疗方法的死亡率与内固定手术比较增加 3~5 倍。因此,近年来多数学者采用手术固定,即胸壁内固定术(internal fixation of the chest wall),其效果确实,伤员可早期活动,并能缩短住院时间。

【适应证】

(1) 胸内有内脏伤,同时合并有胸膜外血肿,须行开胸手术,可同时行肋骨固定。

(2) 浮动胸壁有剧烈的胸背痛或合并有呼吸困难难以卧床者。

(3) 肋骨骨折处有明显错位,估计胸部可能发生变形者。

(4) 最佳时间在伤后 3 天内施行。

【麻醉与体位】

气管插管全身麻醉,根据手术部位取侧卧或仰卧位。

【手术方法及步骤】

(1) Judet 固定架肋骨固定术:选择后外侧切口或前外侧切口,如有内脏损伤时,可经肋间开胸排查胸内脏器损伤情况,根据伤情酌情处理。了解胸骨骨折情况,选择合适型号的 Judet 固定架按肋骨形态进行调整。

(2) 克氏针肋骨固定术:显露浮动胸壁骨折的部位,选定好需要内固定的肋骨,克氏针两端的小孔外露出 1cm 长略弯曲,使之能固定在肋骨上。

(3) 钢板内固定术:用骨科的不锈钢板,长度超过胸骨骨折端,按肋骨的弧度弯曲,肋骨钻孔捆扎,使肋骨和钢板紧贴一起。

【术中注意要点】

(1) 对于创伤性的连枷胸,只需选择 2~3 根断折的肋骨加以固定,即可达到纠正反常呼吸,稳定胸壁的目的。

(2) 对有气胸或可能发生气胸者,麻醉前应先做胸腔闭式引流。

【术后处理】

(1) Judet 固定架的固定作用是牢固可靠的,未发现有松脱或偏移现象者,不需要再行手术。

(2) 使用克氏针及钢板固定者,特别是后者,有可能固定不充分,需要再次手术。

第四节　开放性气胸

开放性气胸(open pneumothorax)是指炮弹、爆炸物或锐器造成胸壁缺损,胸膜腔与大气相通,空气随呼吸自由进出胸膜的一种胸外伤,可导致严重的呼吸和循环功能紊乱,如不及时救治,伤员很快死亡。开放性气胸的病理生理变化:①胸膜腔的负压消失,伤侧肺萎缩,胸腔的压力不平衡,使纵隔推向伤侧,同时增加伤侧肺压力,严重影响通气功能。②吸气时伤侧胸膜腔负压升高、纵隔移向伤侧;呼气时,健侧负压降低,同时伤侧胸腔内气体从创口逸出,纵隔随之向伤侧移位。③吸气时患侧的气道内含氧低的死腔气吸入伤侧肺内,呼气时伤侧肺从气道内排出部分残气的同时,也将不少的残余气体送入到伤侧肺内,形成残余气体在双肺间来回流动,严重影响了气体的交换,加重了缺氧(图2-6、图2-7)。④胸膜腔失去了正常的负压,同时纵隔的摆动引起心脏大血管移位性摆动,导致静脉回心血流量减少,影响循环功能。⑤如合并有肺挫伤及胸腔内出血使病情更加严重而复杂。⑥胸壁的创口易致感染并发脓胸。

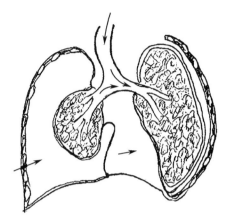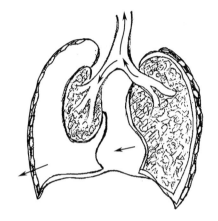

图2-6 开放性气胸吸气时气体交换示意图　　图2-7 开放性气胸呼气时气体交换示意图

伤者主要表现为烦躁不安、发绀、呼吸困难及休克。检查时,胸壁的伤口可听到空气在胸腔内流动引起的"嘶嘶"声,伤侧的呼吸音消失或降低,诊断多不困难。

一、急救处理

对于胸部创伤性开放性气胸患者,急救处理(emergency management)应立即封闭创口,防止外面的空气继续进入胸腔,将开放性气胸变为闭合性气胸。当伤员在呼气末时,迅速用5~6层灭菌纱布封闭创口,其范围应超过创缘5cm以上,纱垫敷盖,并用绷带加压包扎(图2-8),以使之保证不再漏气。如在现场,可就近取材,用多层布料覆盖包扎,达到密闭创口的目的。在转移途中要防止敷料松动或滑脱,警惕张力性气胸的发生。

二、清创术

对胸部创伤的创口处理越早,愈合越好,可大大减少并发症。

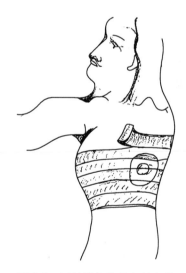

图2-8 开放性气胸的急救包扎

【适应证】

(1) 较小的胸壁破损引起的开放性气胸,又无胸内脏器损伤者,一般不需手术,局部消毒后,用无菌敷料覆盖,可自行愈合。

(2) 较大的胸壁缺损及污染较重者。

【术前准备】

(1) 吸氧,根据伤情必要时输血,纠正呼吸循环功能紊乱。

(2) 待伤员情况稳定后,紧急气管插管或能有效控制呼吸后,方可打开包扎胸部创口的敷料进行排查及处理,否则可能出现再次开放性气胸造成严重后果。

【麻醉与体位】

气管插管全身麻醉,取侧卧或仰卧位。

【手术步骤】

(1) 冲洗创口,消毒皮肤,剪去失活的软组织,清除异物和游离骨片,注意保护健康的软组织。

(2) 冲洗胸腔,常规放置胸腔闭式引流后,缝合胸壁的肌肉组织,皮下及皮肤可敞开待二期缝合。

(3) 疑有胸内出血或脏器损伤者,可扩大原切口进行胸内探查,也可根据情况另行适当剖胸探查;如原创口大,缝合困难,可采取以下修补方法。

1)带蒂肌瓣填塞法:可游离附近的胸壁肌来封闭创口,一般以骶棘肌,胸大肌最适宜,切断一端肌束,牵至缺损边缘,沿周围以细丝线缝合固定,将创口缺损完全封闭(图2-9)。

2)肺填塞法:麻醉医师鼓肺膨胀后,用肺填塞胸壁的缺损,以细丝线间断缝合,将肺固定于胸壁缺损的边缘(图2-10)。

3)人工代用品修补法:用 Marect 片、Goretex 片或其他医用人工编织物,裁剪至需要的大小缝于缺损边缘。有些人工代用品,为了防止伤侧胸壁大块损伤修补后出现反常呼吸运动,可切除一段肋骨作为支架斜跨在修补处,并用钢丝固定于上下肋骨(图

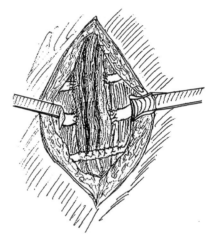

图2-9 开放性气胸封闭创口缺损

2-11)。也可用克氏针插入肋骨的两断端,或不锈钢丝于缺损的上下肋绕 2~3 圈作为支架,由于人工纺织物抗感染能力低,一般不宜采用,特别是有严重感染者。

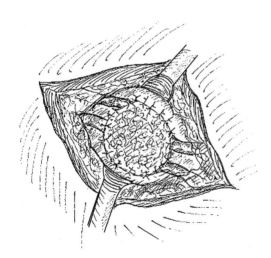

图2-10 肺填塞法将开放性气胸患者的肺固定于胸壁缺损处

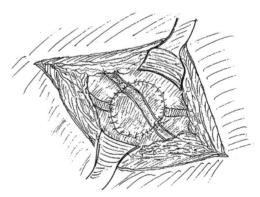

图2-11 人工代用品补片固定开放性气胸患者的缺损边缘

【术中注意要点】

（1）彻底清除异物和骨片，保护健康的组织，止血彻底。

（2）修补好胸腔内组织，如肺损伤等。

（3）选择带蒂且无明显张力的肌瓣。

（4）应用肺填塞法时应注意选择粗细适合的肺组织缝针线，避免损伤肺组织而漏气。

（5）一般尽量不用人工代用品修补术，对于有较大的开放性气胸的伤口多污染严重，而人工代用品抗感染能力弱，会使术后感染及愈合不良的概率上升，尽量采用自体带蒂肌瓣填塞法，其效果较好。

【术后处理】

（1）注意胸腔闭式引流及引流物观察。

（2）如创口大，应予以全身支持，综合治疗。

（3）应用有效的抗生素。

（4）肌注破伤风抗毒素。

（5）鼓励咳嗽、排痰。

（6）未作一期缝合者，术后 5~7 天在无感染下可缝合。

第五节　张力性气胸

无论是闭合性还是穿透性胸外伤都可引起张力性气胸（tension pneumothorax）。由于胸壁、肺、气管等损伤的组织形成了单向活瓣，吸气时空气推开活动创口进入胸腔，呼气时活瓣关闭，造成气体不断进入胸腔而不能排出，使胸腔的压力不断增高。伤侧肺组织被压缩，将纵隔推向健侧，压迫健侧的肺组织，从而使肺的通气量及有效的交换气体面积减少，造成缺氧。另外，由于血流进入不张的肺组织，得不到氧合而产生分流，使之加重了低氧血症，加之纵隔的移位，心脏大血管扭曲，胸膜腔内压力升高，可导致静脉血回心脏受阻，心排出量减少，引起循环衰竭。（图 2-12）

伤员表现为烦躁不安、极度呼吸困难、发绀、脉搏快而弱、血压下降。如无低血容量者，可因静脉回流受阻出现静脉怒张。常伴有纵隔及皮下气肿。外观胸廓饱满，活动度降低，叩诊呈鼓音，呼吸音消失，气管明显移位向健侧。

张力性气胸的病情发展迅速，如救治不及时，可很快死亡。不能因辅助检查，如行胸部拍片等延误抢救时机。情况紧急时可以行第 2 至第 3 肋间穿刺（图 2-13）。转运患者时可以粗针头外口扎一橡皮套，其顶端剪一小口形成活动的排气针，呼气时气体排出，吸气时橡皮指套闭合，以阻滞外界空气进入胸膜腔。若张力性气胸不能控制，应在局麻下行锁骨中线第 2 或第 3 肋骨间隙插入口径 0.5~1.0cm 的胶管闭式引流，以便同时满足伴血胸的引流。如胸腔闭式引流未能改善症状，疑有严重的肺裂伤或支气管破裂时，应及时剖胸探查。

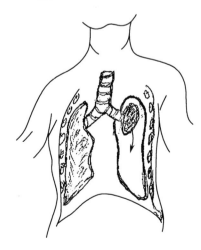

图 2-12　张力性气胸示意图

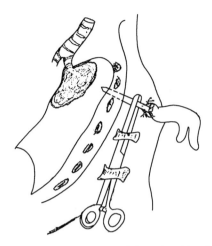

图 2-13 第 2 至第 3 肋间穿刺形成活瓣排气针

一、肺裂伤的修补术

【适应证】

（1）胸腔闭式引流若发现有重度漏气，且引流后呼吸困难无明显改善，肺仍不能扩张者。

（2）如肺裂伤可行修补，应尽可能多的保留肺组织。

（3）如肺裂伤严重，并有严重的肺挫伤，可行肺段、肺叶或全肺切除。

【麻醉与体位】

患者取侧卧位，为其行气管插管全身麻醉。根据伤情可选前胸外侧切口或后外侧切口。

【手术步骤】

（1）选前胸外侧切口或后外侧切口，进入胸腔后，如积血多，无污染者，可行胸腔血液自体回输。吸尽积血后，寻找肺的破口，用细针线间断或褥式缝合（图 2-14），仔细找出漏气的支气管和出血的血管给予缝扎或缝合。为了避免发生气栓，裂口可敞开一部分不予缝合（图2-15）。

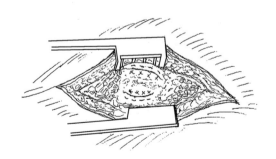

图 2-14 褥式缝合肺裂口

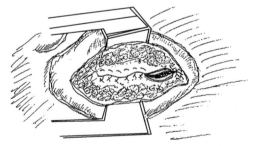

图 2-15 裂口敞开一部分不予缝合

（2）冲洗胸腔，并嘱麻醉师鼓肺，以检查修补处有无漏气及有无遗漏的肺裂伤处。

（3）未放置闭式引流者，于低位放置引流管，术前已放置者，在直视下或触扪下重新调放。

【术中注意要点】

（1）如胸腔供血多，且无污染者，可行胸腔血液回输。

（2）裂口不大但较深者，应扩大裂口、仔细缝扎出血及漏气部位。

（3）尽可能保留较多的肺组织，如肺裂伤极为严重而无法修补、或合并严重的肺挫伤，可行肺段、肺叶或气肺切除。

【术后处理】

（1）吸入氧气，镇静止痛。

（2）纠正血容量不足，以防休克。

（3）注意保持闭式引流的通畅，并注意漏气程度。

（4）观察胸腔引流量及有无出血。

（5）鼓励患者深呼吸及咳嗽排痰。

（6）应用抗生素预防感染。

二、气管及支气管破裂修补术

气管及支气管破裂多发生于严重的胸部创伤或挤压伤，锐器伤及火器贯通伤可直接造成气管和支气管破裂。近年来随着交通事故伤的不断增多，闭合性气管及支气管破裂变得常见，并成为胸部创伤早期死亡的原因之一，其发生机理尚不完全清楚，但与下列因素有关：①胸部突然受重物撞击或挤压的瞬间，其前后径减小，横径增大，两肺间左右分离，使左右支气管在隆突部处于紧张状态，隆嵴受到的牵拉力度超过一定限度时主支气管即可发生破裂。②胸部挤压时伤员紧急闭气即声门紧闭，气管被挤压在胸骨与脊柱之间，气管内压力突然增高，气流冲破气管壁而发生破裂。③在解剖上，环状软骨和气管隆突部相对固定，而肺悬垂于两侧。临床上80%左右的破裂部位是距隆突3.0cm以内，裂口常发生在气管分叉处或气管膜部与软骨结合部。左右侧无显著差异。

呼吸困难是气管和支气管破裂的主要症状，其主要原因：①气管破裂引起的单侧或双侧气胸；②血液或分泌液阻塞下呼吸道；③并发不同程度的肺挫伤；④受伤的气管或支气管黏膜水肿或血肿等，严重的胸部闭合伤可出现呼吸困难咯血、气胸、纵隔或皮下气肿，特别是经充分的闭式引流后仍不能缓解的张力性气胸，就应考虑到气管或支气管破裂。

【适应证】

（1）张力性气胸经胸腔闭式引流或负压吸引，呼吸困难无明显改善，肺仍不能复原者。

（2）高度疑有气管或支气管破裂者。

（3）支气管镜检明确破口>1cm者。

【术前准备】

（1）立即用大口径导管行胸腔闭式引流，降低胸腔内压力，以改善呼吸困难。

（2）必要时可先行气管切开，保持呼吸道通畅。

（3）应用有效的抗生素。

（4）输血、补液、补充容量的不足，纠正休克。

【麻醉与体位】

（1）气管插管全身麻醉，最适于双腔气管插管或侧肺支气管插管麻醉。

（2）如未行双腔插管或单侧肺支气管插管，可在术中用橡皮指套气囊并用一牵引线，将断端的近端支气管堵住,破裂口缝合完毕时取出。

（3）体位根据受伤的部位来确定,如胸内气管损伤可取仰卧位,行胸骨正中切口;气管下段或右主支气管破裂者可采侧卧位,行右后外侧切口;如为左主支气管破裂者,采用侧卧位,行左后外侧切口。

【手术步骤】

（1）开胸后,应仔细检查,寻找到破裂的部位,设计好范围及程度,较简单的修补术能满足大多数患者的需要。如深及隆嵴或双侧主支气管的复杂损伤,应在有条件的医院行体外循环下修复。

（2）裂口在气管膜部或支气管的破口不大,清创破口边缘,使之整齐,间断缝合修复（图2-16）。

（3）若支气管破口大而边缘不整齐或完全断裂者,应修剪断端,重新端端吻合（图2-17、图2-18）。

（4）吻合应避免管腔旋转扭曲,膜部对齐可先缝合4个定点（图2-19）。缝合针距不应小于15mm,缝合线结扎于管腔外。

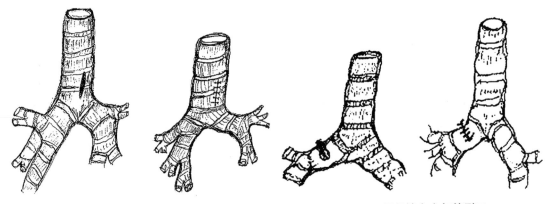

图2-16　间断缝合修复气管膜部裂口　　　　图2-17　间断缝合支气管裂口

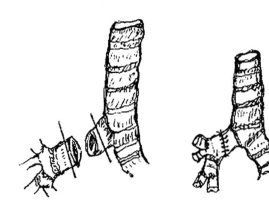
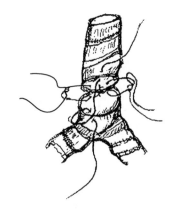

图2-18　重新端端吻合　　　　　　　图2-19　膜部对齐先缝合4个定点

（5）吻合完毕,嘱麻醉师鼓肺查有无漏气,用邻近的筋膜覆盖吻合口,冲洗胸腔,上下放置共2根引流管。

【术中注意要点】

（1）破裂处周围的组织应适当游离。

（2）切断下肺韧带、游离胸膜与肺的粘连。

（3）缝合气管应用小三角针为宜，以避免圆针进入不顺导致气管破裂。

（4）术中发现支气管破口无法修补时或伴有肺的严重挫伤时，应行肺叶或全肺切除。

【术后处理】

（1）保持胸腔闭式引流通畅，必要时加负压吸引。

（2）保持呼吸道通畅，鼓励患者咳嗽排痰，必要时气管切开或纤维支气管镜吸痰。

（3）继续应用大剂量抗生素防止感染。

（4）2~3周后行气管镜检查，如有肉芽增生可烧灼，如有狭窄可扩张，直至通畅为止。

（5）如有狭窄经保守治疗无效，待6个月后再行支气管重造，尽量避免肺切除。

第六节　创伤性血胸

创伤性血胸（traumatic hemothorax）是胸部创伤的严重并发症之一，在胸部外伤中，大约70%的伤员合并有不同程度的血胸，胸腔内大出血即是胸外伤早期死亡的重要原因之一。胸腔出血的主要原因：①心脏或大血管的损伤，包括胸内大动脉及其分支、上下腔静脉及肺动脉、肺静脉，出血凶猛，大多数患者死于现场，极少数得以救治。②肺组织损伤出血。因肺动脉的压力低，只达体循环的1/8，而且受压萎缩的肺血管循环血量比正常时明显减少，因此肺实质破裂出血，多可在短时间内自然停止，需要手术修复止血者并不多。③胸壁血管出血，多见于肋间动脉，肋间静脉及胸廓内动静脉，因属于体循环支，其压力高，多为持续性出血，不易自然停止，多需手术止血。

胸腔积血根据出血量可分为：①小量血胸：指胸腔积血在500ml以下，胸部X线检查见肋膈角变钝，液面不超过膈顶的平面；②中等量血胸：胸腔积血量在500~1500ml，胸部X线片积液达肺门平面；③大量血胸：积血量在1500ml以上，X线检查可见积液量超过肺门平面（图2-20）。小量血胸伤员可无明显症状和体征，大多在X线或超声检查时发现。中等量以上积血可因大量失血而出现休克，同时大量积血可压迫肺使之萎缩，纵隔移位，出现循环及呼吸功能障

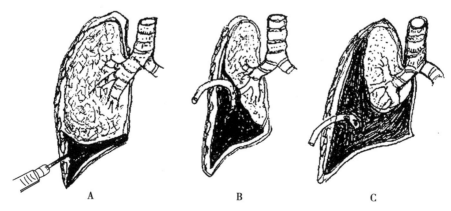

图 2-20　血气胸

A. 小量血气胸，积血量<500ml；B. 中等量血气胸，积血量 500~1000ml；C. 大量血气胸，积血量>1500ml

碍的临床症状和体征表现。伤员可出现面色苍白、烦躁不安、发绀、出冷汗、脉搏细弱快、血压低及呼吸困难等,查体时可见伤侧呼吸运动减弱、肋间隙变平,气管移向健侧,叩诊呈现实音,呼吸音减弱或消失。

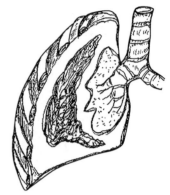

一般情况下,血液流入胸膜腔内,由于心脏、肺及膈肌的运动引发去纤维蛋白作用而失去凝固性。如果出血量多而出血速度快时,去纤维蛋白作用不完全,其血液可发生凝固,形成凝固性血胸(图 2-21)。

早期血胸除了明确诊断外,还应确定出血是否停止,有以下情况应考虑到胸腔仍在出血:①脉搏细数,血压不稳定,经输血、补液等抗休克治疗后无好转;②胸腔穿刺抽出的血很快凝固,提示仍有活动性出血;③胸腔穿刺抽血后,出血量很快又增多;④血红蛋白及红细胞进行性下降;⑤胸闭式引流量每小时超过 150~200ml。

图 2-21　凝固性血胸

血胸的治疗原则主要是防治休克,对活动性出血进行手术止血,及早清除胸腔内出血的积血,防止感染,及时处理血胸引起的并发症。

一、胸腔闭式引流术

【适应证】

(1) 中等量以上的血胸。

(2) 张力性气胸,或疑有张力性气胸经穿刺引流后或减压后又复发者。

(3) 原发自发性气胸穿刺后有大量气体抽出且难以抽尽或胸腔压力较高者。

(4) 血胸已并发感染者应及时置放胸腔闭式引流。

(5) 同时引流气体及积液积血者,应放置上下引流管,即第 2 肋间隙及第 7~8 腋中线附近切口引流。

【手术步骤】

见第四章第一节脓胸引流术。

二、剖胸止血术

【适应证】

(1) 脉搏快,血压下降,经输血、补液等抗休克治疗后不见好转,或好转后又再次恶化者。

(2) 胸穿抽出血很快凝固,提示有活动性出血。

(3) 安置胸腔闭式引流,每小时超过 150ml,持续 3~4 小时以上,引流液鲜红色,血红蛋白的测定及红细胞计数与周围血相似。

【麻醉与体位】

气管插管全身麻醉,根据切口选择半侧卧位或全侧卧位。

【手术步骤】

(1) 进入胸腔后清除积血,迅速找到出血部位,钳夹缝扎止血,如为单纯肺裂伤,找到出血点及漏气的部位可靠缝扎。严重的肺挫裂伤,考虑缝合止血不可靠,可行肺切除。

心脏裂伤大出血另行处理(见本章第七节心脏损伤)。

（2）彻底止血后，冲洗胸腔，放置闭式引流。

【术后处理】

同本章第五节肺裂伤修补术。

三、凝固性血胸清除及胸膜纤维板剥除术

【适应证】

（1）小量的血胸凝固，早期可在胸内注入链激酶，24小时后将溶解的血胸抽出，可反复进行。中等量以上的凝固性血胸，除可能继发感染外，还由于血胸机化而影响肺功能，应早期手术。

（2）胸腔积血2周左右，手术比较简单。

（3）时间较久者，血肿机化，成为纤维胸，手术较困难，需要行肺纤维板剥脱术。

【麻醉与体位】

气管插管全身麻醉。

【手术步骤】

（1）进入胸腔后吸除积血，清除凝血及附于肺表面的纤维蛋白膜。

（2）先于肺表面之纤维板切一小口，找到纤维板与肺表面之间的间隙，用小纱布团将纤维板从肺表面上分离（图2-22），也可用手指分离（图2-23）。粘连较重时用锐器分离（图2-24）。如膈肌上的纤维板剥离困难，可不剥离，仅剥出覆盖在肺下叶的纤维板即可。

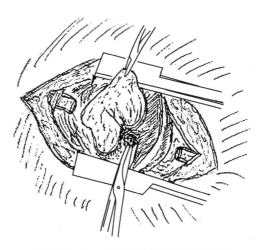

图2-22 用小沙球分离肺表面的纤维板

（3）嘱麻醉师鼓肺，观察有无漏气，行缝扎修补。

（4）彻底止血后，冲洗胸腔，放置闭式引流管。

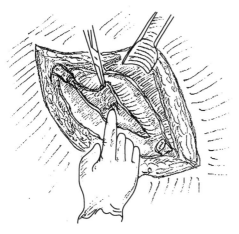

图2-23 用手指分离肺表面的纤维板

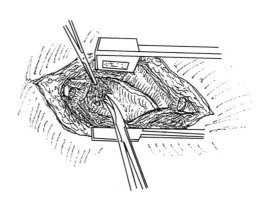

图2-24 用组织剪分离肺表面的纤维板

【术后处理】

（1）保持闭式引流通畅，必要时用负压吸引促进肺复张，待 X 线片证实肺膨胀后，才考虑拔引流管。

（2）鼓励患者咳嗽排痰，嘱伤员吹气球，有利肺膨胀。

（3）使用抗生素等药物支持。

第七节 心脏损伤

心脏损伤（cardiac trauma）可分为非贯穿性和贯穿性损伤，前者多见于交通事故中的胸部挤压伤或爆炸伤，后者多见于战伤，锐器伤或医源性损伤。

非贯穿性损伤最常见的原因来自于前方的暴力作用于前胸部，直接撞击或使胸骨后移，将心脏挤压于坚硬的脊柱上而造成的损伤，如汽车方向盘挤压等。其次为减速损伤，如从高处坠落或汽车急刹车，因突然减速、扭转而造成心脏损伤。贯通性心脏损伤多由于枪弹，尖刀等锐器伤造成。极少数为心脏造影或起搏器电极伤导致，即为医源性损伤。

心脏贯穿伤 60%~80% 到医院之前死亡，若到医院未死亡者，抢救存活率可达 80% 左右。贯穿伤以右心室为多见，占 50%，左心室占 30%，右心房及左心房各占 15% 和 5%。

心脏挫伤即非贯穿性损伤，轻者可无明显症状，重者出现心绞痛并向肩部放射，同时伴有心悸、呼吸困难及休克等。

贯穿性的心脏损伤，由于心包填塞表现为全身冷汗、口唇发绀、呼吸急促、浅静脉怒张、脉搏细速和奇脉、烦躁不安、血压下降、心音遥远等失血性休克症状，心脏很快出现停搏的迹象。心脏损伤时，以下两种情况易导致漏诊：①严重的胸部外伤时，易将注意力集中在多发性肋骨骨折，反常呼吸，血胸及气胸等易于发现的损伤上，而忽略了最重要的心脏损伤；②与上述情况正好相反的是，胸部即胸壁弹性好的年轻伤员。

急性少量的出血即能造成严重的心室填塞，经 X 线片诊断价值不大，但可了解有无胸骨、肋骨骨折，胸透可了解心脏搏动情况。

一、心脏损伤的非手术治疗

1. 心脏非穿透损伤中的心肌挫伤，密切观察，对症处理，可与心内科协作。

2. 慢性心包填塞，可行心包穿刺。操作时最好经左肋缘下，此方法仅在大量心包积液时采用，抽净积血后，做 B 超检查，做 3~5 次心包穿刺仍有心包积血，仍应考虑手术探查。

二、心脏损伤的修补术

【适应证】

（1）急性心包填塞伴有呼吸急促、脉搏细数、休克等表现者。

（2）心房及心室破裂者。

（3）心室间隔破裂者，应紧急准备在体外循环下进行修补。

【术前准备】

（1）如急诊室无紧急手术条件，尽快送入手术室。

（2）建立 2~3 条静脉通道，其中一条为高位大隐静脉切开（大腿根部）置静脉导管至右心房并能监测中心静脉压(central venous pressure,CVP)。

(3) 紧急气管插管、供氧、备血等。

【麻醉与体位】

气管插管全身麻醉(如神志不清的伤者,待清除心包填塞或控制出血后再给麻醉剂)。取仰卧位,左胸抬高 15~30°。

【手术步骤】

(1) 常采用左胸前外侧切口,经第4肋间进胸,于隔神经前方纵行切开心包,扩大心包切口,清除凝血块,显露心脏破口,并用手指压住在喷血的破口,根据情况进行修补。

(2) 如心房破裂,用无创血管钳或心耳钳夹住破口,以 3-0 或 4-0 的缝线连续缝合。

(3) 心室破裂者可以用以下三种方法修补。

1) 术者用左手手指压住破口,用 2-0 的无创缝线或 7 号丝线,在指尖的下方穿过全层心肌,手指下移,助手结扎缝线(图2-25),再以同样方法缝合结扎 2~3 针,直至将破口完全缝合。

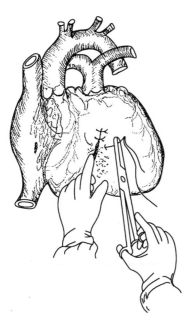

图 2-25　间断缝合心包壁破口

2) 用手指压住裂口,在裂口的两侧各缝 1 针牵引线,将牵引线交叉后,向相反方向拉紧,使心脏破口能对合止血,然后行间断缝合裂口,最后将牵引线相互打结或抽出。

3) 如心室的破口过大不能直接缝合者,先用手指压迫固定裂口,迅速运用体外循环后再行修补。如采用的左前外侧切口者,可在降主动脉或腹动脉插管供血,经右心室流出道或左肺动脉插入静脉引流管,开始体外循环后用补片修补缺损的心室壁。

(4) 清洗心包腔,在隔神经后方行心包开窗引流,或在心包内及心包外各放置橡皮引流管 1 根,另切口引出。腋中线第7、第8肋间置闭式胸腔引流。

【术中注意要点】

(1) 心脏贯穿伤往往出血量大,并且出血很快,以射血为主,术者应沉着、冷静、仔细操作,动作要敏捷、准确且不慌乱。

(2) 沿心包裂口方向剪开心包,可找到心肌破口处,缝合止血。如裂口在冠状动脉附近,应作冠状动脉下褥式缝合,以避免结扎冠状动脉影响心肌血运。心脏破口缝合满意无出血后,冲洗心包腔在膈神经后下部将心包电凝后切一小口,必要时心包腔内放置橡皮引流管,以利充分引流,避免心包填塞症状再次出现。缝合心包切口不宜太密。

(3) 如心肌破口过大,裂口处组织挫烂,不能较满意的直接缝合者,先用手指压迫住裂口,在有条件情况下,迅速建立体外循环后再行修补。

【术后处理】

(1) 严密监测血流动力学指标。

(2) 补充血容量及给予抗生素预防感染。

（3）保持引流管的通畅。

第八节 食管创伤

常见的食管创伤（trauma to the esophagus）有食管黏膜损伤和食管穿孔。其中食管穿孔最为严重，死亡率高，早期诊断、早期治疗是降低死亡率的关键。

一、食管黏膜损伤

在食管损伤中，食管黏膜损伤（injuries of esophageal mucosa）较为多见，其主要原因有：①进食粗糙干硬的饮食；②食管各种诊疗措施，如胃、食管镜检查等；③大量饮酒致剧烈呕吐，使胃内容物反流入痉挛的食管，同时膈肌收缩使末端食管内压力增加引起胃和食管连接部黏膜撕裂，称为Mallory Weiss综合征。有学者经过研究发现，当胃内压力持续在19.95kPa（150mmHg）时，若同时阻塞食管，可引起食管-胃连接部黏膜破裂。Sugava等分析224例Mallory Weiss综合征，83%的撕裂位于食管胃连接部的小弯侧（图2-26）。

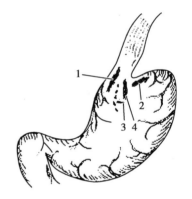

图2-26 Mallory Weiss综合征示意图
1. 食管下端右侧壁撕裂伤占83.0%；2. 胃底撕裂伤占9.9%；3. 胃后壁撕裂伤占4.4%；4. 食管下端左侧壁撕裂伤占2.7%

轻微的食管黏膜损伤症状不明显或较轻。症状明显者主要表现为咽食物时胸骨后疼痛、烧灼感，进刺激性食物时或热食及干硬食物时更为敏感。轻微的损伤可自行愈合。有明显症状者应进行流质饮食，并服消炎、止痛、抗敏、收敛等药物，适当使用抗生素。

Mallory Weiss综合征的治疗方法主要是通过内科的保守治疗，根据出血的严重程度、患者的全身情况及有无严重伴发疾病等决定。

【适应证】

（1）出血快且量大。

（2）积极地保守治疗如三腔二囊管压迫止血等措施无效者。

（3）可疑食管破裂者。

【术前准备】

（1）置放胃肠减压管，便于观察出血情况。

（2）有休克者应积极有效地治疗。

（3）应用抗生素防治感染。

【麻醉与体位】

（1）气管插管全身麻醉。

（2）贲门部裂伤者取平卧位。

（3）食管黏膜伤者取右侧卧位。

【手术步骤】

（1）贲门黏膜裂伤经上腹部正中切口进腹，在胃体上部切开仔细探查贲门、胃底及食管-胃连接部,如发现贲门部黏膜裂口,可采用连续缝合止血,勿遗漏,以免术后出血(图 2-27)。如损伤广泛,可行胃大部切除。

（2）食管下端黏膜撕裂者,胸后外侧切口的显露优于上腹切口,将食管稍加游离,纵行全层切开食管,仔细探查,找到黏膜裂口后,给予间断缝合修复,缝合食管切口,并用周围组织覆盖(图 2-28)。

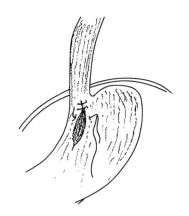

图 2-27　间断缝合贲门黏膜裂口

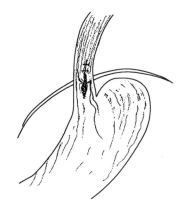

图 2-28　间断缝合食管下端黏膜裂口

【术后处理】

（1）胃肠减压 48~72 小时。

（2）禁食 5~7 天后,逐渐进流质及半流饮食。

（3）保持胸腔闭式引流通畅。

（4）应用抗生素防治感染。

二、食管穿孔与破裂的外科治疗

食管穿孔较少见,但随着诊断技术的不断提高,大量开展食管胃镜检查后食管扩张治疗,食管穿孔破裂的发生率较过去明显增加,主要原因有:①损伤性食管穿孔,如刀、枪伤,胸部突然受压的闭合性损伤可导致食管破裂;②医源性食管穿孔,主要是食管内镜排查,多因操作不慎或食管有潜在病变导致穿孔,其发生率占食管穿孔的 60%~70%;③吞食异物所致的穿孔,如鸡、鱼骨、义齿等;④腐蚀性食管穿孔,如强酸或强碱;⑤自发性食管穿孔,其原因目前尚不清楚,但多与大量饮酒及暴食后呕吐,食管内压力突然增高挤压有关。食管破损后,腐食性液进入胸腔,引起纵隔及胸腔感染及张力性液气胸(图 2-29),加重呼吸循环功能紊乱,如抢救不及时患者将很快死亡。

食管穿孔的早期诊断存在一定困难,在合并有严重复杂伤的情况下,其症状和体征往往被掩盖,因此在食管受到损伤时,发现患者颈胸部有皮下气肿时,X 线片将有助

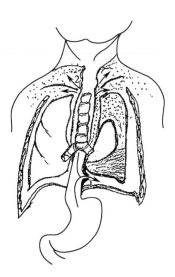

图 2-29　自发性食管穿孔示意图

1:食管穿孔破裂致张力性液气胸;2:皮下、颈部及纵隔气肿

于诊断。

食管穿孔治疗的成败取决于穿孔部位、裂口大小以及治疗时间是否得当,如食管穿孔时间超过了 24 小时,其死亡率比早期治疗高 3 倍。食管穿孔的治疗原则是:①清除污染来源;②充分引流;③应用抗生素;④维持水电解质平衡;⑤静脉营养。

【适应证】

(1) 颈部食管破损在 24 小时内可一期缝合。

(2) 胸内食管破损由于污染重,局部食管的炎性水肿明显,应在 12 小时内实施手术。

【术前准备】

(1) 禁食,放置胃肠减压管,必要时经鼻腔插管,嘱伤员尽量吐出口腔分泌物及唾液,以免大量分泌液进入纵隔或胸腔。

(2) 应用抗生素。

(3) 输血及输液维持体液平衡。

(4) 有液气胸者术前应放置胸腔闭式引流管。

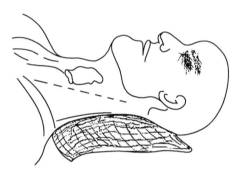

图 2-30 颈部食管修补术左侧胸锁乳突肌缘切口

(一) 颈部食管修补术

【麻醉与体位】

气管插管全身麻醉,患者取仰卧位,肩部垫高,头偏向右侧,暴露左侧颈部。

【手术步骤】

(1) 左侧胸锁乳突肌缘切口(图 2-30)。

(2) 切断肩胛舌骨肌及甲状腺中静脉。将甲状腺及颈总动脉鞘向两侧牵开,游离食管,找到穿孔部位。必要时从鼻胃管注入少许美兰,以帮助寻找破伤食管的部位。

(3) 清洁冲洗食管破口处,修剪破口边缘,使之整齐,用不可吸收缝线间断缝合,将附近的部分胸锁乳突肌或肩胛舌骨肌缝合覆盖于修补的部位(图 2-31)。

(4) 经切口于食管修补附近放置引流条(图 2-32)。

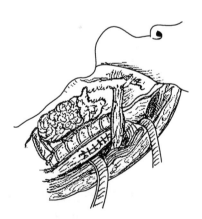

图 2-31 将邻近的肌肉覆盖固定于修补部位

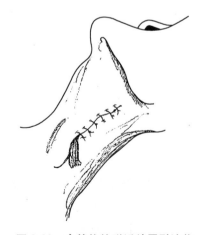

图 2-32 食管修补附近放置引流物

【术中注意要点】

（1）游离食管时注意保护喉返神经。

（2）勿损伤颈动、静脉。

【术后处理】

（1）鼻胃管减压48小时后，经该管注入流质，3~5天后进流质及半流质。

（2）对修补不满意者可吞服造影剂检查，确定破口愈合后，可进食。

（3）切口引流条3~5天无渗液溢出可拔除。

（二）胸腔内食管穿孔修补术

【麻醉与体位】

（1）气管插管全身静脉麻醉

（2）上胸段及中段食管穿孔破损多采用右胸后外侧切口。

（3）下段食管穿孔采用左胸后外侧切口。

【手术步骤】

（1）进胸腔后吸净积液并彻底冲洗胸腔。切开穿孔部纵隔胸膜，清除污染组织及积物。找到食管破口，将食管裂口的肌层向上、向下延长直至显露出黏膜的破口。用4-0号线缝合食管全层，也可分层缝合黏膜及肌层，不宜过密，打结不宜过紧（图2-33、图2-34）。

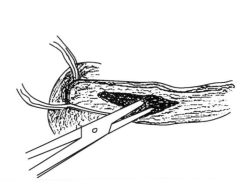

图2-33　剪开穿孔部纵隔胸膜清除污染组织及积物

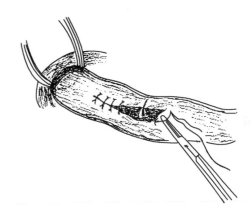

图2-34　间断缝合食管全层

（2）食管破口处修补后的裂口可用带蒂胸膜片覆盖或带蒂的胸膜肋间肌瓣（图2-35）或膈肌瓣覆盖（图2-36）。

（3）由于食管穿孔后，胸内污染重，在关胸前进行冲洗，可放置抗生素。下胸部放置胸腔闭式引流。

【术后处理】

（1）持续鼻胃管引流，应用有效的抗生素。

（2）禁食10天左右，食管造影证实修补处愈合，进食流质或半流质。

（3）根据闭式引流情况决定拔除引流管的时间。

【主要并发症】

（1）食管胸膜瘘：瘘口小者可自行愈合；瘘口较大者，应再放置闭式引流，待全身情况良

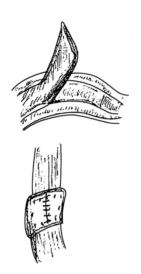

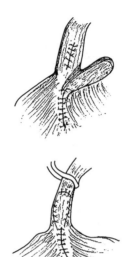

图 2-35 取带蒂的胸膜肋间肌　　　　　　图 2-36 取膈肌瓣覆盖

好后择期手术。

（2）脓胸：保持引流通畅，可治愈。

（三）腹部食管穿孔修补术

【麻醉与体位】

气管插管全身麻醉，取仰卧位。

【手术步骤】

（1）经上腹正中或旁正中切口（图 2-37）。

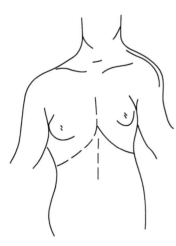

图 2-37 腹部食管穿孔修补术
经上腹正中切口

（2）切断结扎胃膈腹膜的反折，并切断上部几支胃短动脉使胃底游离。

（3）彻底冲洗吸出污染物，等找到食管的破口，边缘稍加修剪整洁后，用不吸收的缝线间断全层缝合修补。如破裂口在食管的前壁，可将胃底上提以胃浆膜层缝合覆盖（图 2-38）。若撕裂在腹段食管的后壁，可用胃折叠术加强缝合（图 2-39~图 2-41）。

（4）在食管穿孔破口修补处置放软性双腔胶管引流，另切小口引出固定。

【术中注意要点】

（1）手术切口的选择要得当，以利手术野的显露，如颈段食管的损伤经左侧胸锁乳突肌缘切口，食管中下段的损伤经左胸后的外侧切口；贲门段食管的损伤经上腹正中切口。

（2）一般情况可采用可吸收缝线连续缝合修复，食管下段的损伤应给予间断缝合修复。应注意勿遗漏小的撕裂伤，以免术后继续出血。

（3）清除异物及污染要干净，冲洗创面及胸腔，在低位置放引流物以利充分引流。

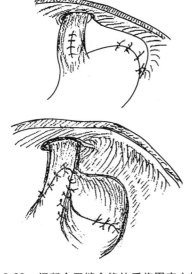

图 2-38　间断全层缝合修补后将胃底上提，
用浆膜层缝合覆盖

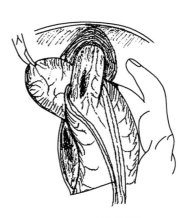

图 2-39　将胃折叠

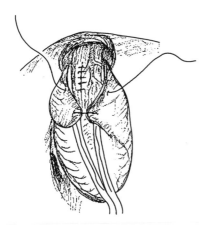

图 2-40　修补后加强缝合

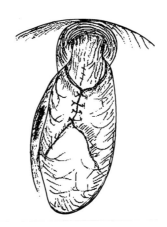

图 2-41　胃折叠加强缝合后

【术后处理】

（1）胃肠减压管减压 48~72 小时，无特别情况可拔除。

（2）禁食 5~7 天后进食流质或半流质。

（3）应用有效的抗生素防治感染。

第九节　胸腹联合伤

胸腹联合伤（injuries of thoracic and abdomen）是胸部外伤中较严重、复杂的一种，休克发生率高达 60% 以上，死亡率达 25%~35%。胸腹联合伤除胸腹和膈肌损伤外，常伴有腹腔内多个脏器同时损伤，出现呼吸和循环功能障碍，腹腔内还有多个脏器破裂大出血、胃肠穿孔等，若延误诊治或处理不当，常造成患者死亡。

胸腹联合伤右侧多见，双侧同时受损少见，正常吸气或呼气时，膈肌上升至第 4 肋间隙平面。因此,凡第4肋间以下的穿入伤,均应考虑到膈肌及腹内脏器损伤的可能。胸腹联合伤常伴有膈肌破裂和血气胸,腹腔往往为多个脏器损伤,在右侧常伴有肝、胆,左侧胃、脾、肾、结肠、十二指肠、小肠等被损伤,损伤的脏器越多,伤情越重,死亡率越高。

战时多为火器伤,有学者统计盲管伤占65%,贯通伤占33%,切线伤占1.3%。平时,车祸、挤压、高处坠落等钝性闭合伤多见。

无论是开放伤或是闭合伤,都可能发生心、肺及大血管的损伤,膈肌破裂及肝、脾、胃肠破裂等。主要造成循环及呼吸功能紊乱、严重失血性休克及胸腹腔的污染。

伤病员主要表现为严重的呼吸困难、发绀和休克,常兼有胸、腹部症状。胸部损伤为血、气胸,纵隔移位,咯血及皮下纵隔气肿。腹部的损伤为内出血、呕血、便血、血尿及腹膜刺激症状等。

一般胸部损伤出现腹部症状或腹部损伤出现胸部症状,应考虑到胸腹联合伤。但要注意的是,常因胸部症状重于腹部症状,而被经验不足的医生忽视了腹部的伤情,或因合并有严重的脑外伤掩盖了腹部的伤情。伤情不很重,通过辅助检查易于诊断。有学者认为,在胸部或腹部外伤之后,伤员出现严重的呼吸功能紊乱,难以纠正的休克,大量胃肠内容物污染胸腔、腹腔及腹内出血等,都是胸腹联合伤的可靠依据。为避免延误诊断,凡伤员有以下情况时,应考虑有胸腹联合伤:

1. 胸部损伤之后,腹部逐渐塌陷,胸部听到肠鸣音。
2. 腹部损伤并出现呼吸困难、发绀或纵隔移位者。
3. 经胸背部伤口或胸腔闭式引流管流出消化道内容物。
4. 胸部X线片或口服水溶性造影剂检查,发现腹内脏器移位至胸腔者。
5. 胸背部、肩部、臀部多处盲管伤,又有腹部脏器伤证据者。

对胸腹联合伤的伤员,应依照医疗救治的原则,选择适当的救治方法,如纠正呼吸功能紊乱,尽快改善呼吸功能;补充血容量,恢复有效循环;加强抗感染及合并症的治疗。

胸腹联合伤要根据病情的严重程度进行手术处理。手术目的主要是:①终止即将结束生命的出血;②缝合破裂脏器;③清理挫伤严重的组织;④回复进入胸腔的腹部脏器,修补破裂的膈肌;⑤闭合胸部伤口,消除呼吸机能障碍。

目前对胸腹联合伤的手术路径选择尚有争议,先由胸部路径还是腹部路径意见不一。Waldschmidt曾报道84例病例,其中65例早期行剖腹探查术,15例行剖胸患者中,有7例又接受了剖腹手术,只有2例行胸腹联合探查。65例剖腹患者中,仅1人又接受了剖胸手术。由此可见,先选择腹部路径是有道理的,但也有学者主张先经胸手术,其理由是胸腹部的脏器损伤,大多数可从胸部切口修补,特别是修补膈肌更为方便。根据伤情多数学者主张少用胸腹联合切口,因其创伤大,应以胸腹分别切口为好。

胸腹联合伤的手术并发症发生率高,国内资料报道达25.9%,因伤情不同,并发症各异,常见的有膈下脓肿、脓胸、继发性腹膜炎及出血等,术者术中、术后均应引起注意。

第十节 讨 论

胸部创伤无论是战时或平时都很常见,已是现代社会中的一个突出问题,根据致伤的原因和伤情分为开放性和闭合性两类,特殊的又称为严重的胸腹联合伤。正确掌握好救治的措施和原则,把威胁生命的实质脏器损伤、大出血及影响呼吸紊乱的情况放在前位,如心脏穿透伤及大血管破损合并肝、脾破裂的胸腹联合伤,张力性血气胸以及多根肋骨骨折并胸骨骨折所致的连枷胸等。一旦基本确诊,应果断剖胸或胸腹联合手术,术中将胸腔或腹腔的积血回收,无论是开放或闭合伤,在血源缺乏或条件差的医院都应将加收血滤过后输入,以救治生命(笔者在基层县医院抢救胸外伤及胸腹联合伤的血源回输收到很好的效果,已在医学杂志上发表论文)。

在胸外伤的早期,主要是纠正呼吸和循环功能的紊乱,及时处理休克和胸腔脏器的严重损伤。胸外伤的中期,主要是防治并发症特别是感染、肺炎、脓胸等。胸外伤的后期主要处理并发症特别是脓胸、支气管胸膜瘘等。胸部的严重创伤,诊治不当,后果严重,因此要特别重视早期正确、及时的治疗和救治原则。

第三章

胸 壁 疾 病

第一节 漏 斗 胸

漏斗胸(pectus excavatum)是胸骨、肋软骨及一部分肋骨向脊柱凹陷的畸形,如漏斗样形体,称之为漏斗胸。多为第 3~7 肋软骨及胸骨体向内凹陷,胸骨自胸骨角以下向后陷入,胸骨剑突根部凹陷最深,胸骨下端与脊柱间的距离缩短,严重者胸骨下端最深处可碰到脊柱。

漏斗胸的病因尚不清楚,但与家族遗传有关,有报道有家族史占37%。大多发生在出生时或 1 岁以内的婴幼儿,男多于女,为 4:1,约有 1/4 伴脊柱侧凸畸形。

漏斗胸对肺功能有一定影响,患者的潮气量(tidal volume, VC)可正常,但多数最大通气量减低可达 50%左右,对运动的耐受力降低,手术矫治对肺功能有明显改善。

漏斗胸对心脏和血管的影响大,心脏向左移位,对心室产生压迫,右心室压增高,心搏出量降低,对部分病人行心动超声检查可发现二尖瓣脱垂,发生率占18%~60%,这类病者是由于胸骨压迫,使二尖瓣或心室变形所致。

一、胸骨翻转术

Nissen 1944 年最初提出胸骨翻转法游离胸骨、切断肋软骨、胸骨翻转 180°,1970 年,Wada 报道了胸骨翻转,胸骨游离移植术。1984 年以来,北京军区总医院也采用上下带血管蒂胸骨板翻转术,取得了满意的疗效。为防止胸骨断端处凹陷,术后加用胸骨牵引架效果更好。本法适用于对称性的漏斗胸,但因操作精细,手术时间长,对侧胸膜腔还须放置引流管。

【适应证】

(1) 漏斗胸伴有较重的呼吸循环症状者。

(2) 发生疲劳倦怠,影响患儿发育者。

(3) 在美容上要求矫形者。

(4) 年龄在 3 岁以上为宜,学龄前是最佳时机。

【术前准备】

(1) 有呼吸道感染者应行抗感染治疗后手术。

(2) 先心病者,应行超声心动检查心瓣膜损害。

（3）行肺功能检查并应用 2 天抗生素。

【麻醉与体位】

气管插管全身麻醉,仰卧位。

【手术方法及步骤】

1. 上下带血管蒂胸骨板翻转术　适用于矫正对称性漏斗胸。

（1）切口:胸骨正中或乳房下横切口。男可采用胸骨正中切口,女性考虑美容因素采用横切口。正中切口上至胸骨角、下至脐上 2cm 左右。两种切口的皮肤游离,上至胸骨切迹水平,下方接近脐,胸部两侧约达腋前线,腹部游离至腹直肌外缘(图 3-1)。

（2）游离肌层:将两侧胸大肌用电刀自胸骨肋软骨及腹外斜肌腱膜上切开,向两侧游离,显露凹的胸骨及肋软骨(或肋骨)。将腹直肌上端及两侧的外缘分离开,以利胸骨板的翻转(图 3-2)。

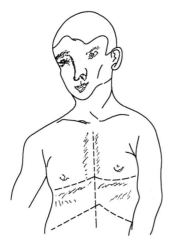

图 3-1　漏斗胸患者上下带血管蒂胸骨板翻转术手术切口示意图

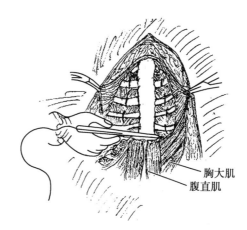

图 3-2　分离腹直肌上端及两侧外缘

（3）分离胸膜:切开肋弓下缘、将肋弓抬起伸入手指,将壁层胸膜自肋软骨内面向下推开,注意分离胸膜同时分离胸骨后之间隙(图 3-3)。

（4）切断肋软骨:左右肋软骨,肋骨凹陷部稍外侧,从肋弓开始向上逐条切断肋软骨或肋骨及肋间肌,一般切至第 2 肋(图 3-4)。

（5）在第 2 肋间分出左右胸廓内动静脉,并向上下各游离出 2~3cm 能处于移动状态。切断的肋间血管结扎,特别是胸廓内动静脉的分支不宜用电凝止血,以预防热灼发生阻塞。用线锯在第 2 肋间横断胸骨,使凹陷的肋软骨、胸骨板全部游离(图 3-5)。

（6）翻转胸骨板:将肋软骨、胸骨板连着的胸廓内动静脉及腹直肌蒂按顺时针方向翻转 180°,两侧胸廓内动静脉及腹直肌均呈十字状交叉(图

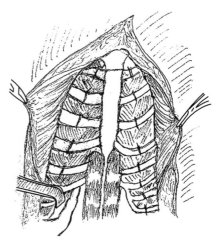

图 3-3　将肋弓拉起伸入手指分离胸膜

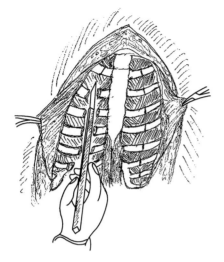

图 3-4 切断肋软骨

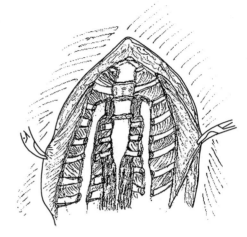

图 3-5 凹陷的肋软骨及胸骨板全部游离

3-6）。翻转时注意保护胸廓内动静脉,该血管要有 5～6cm 的长度才能达到血供的良好效果。必要时可将胸骨中央部隆起的部分削平或纵行切除一长条,对拢用涤纶线缝合使胸骨变平（图 3-7）。

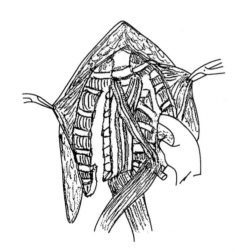

图 3-6 将肋软骨、胸骨板连着的胸廓内动静脉及腹直肌蒂按顺时针方向翻转 180°

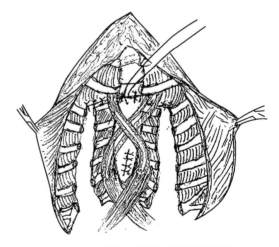

图 3-7 用涤纶线缝合使胸骨变平

（7）肋软骨端端缝合,胸骨板翻转后,将变形过长的肋软骨适当切除一段后,用涤纶线作端端缝合,肋间肌用细丝线缝合,使胸骨板向上抬起来,以增加胸廓的前后径使整形效果更理想（图 3-8）。

（8）缝合胸大肌,胸骨后放置引流管,如术中发现有胸膜破裂,根据情况单侧或双侧置放闭式引流管,并将胸大肌接拢缝合,其下缘与腹直肌及腹外斜肌缝合,缝合皮下、皮肤,术后可使腹部的鼓隆状态得到一定的纠正（图 3-9）。

2. 胸骨颠倒翻转术 适用于矫正不对称的漏斗胸。

（1）取正中切口,肌层只游离凹陷侧的胸大肌,显露出凹陷侧肋软骨及胸骨。

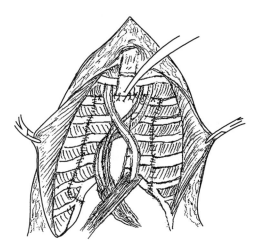

图 3-8 肋软骨端端缝合

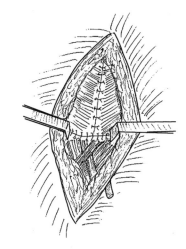

图 3-9 缝合胸大肌,胸骨后置放引流管

（2）游离切断胸骨及肋软骨,腹直肌自肋骨骨膜上切离,经剑突下缘,游离开胸骨的内侧面,切开凹陷变形之肋软骨骨膜,将肋软骨剥离出来,在其变形处切断。肋间肌、胸廓内动静脉尽量保留,切断凹陷的胸骨,连同肋软骨一并取出（图 3-10）。

（3）颠倒翻转胸骨缝合固定:将胸骨板修理平整,清除附在胸骨上肋软骨板上的软组织,用生理盐水清洗后,颠倒翻转放回原胸壁处缝合固定,胸骨用不锈钢丝固定,肋软骨用涤纶线在肋软骨端做端端重叠缝合（图 3-11）。胸骨后放置引流管,缝合胸大肌和皮肤。

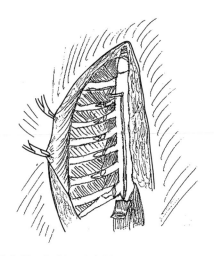

图 3-10 切断凹陷胸骨连同肋软骨一并取出

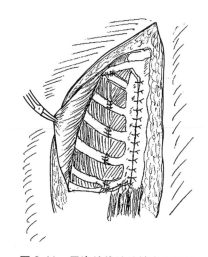

图 3-11 用涤纶线端端缝合肋软骨

【术中注意要点】

（1）切口偏下,有利于剑突及肋弓的矫治操作。肋骨骨膜剥离到腋前线,有利于肋骨上举,以增加胸廓前后径,防止术后扁平胸。

（2）肋软骨膜剥离至关重要,选用牙科的骨膜剥离器以钝性分离为宜,防止损伤胸膜。术中操作应保持完整的软骨膜与肋骨膜和肋间肌,尽量避免损伤肋间血管。

（3）防止损伤胸廓内动静脉的关键是提起剑突和胸廓下端分离腹直肌索及胸肋交界

时,在直视下由下而上紧贴胸骨及肋软骨的背面做骨膜下分离附着在胸骨肋软骨的软组织。

（4）为增加胸廓前后径,减少心肺受压,提高翻转骨瓣存活力,避免胸骨后间隙积液感染,必须将剥离后的软骨膜与肋间肌,重新包裹缝合在骨瓣两侧的肋软骨或肋骨前端,过长的软骨可予以剪去。

（5）对畸形较严重的漏斗胸患者,胸骨翻转后出现的隆起部可切削平整。采用电刀电凝可减少出血,并能缩短手术时间。

二、胸骨抬举术

胸骨抬举术(sternal elevation method)由 Broun 于 1939 年提出,Ravitch 于 1944 年进行了改良,Baronofsky 于 1957 年和 Welch 于 1958 年又改进了这一技术,强调完全保留肋软骨骨膜及肋间肌束。Nuss 于 1988 年单纯采用胸骨后支持条,不切断肋软骨,也不切除肋软骨的方法,这一方法借助脊柱侧凸矫形和正牙学,用不锈钢合金做成支持的支撑条,宽约1.25cm,厚约 2.50mm,支撑条的弯曲度略大于正常胸廓向前的凸起度,以支持胸廓的压力,金属条置放在胸骨后,肋软骨抬起,此法创伤小,并发症恢复快,疗效满意。

【适应证】

（1）不切除,不切断肋软骨的胸肋抬举术,限于 12 岁以下儿童。

（2）其他的同"胸骨翻转术"。

【术前准备】

（1）需要金属支撑者,应准备 2 根。根据患儿胸廓测量结果,选择支撑条的长度,并简要制成似胸廓的弓状形。

（2）其他的同"胸骨翻转术"。

【麻醉及体位】

气管插管全身麻醉,取仰卧位,双上肢外展。

【手术步骤】

（1）胸骨正中切口,上至胸骨角水平,下至剑突下 2cm,或在第 4 肋水平采用横切口,两端达左右锁骨中线。

（2）游离皮下及胸肌,上至胸骨角,下至剑突两侧达肋骨与软骨连接处,胸大小肌的游离范围与皮下游离相同。

（3）沿肋软骨自肋骨与肋软骨连接处至胸骨围绕肋软骨将骨膜剥离,但不切断骨膜,内侧靠近胸骨斜行将过长向内侧凹陷的肋软骨切除,在胸骨第 2、3 肋间水平,切开胸骨骨膜,将胸骨前板楔形切除 0.5～0.6cm(图 3-12)。

（4）胸骨楔形截骨处缝合固定肋软骨,胸骨前板切除 0.3～0.5cm,用手将胸骨下端抬起,用粗丝线或涤纶线缝合固定(图 3-13、图 3-14)后,再缝合切除的肋软骨,并将骨膜包裹缝合。

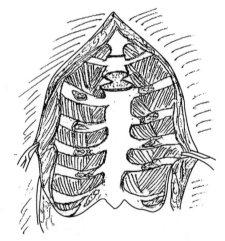

图 3-12　胸骨抬举术楔形切除胸骨前板

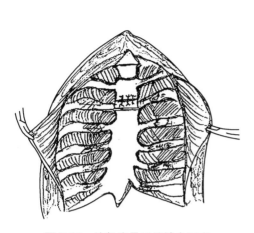

图 3-13 抬起胸骨下端缝合固定

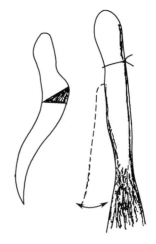

图 3-14 缝合固定后

（5）在第 4、5 前肋水平，将克氏针进行不同程度的弯曲，胸骨后支撑抬高胸骨（图 3-15）。

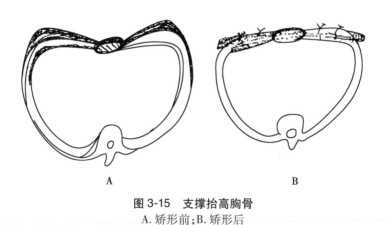

图 3-15 支撑抬高胸骨
A. 矫形前；B. 矫形后

（6）胸骨后放置引流管，缝合肌层、皮下及皮肤。

【术中注意要点】

见胸骨翻转法。

第二节 鸡 胸

鸡胸（pectus carinatum）与漏斗胸相反，是胸骨向前方凸起的一种畸形，较漏斗胸更为少见，占所有胸壁畸形的 16%，以对称性畸形为常见。

病因不十分清楚，与遗传有关，家族中有胸壁畸形者，鸡胸的发生率明显增高。如肋软骨和肋骨向胸腔内塌陷，可使胸腔容积缩小并压迫心脏，影响肺扩张，引起慢性肺部感染，可有双侧支气管扩张，导致肺功能不全致心肺衰竭，因此应早期进行矫形术。

1952 年 Ravitch 首次报道多根肋软骨切除，胸骨双处截骨矫正凸胸鸽型鸡胸后，又有多位作者报道了不同的手术方法。之后又有人提出了肋软骨骨膜下切除肋软骨,胸骨横行楔形截骨法,近来又有作者试用整形支架矫正在幼儿中获得成功。目前施术较多的方法是胸骨翻转法和胸骨沉降法。

一、胸骨翻转术

鸡胸和漏斗胸一样,都可选用上下带血管蒂的胸骨翻转术来进行矫正。但要注意鸡胸的肋骨及肋软骨比漏斗胸的还长,特别是上部的肋软骨。而下部的肋骨及肋软骨又较短,因此在整形中术者应注意到这一点。在胸骨翻转后,根据胸骨柄,胸骨体,肋软骨等具体情况的变异,进行适当切开,切除或削平,以获得更好的矫正效果。

【适应证】

与漏斗胸基本相同,症状轻者可延迟手术年龄。

【术前准备】

除常规准备外,应注意肺部感染,检查是否合并有先天性心血管畸形。

【麻醉与体位】

气管插管全身麻醉,取仰卧位。

【手术步骤】

与漏斗胸"胸骨翻转术"基本相同。

二、胸骨沉降术

胸骨沉降术(sternal depression method)的手术方法与漏斗胸的胸肋抬举存在不同,将过长的肋软骨行软骨骨膜下切除使肋软骨与正常人等长,利用两侧肋骨的牵引力来将胸骨沉降到正常的位置。鸡胸病的第 5 肋软骨位于 Hairsson 沟处,其长度较第 3、4 和第 6 肋软骨短,切除时要注意长短分寸。

【适应证】

(1) 术前胸部 X 线片及 CT 片检查,如发现胸骨后与心脏之间无肺组织,术后有胸骨直接压迫心脏的可能,不能采用胸骨沉降术。

(2) 与漏斗胸"胸肋抬举术"相同。

【术前准备】

同鸡胸"胸骨翻转术"。

【麻醉与体位】

气管插管静脉复合麻醉,取仰卧位。

【手术步骤】

(1) 采用胸骨正中切口或双乳房下横切口,游离皮下及胸大肌与漏斗胸手术相同。

(2) 在骨膜下切断切除肋软骨与漏斗胸的"胸肋抬举术"基本相同。游离腹直肌的肋骨附着处,同时游离上腹部腹直肌鞘外缘,制成肌瓣,于腹直肌附着突处切断。

(3) 在胸骨最突出的位置,与肋间平行横形截骨,主要根据胸骨体向前移位多少而决定楔形切骨宽度。①Ⅰ型畸形:截除胸骨前板 1.0~1.5cm;②Ⅱ型畸形:在胸骨偏置即旋转侧楔形截骨,缝合后使胸骨向前移位以矫正胸骨旋转;③Ⅲ型畸形:Ⅲ型畸形胸骨呈 Z 字形,在胸骨柄体最明显向前突出处,切除胸骨前板横形楔形操作截骨,胸骨向后明显凸出处同样行楔形切骨,再用涤纶线缝合固定;④Ⅳ型畸形:在胸骨柄突出处横形楔形截骨,第2、第3肋软骨在骨膜下切除(图3-16~图3-19)。

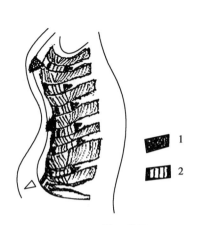

图 3-16　横形截骨
1. 胸骨截骨示意图;2. 肋软骨截骨示意图

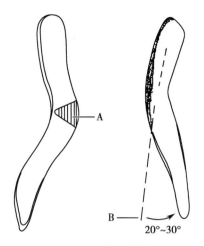

图 3-17　楔形截骨
A. 胸骨楔形截骨示意图;B. 胸骨体向前矫正 20°~30°

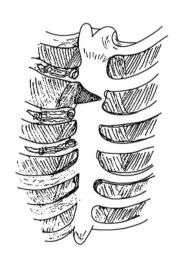

图 3-18　胸骨偏置楔形截骨示意图

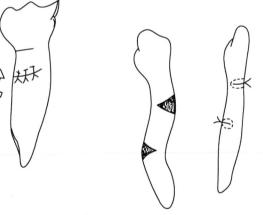

图 3-19　胸骨前后板楔形截骨示意图

(4)用盐水冲洗创面,将从剑突断开的腹直肌瓣向上移动与胸骨固定,胸骨旁置放细的引流管,切断肋软骨的最高处,缝合皮下组织和皮肤。

【术中注意的要点】

在骨膜下切除过长畸形的肋软骨时,需要特别注意切除的长度要适宜。

【术后主要并发症】

非对称性的鸡胸,特别是生长发育期的儿童,做了单侧的肋软骨切除后,未切除侧仍在生长发育,致使胸骨向术侧倾斜可致使畸形比术前还严重。因此术中应考虑同时切断对侧相对应的肋软骨,因而患者手术时的年龄选择不是避免其并发症的有效方法。

第三节　胸壁肿瘤

胸壁肿瘤(chest wall tumors)是指发生在胸廓的骨骼和胸壁的壁层胸膜、肌肉、血管、神经、骨膜等组织的肿瘤,不包括皮肤,皮下及乳腺的肿瘤。

胸壁肿瘤分原发性和继发性两类。原发性肿瘤又有良性,恶性之分。恶性肿瘤又分为原发性和转移性两类。转移性包括远隔器官恶性肿瘤的转移和邻近器官组织如肺、胸膜、纵隔、乳腺等恶性肿瘤直接侵犯胸壁。

胸壁肿瘤占全身原发性肿瘤的2%左右,其中恶性肿瘤占50%~80%。最常见的恶性肿瘤为恶性纤维组织细胞瘤、软骨瘤、横纹肌肉瘤、骨髓瘤。临床症状取决于肿瘤的大小、部位、性质及与周围组织的关系。常见的症状和体征为疼痛和局部肿块。

诊断除症状和体征外,胸部X线片、CT断层摄影及MRI可将肿瘤与血管区别,活检是诊断的可靠方法,取足够的组织材料是确诊的关键。

手术切除是原发性胸壁肿瘤的重要方法,原发性恶性肿瘤应广泛切除,切缘距肿瘤4cm者,5年生存率为50%;距肿瘤2cm者,5年的生存率为25%。胸骨肿瘤可部分切除或全部切除胸骨,胸壁的转移病切除的价值尚有争议,但发生坏死或溃疡应为手术切除的指征,即改善生活的质量。

【适应证】

(1) 胸壁原发良、恶性肿瘤者。

(2) 有部分胸壁恶性肿瘤,如Ewing肉瘤恶性淋巴瘤等对化、放疗较为敏感,可术前给予放疗或化疗后再手术治疗。

(3) 胸壁转移瘤出现坏死、溃疡,或为减轻疼痛症状,改善生活的质量可考虑手术治疗。

【禁忌证】

胸壁转移瘤范围广,原发性肿瘤未能控制。

【术前准备】

(1) 常规心肺功能的检查。

(2) 对呼吸道有感染者应积极控制。

(3) 肿瘤局部有感染或炎症时,应使用抗生素。

(4) 恶性肿瘤术前应根据病理类型决定放疗或化疗。

(5) 预计需要做胸壁大块切除者,术前必须做好重返胸壁的物质材料准备。

【麻醉与体位】

(1) 胸壁软组织的良性较小的肿瘤可用局麻。

(2) 较大的肿瘤行气管插管全身麻醉。

(3) 根据肿瘤的部位采用仰卧或侧卧位。

【手术步骤】

(1) 胸壁肿瘤的切除,其切口根据肿瘤的范围来确定。在肿瘤未侵及浅层肌肉和皮肤时,可沿肿瘤的长径作切口(图3-20)。如瘤体已累及皮肤,应作梭形切口,连同皮肤、肌肉近肿瘤3~4cm处一同切除(图3-21)。

(2) 良性肿瘤处的肌层没有受到侵犯时,将正常的肌层向两侧游离开,显露出肿瘤(图

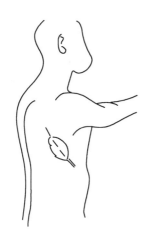

图 3-20　胸壁肿瘤沿肿瘤长径切口

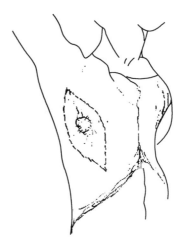

图 3-21　胸壁肿瘤梭形切口

3-22)。恶性肿瘤除将受累的肌层一并切除外,显露肿瘤的范围要大,包括肿瘤的上下正常肋骨(图 3-23)。

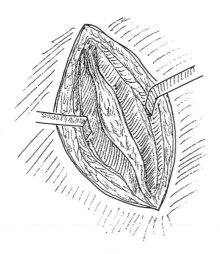

图 3-22　将正常的肌层向两侧游离开,显露肿瘤

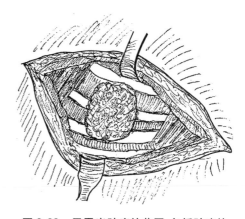

图 3-23　显露出肿瘤的范围,包括肿瘤的上下正常肋骨

（3）多数良性肿瘤切除肿瘤组织或肿瘤侵犯的肋骨即可(图 3-24)。

（4）恶性肿瘤则需在肿瘤旁正常的肋间切开伸入手指,从胸腔内探查肿瘤的范围,连同病变上下各一根肋骨,壁层胸膜、肋间组织及该区域引流淋巴结整块切除,两端切断处应距肿瘤 4cm 以上(图 3-25、图 3-26)。如病变侵及肺表面,可适当切除部分肺组织。

胸骨肿瘤应全部或部分切除胸骨,游离未受累的胸肌至肋软骨与肋骨交界处。胸骨完全切除时须显露上至胸锁关节、下达肋弓(图 3-27)。避免损伤胸膜(图 3-28)。

（5）如胸壁缺损不大,可依层缝合切口。如胸壁缺损大,须做胸壁重返。

【治疗原则】

胸壁重返的治疗原则如下:

（1）根据需要重建胸壁骨骼的连续性和稳定性,用有良好血运的组织闭合胸骨和肋骨

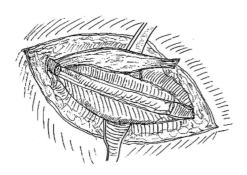

图 3-24　切除肿瘤

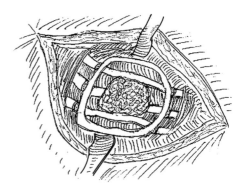

图 3-25　切除肿瘤的范围

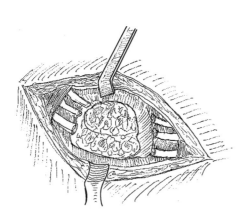

图 3-26　肋骨两端切断处应距肿瘤 4cm 以上

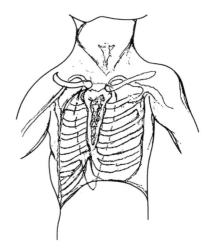

图 3-27　胸骨肿瘤应全部或部分切除胸骨，虚线示胸骨、肋软骨切除的范围

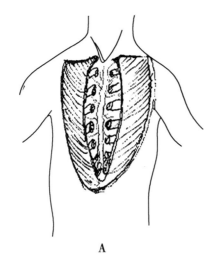

A

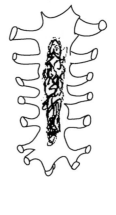

B

图 3-28　切除胸骨后的术野
A. 胸骨切除后保留了胸廓内血管；B. 切除的整胸骨示意图

切除的残腔。

（2）有良好的支持力,能防止胸壁浮动和反常呼吸。

（3）能长期置于体内,不发生松动。

（4）能透过 X 线。

（5）修复材料为自体组织和人工合成制品两类。

【术中注意要点】

（1）切除良性肿瘤的同时,应保存瘤体上方皮肤和周围肌肉。

（2）对于软骨瘤、骨软骨瘤、硬纤维瘤则需要广泛地局部切除。

（3）对于原发性恶性肿瘤广泛切除是治疗成功的关键。目前尚无统一意见。一般认为 2cm 的肿瘤切缘即可。但对于多数的恶性程度高的肿瘤均应行范围更大的切除。各个方向的切除应包括至少 4cm 的正常组织。

第四节　胸壁结核

胸部软组织(包括骨骼)因结核等感染而形成脓肿或慢性窦道,称为胸壁结核(tuberculosis of the chest wall)。多发生于 20~40 岁的青壮年,主要继发于肺或胸膜结核。

胸壁结核与原发结核病灶可同时存在,原发病灶可能是陈旧性病灶,特别是继发于结核性胸膜炎者,胸膜炎可能已愈或胸膜增厚改变。

胸壁结核的脓肿来自于胸壁的深处,穿透肋间肌到达胸壁浅层,往往在肋间肌的内外形成一个哑铃形的脓腔,可形成窦道在肋骨下潜行一定的距离(图 3-29)。

胸壁结核好发于乳腺与腋后线之间的第 3~7 肋骨处,一般有结核等感染的反应,如低热、盗汗、虚弱、乏力等,局部有不同程度的疼痛,脓肿穿刺可抽出无臭味的稀薄黄白色脓汁或干酪样物,一般无普通细菌生长,也不易查到结核杆菌。胸部 X 线片可显示脓肿的阴影,但一般看不到肋骨的破坏征象,病灶处的肋骨切位片,有时可发现骨皮质有破坏改变。当脓肿出现混合感染后,可变红而薄,可自行破溃或因切开后经久不愈形成慢性窦道。

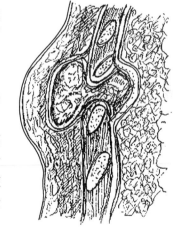

图 3-29　胸壁结核哑铃形脓肿

胸壁结核是全身结核的一部分,因此,应注意全身治疗及休息、抗结核治疗并加强营养。如有活动性肺结核纵隔淋巴或肺门结核,应待病情稳定后再行胸壁结核病灶清除术(the clearance of tuberculous focus)。

【适应证】

（1）胸壁结核脓肿或慢性窦道者。

（2）肺及其他器官无活动性肺结核的患者。

（3）病情已稳定的患者。

【禁忌证】

病情不稳定,其他器官有活动性结核。

【术前准备】

（1）改善机体的营养状况。

（2）抗结核治疗2~4周。

【麻醉与体位】

（1）气管插管全身麻醉。

（2）根据病变部位取仰卧位或侧卧位。

【手术步骤】

（1）如皮肤及浅层肌肉未受到侵犯，沿脓肿的长度切开，如皮肤已受累或已有瘘孔存在，则应按病灶的长轴做梭形切开，切除有病变的皮肤及窦道口。

（2）将皮肤及肌层向两侧游离，尽量不切入到脓腔，如脓腔已破，则需清除脓肿及干酪样物（图3-30）。

（3）用探针或弯血管钳寻找窦道及肋骨下面的脓腔，窦道的走行不一定是直线，可能细小，要仔细寻找（图3-31）。

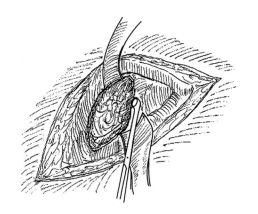

图3-30 胸壁结核病灶清除术清除脓肿及干酪样物

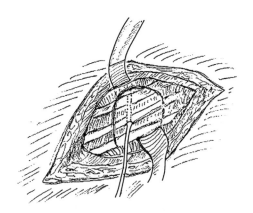

图3-31 探测胸壁结核病灶的窦道

（4）切除窦道及遮盖深层脓肿上面的软组织，包括肋骨及肋间肌等，使脓腔敞开，切除脓腔壁及其肉芽组织，用刮匙把脓腔壁彻底清除干净（图3-32）。

（5）清除脓腔的坏死组织及肉芽组织后，用5%碳酸氢钠溶液及过氧化氢、盐水冲洗创面，游离附近的肌瓣，充填在脓腔内，用可吸收缝合线固定（图3-33）。

（6）肌层间放置橡皮引流条，肌瓣下放入抗结核菌的链霉素粉等药物。缝合皮下组织及皮肤，加压包扎（图3-34）。

【术中注意要点】

术中必须寻找到窦道，彻底清除病灶，去除病灶上的组织，使脓腔完全干净显露。充填肌瓣，适当加压包扎，一般都可一期愈合。

【术后处理】

（1）全身使用抗生素2周，应用抗结核药

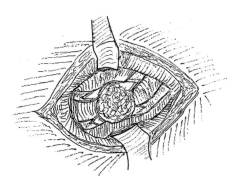

图3-32 清除胸壁结核病灶脓腔壁肉芽组织

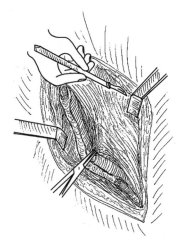

图 3-33 游离附近肌瓣充填于脓腔内

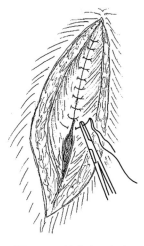

图 3-34 缝合皮下组织

物 6 个月至 1 年。

（2）根据情况拔除引流物,加压包扎 2 周。

【主要并发症】

（1）伤口延期愈合:常因充填肌瓣不足,残留死腔等。

（2）病灶的复发:清除坏死灶及肉芽组织不彻底,有时窦道过细不易发现残余的病灶,或有包裹性的结核性脓胸,胸壁的结核病灶与包裹性脓胸不在同一部位,但又不能排除有窦道连通。

第四章

脓胸及肺脓肿引流术

第一节　脓胸引流术

脓胸(empyeme)是指脓性渗出液积聚于胸膜腔内的化脓性感染,脓胸按病理发展进程可分为急性和慢性两大类,根据病原菌的不同可分为化脓性、结核性及特异性病原性脓胸,按涉及的范围可分为全脓胸和局限性脓胸。

1. 病因与病理　脓胸的致病菌多来自肺内感染灶,也有少数来自胸内和纵隔内其他脏器或身体其他感染灶。直接或经淋巴侵入胸膜引起化脓感染,继发于脓毒血症或败血症的脓胸,则多通过血行播散,致病菌以肺炎球菌、链球菌多见。但由于抗生素的应用,这些细菌所致的肺炎和脓胸已较前时减少,而葡萄球菌特别是耐药性金黄色葡萄球菌却大量增多,尤以小儿多见。此外少见大肠杆菌、绿脓杆菌及真菌等感染。感染侵犯胸膜后,引起胸水大量渗出,早期脓液稀薄,随着病程进展,纤维素在脏层胸膜附着后使肺膨胀受到限制,临床上属于急性期。以后毛细血管及炎性细胞形成肉芽组织,纤维蛋白沉着机化,在壁、脏层胸膜上形成韧厚致密的纤维板,构成脓腔壁,从而限制胸廓的活动减低呼吸功能,临床上进入慢性脓胸期。

2. 临床脓胸分类　大量渗出液体布满全胸膜腔时称为全脓胸;机化纤维组织引起的粘连,使脓胸局限于一定的范围内,形成局限性或包裹性脓胸,常位于肺叶间、膈肌上方、胸膜腔后外侧或纵隔面等处(图4-1)。

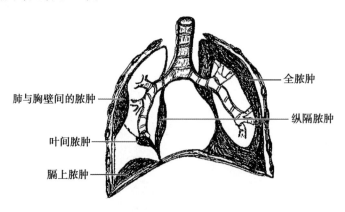

图 4-1　脓胸的分类

一、急性脓胸

急性脓胸(acute empyema)的临床表现常有高热、脉快、呼吸急促、食欲不振、胸痛、全身乏力、白细胞增高等征象。治疗闭式引流术的指征是：①肺脓肿或结核性空洞破裂所致的脓气胸，既有张力，又有混合感染；②全脓胸脓液较多，穿刺抽吸后又增多者；③包裹性脓液黏稠，穿刺不易抽出者。

【术前准备】

（1）认真了解病史，根据胸部 X 线片、CT 等影像学资料以及超声检查协助定位，尤其是局限性及包裹性脓液的引流。

（2）准备好直径合适的引流管，一般以外径 0.8~1.0cm 的引流管即透明塑料管或硅胶管为好，也可以是商用的穿刺导管，外接闭式引流袋或水封瓶。

【麻醉及体位】

（1）麻醉：1%~2%的普鲁卡因或利多卡因局部浸润麻醉、麻醉至壁层胸膜后，再稍进针抽吸出脓液后即可确立诊断。

（2）体位：半卧位，脓胸引流位置应以超声及影像学穿刺定位。

【手术步骤】

（1）沿肋间隙做 2~3cm 的切口，用两把血管钳交替钝性分离胸壁肌层，于肋骨上缘穿破壁层胸膜进入胸腔，此时有明显的突破感，同时切口中有脓液或气体溢出（图 4-2）。

（2）用止血钳撑开扩大创口，用另一把血管钳沿长轴夹住引流管前端，顺着撑开的血管钳将引流管送入胸腔，引流管应留置在胸内 3cm 左右（图 4-3）。引流管远端接水封瓶或闭式引流袋。观察水柱的波动是否良好，必要时调整引流管的位置。

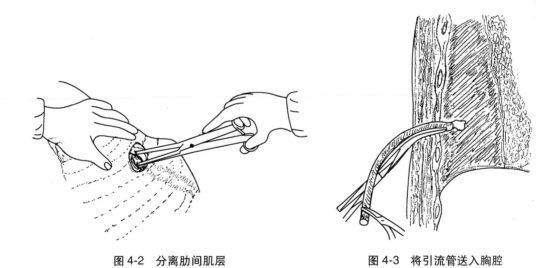

图 4-2　分离肋间肌层　　　　　　图 4-3　将引流管送入胸腔

（3）缝合皮肤，固定引流管，同时检查各接口是否可靠，以避免漏气。

（4）也可选择导管针穿刺管，导管穿刺针有两种，一种为针芯直接插在特制的引流管内，用针芯将引流管插入胸腔后，拔除针芯，引流管留在了胸腔内。另一种为三通金属套管，穿入胸腔后边拔针芯边从套管内送入引流管（图 4-4、图 4-5）。

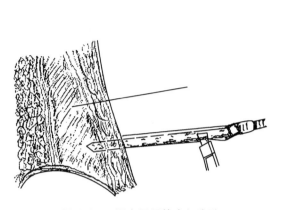

图 4-4　三通金属导管穿入胸腔

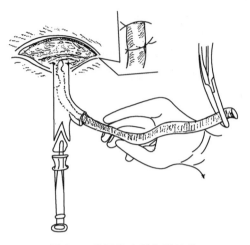

图 4-5　从导管内送入引流管

（5）如须经肋骨床置管引流，用局麻或全身麻醉均可，患者取侧卧位，切口应在脓腔底部。沿肋骨做长 5~8cm 的切口，切开肌肉显露肋骨，骨膜下切除 3~5cm 长的一段肋骨，由肋骨床进胸腔（图 4-6）。

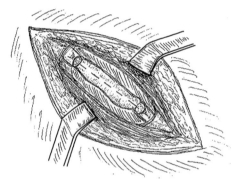

（6）探查脓腔的容量，有无异物或支气管胸膜瘘，吸净脓液和纤维脓苔沉着，脓腔大者可用长弯卵圆钳探查，用盐水冲洗脓腔，如有支气管胸膜瘘者应设法堵住瘘口。

（7）引流管剪 1~2 个侧孔，胸内管长 3~4cm，胸壁外留 2cm 即可，太长会影响敷料的包扎和更换，管壁用针固定，缝合引流管周围的胸壁软组织数针（图 4-7、图 4-8）。

图 4-6　经肋骨床进胸腔

【术中注意要点】

（1）胸腔穿刺术者，一般选择肩胛后线、腋后线或腋中线第 7~8 肋间，若为包裹性积液，根据超声结果定位。

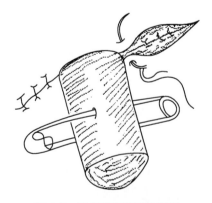

图 4-7　缝合引流管周的胸壁

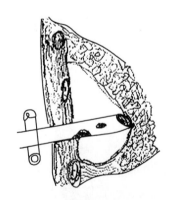

图 4-8　引流管用别针固定

（2）胸腔闭式引流术者一般选在第 7 至第 8 肋间腋中线附近,进胸的位置应位于肋骨上缘,有利于避免损伤肋间血管。

（3）术中应注意观察患者的呼吸及脉搏情况,避免损伤肺组织;避免穿刺或引流过快,以免发生肺水肿。

【术后处理】

（1）术后早期脓液较多,每日更换敷料 2~3 次,脓液减少后根据情况更换敷料每日或隔日 1 次。

（2）引流不畅时,应随时调整引流管,冲洗及更换引流管。

（3）脓腔<10ml 时,可拔除引流管,改用纱条或较细的引流管。

（4）伴有支气管胸膜瘘的患者,应等胸膜脓腔相对无菌、肉芽生长、支气管瘘口逐渐缩小,脓腔变小后,再用肌肉及大网膜移植填塞或行小型的胸改术使其愈合。

二、慢性脓胸

慢性脓胸(chronic empyema)的临床表现常有长期低热、食欲减退、消瘦、贫血、低蛋白血症等慢性全身中毒症状,有时有气促、咳嗽、咯脓痰等症状,根据病史、体检、胸部 X 线片检查及超声检查,诊断并不困难。

慢性脓胸的治疗原则有:①改善全身情况,消除中毒症状和营养不良;②消灭致病原因和脓腔;③尽力使受压的肺复张,恢复肺功能。

常用的手术有以下几种:①改进引流术;②胸膜纤维板剥除术;③胸廓成形术;④胸膜肺切除术;⑤全身治疗。

1. 改进引流术　对于引流不畅的原因,如引流管过细,引流位置不在脓腔最低位等给予调整,有多数患者通过改进获得满意疗效,有的脓腔逐渐变小,中毒症状减轻,为以后进行进一步的治疗创造条件。

2. 胸膜纤维板剥除术　最大限度地恢复肺功能,是治疗慢性脓胸的主要原则之一,因此剥离脓腔壁层和脏层胸膜间的纤维板,使肺得以复张,消灭孔腔,改善肺功能和胸廓的呼吸运动,是较为理想的手术。由于病程长,纤维板与肺粘连紧密可用"十"字切口将纤维板切除(图 4-9、图 4-10)。

3. 胸廓成形术　目的是去除胸廓局部的坚硬组织,使胸壁内陷,以消灭两层胸膜间的

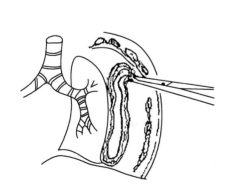

图 4-9　完全剥除纤维层

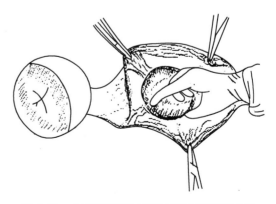

图 4-10　十字切开脏层纤维层组织增厚的胸膜

孔腔,不仅要切除覆盖在脓腔上的肋骨,而且也要切除增厚的壁胸膜纤维板,但要保留肋间神经,肋间肌和肋骨骨膜。如患者的体质虚弱不能耐受一次性广泛手术,可自上而下分期进行,间隔时间3周左右。

4. 胸膜肺切除术　这一手术的技术要求高,出血多、创伤重、因而难度大,必须严格掌握适应证,否则手术死亡率高,并发症多。

5. 全身治疗　给予高热量、高蛋白饮食、高维生素等,必要时输新鲜血浆,根据病原菌选择有效的抗生素。

第二节　肺脓肿引流术

肺脓肿是由各种病原菌引起的肺组织化脓性病变。早期为化脓性肺炎,继之坏死、液化,形成脓肿。多为单发,其周围有肺组织及不同程度的纤维化,肺脓肿的好发部位是上肺后段的腋次段和下肺的背段,而右侧较左侧多,且常见于右下肺。以往,肺脓肿引流术(drainage for lung abscess)作为急救手术,是避免患者死亡的有效方法。由于抗生素的功效和内科的积极治疗,近年来做肺脓肿引流术的病例逐渐减少。只有患者的全身情况差,不能耐受开胸肺切除者,才选择脓肿引流术。

【适应证】

(1) 直径>4cm 的肺脓肿,经内科治疗无效。

(2) 患者发热,中毒症状明显,特别是伴有引流支气管的梗阻,脓液不能排出,脓肿逐渐扩大者。

(3) 每日咳出的浓痰量多,并因呼吸功能接近衰竭,需要人工呼吸机辅助呼吸的患者,为防止呼吸机的正压下,脓液沿支气管扩散,也可考虑行肺脓肿切开引流术或穿刺置管引流术。

【禁忌证】

尚未形成脓腔的或多个小脓腔组成的肺脓肿不宜行脓肿引流术。

【术前准备】

(1) 改善患者的全身情况,加强营养,纠正贫血及低蛋白血症。

(2) 体位引流以利排痰,雾化吸入,使每日的痰液引流量减少到 50ml 以下。

(3) 合理使用敏感抗生素

【麻醉与体位】

局部或全身麻醉。体位应依病变的部位而用平卧位或坐位。要避免健侧肺在下而病侧肺在上,以防止术中误吸。

【手术步骤】

(1) 切口应选择在脓肿相对应的位置处,在 CT 或超声指导下确定切口的位置更准确。

(2) 切口长 4~5cm,切开皮肤,皮下组织及肌肉,显露肋骨,切除肋骨 3~4cm、切开肋骨骨膜,以显露出脏层胸膜,如发现肺在胸膜下运动,说明胸膜与肺脓肿壁还未形成粘连,此时应填塞干纱布后缝合切口,其目的是让干纱布刺激胸膜腔发生粘连,待 10~14 天后取出干纱布,再行肺脓肿引流。

(3) 如果病情紧急,需要立即引流可在脓肿壁作一荷包缝合线,插管后将缝线结扎固定于引流管上。如切开肋骨骨膜后,证明胸膜已粘连,可用粗针头穿抽脓液,以证实脓腔的位置,同时将脓液做细菌培养及药物敏感试验(图4-11)。

(4)证实脓腔后用电刀切开脓腔的外侧壁,用吸引器吸净脓痰,防止脓液沿支气管扩散,然后再伸入手指探查脓腔,以确定脓肿的部位、大小及与胸壁的关系(图4-12)。切除脓肿外肋间肌及切除脓肿外侧壁(图4-13)。

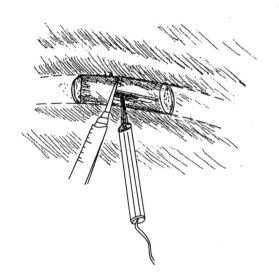

图4-11 切除一段肋骨,用针头穿抽脓液

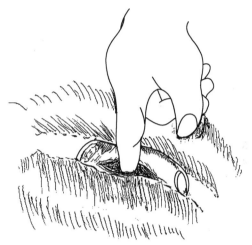

图4-12 手指探查脓腔

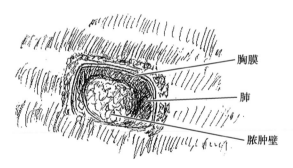

图4-13 显露脓肿壁

(5)彻底止血后用干纱布填塞脓腔,胸壁创缘盖上一层凡士林油纱布,隔开胸壁创缘与脓腔引流道中充填的纱布,创口用纱布覆盖包扎(图4-14)。

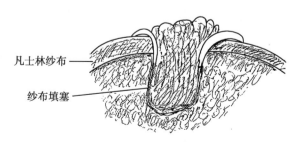

图4-14 脓腔填塞

【术中注意要点】

（1）如条件许可,应在 CT 或超声指导下确定切口的位置。

（2）如放置引流管应选用软胶管,创面渗血时首选局部热盐水纱布压迫,必要时缝扎止血。

（3）必要时,再切除脓腔底部外侧壁的一段肋骨,以利通畅引流。

（4）如发生脓气胸,应进行闭式引流,引流管不需放入脓腔的最低位,避开正常肺组织,选择在距胸壁最近的位置切开,在肺与胸壁粘连紧密的部位进入胸腔。

【术后处理】

（1）术后 72 小时内,脓液渗出较多者,要经常更换敷料,渗出液减少后可每日更换一次。

（2）术后当天或术后第 3 天左右行胸部 X 线片检查,有无脓气胸发生,如果有脓气胸表现,应在积液和积气部位另放胸腔闭式引流管。以后每周胸部 X 线片一次,了解胸腔及肺部炎症情况。

（3）根据脓液培养结果,全身及局部使用敏感的抗菌药物。

第五章

支气管胸膜瘘的外科治疗

支气管胸膜瘘在右全肺切除术后比左前肺切除术后更常见,这是由于右支气管进入胸膜腔,而左支气管被主动脉弓和纵隔组织所覆盖(图5-1)。全肺切除术后胸腔内液气平面下降是诊断支气管胸膜瘘的标志。

【术前准备】

(1)保护全肺功能十分重要,可以通过指导患者采取术侧卧位以避免感染性液体通过支气管引流进入全肺。

(2)对于胸腔内积液不能通过咳嗽排出的患者,应给予抗生素及胸管引流治疗。

(3)应重视全身营养状况,患者因慢性感染而出现消耗状态。因此,对于患者均应加强营养支持,纠正贫血和低蛋白血症的治疗。

【麻醉与体位】

气管插管全身麻醉。侧卧位或平卧患侧垫高45°的体位。如侧卧位时,气管插管最好双腔管或带有封堵器的单腔器可以保护全肺(图5-2)。

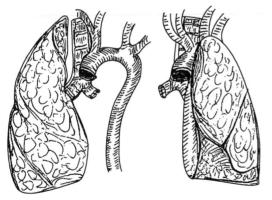 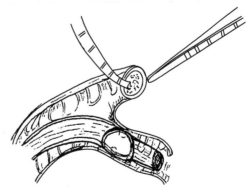

图5-1 左支气管被主动脉弓和纵隔组织覆盖　　　　图5-2 带封堵器的单腔气管插管

【手术步骤】

(1)以原切口为入路,彻底清除感染的坏死组织。胸腔内坏死组织清除后应确认支气管残端。也可向胸腔内注入生理盐水,气道内加压后根据气泡确认支气管残端的位置,并游离修整残端边缘。

（2）支气管残端予以重新缝合，选用3-0的单股缝线效果较好（图5-3）。

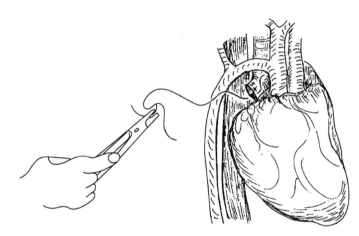

图5-3　用3-0单股缝线缝闭残端

（3）游离胸壁肌肉，多选用前锯肌和背阔肌，因为该肌肉的血供来自胸背动脉，但由于开胸手术经常采用后外侧切口而将背阔肌切断，因此影响了背阔肌瓣的使用，但对于前锯肌影响较小，为了防止对肌瓣血管蒂的挤压扭曲，可根据情况切除部分肋骨一段，作为肌力转移胸内的入口（图5-4、图5-5）。

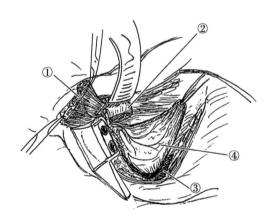

图5-4　游离胸壁肌瓣示意图
①背阔肌；②第2肋骨被切除一段；③背阔肌；
④前锯肌

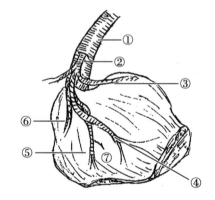

图5-5　游离出带蒂肌肉示意图
①腋动脉；②肩胛下动脉；③胸外侧动
脉；④胸背动脉支；⑤前锯肌；⑥胸背动
脉背阔肌支；⑦胸背动脉前锯肌支

（4）残端缝闭后，将转移入胸的前锯肌瓣缝闭盖住支气管残端，背阔肌也可同时入胸充填脓腔（图5-6）。

（5）胸腔以改良二氨基联苯胺（diaminobenzidine，DAB）溶液浸湿的纱布开放性充填。隔日于手术室更换敷料，直至胸腔表面被新鲜肉芽组织覆盖。这一过程往往需要5~10次的手术室换药，时有给予镇静药的情况下，患者可耐受在病房或换药室进行此项操作。

（6）一旦感染得到控制，切口边缘应切除至新鲜的组织，胸腔灌注改良的DAB溶液，切

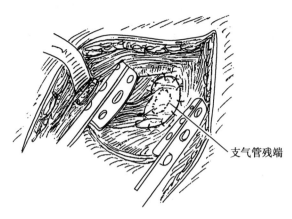

支气管残端

图5-6　前锯肌瓣盖住支气管瘘残端并用3-0缝合固定

口严密缝合以防渗漏。

【术后管理】

（1）胸部以6英寸（约15cm）宽的弹力绷带固定，以使胸壁软组织贴合良好，同时避免血肿形成。

（2）定期行胸部X线检查以确定有无胸腔内积气。

（3）皮肤缝线术后2周折除，强力绷带固定应持续术后2个月左右。

【操作要点和注意事项】

（1）尽量保护全肺功能是治疗支气管胸膜瘘成功的关键。在气道正压的情况下，气管残端闭合是困难的。

（2）要加强营养的支持，纠正低蛋白血症。

（3）预防支气管瘘是关键：支气管残端不应过长；支气管周围组织处理时不应游离及去血管过多；全肺切除术后的机械通气应给予最小正压通气；对于行全肺切除术，需要术后放疗或处于免疫抑制状态的高危患者，应考虑预防性肌瓣覆盖处理支气管残端。

第六章

乳 糜 胸

乳糜液积存在胸膜腔内即称为乳糜胸(chylothorax)。常见的原因有创伤(手术或胸外伤)和恶性肿瘤(包括恶性淋巴瘤)对胸导管的直接损伤、破坏、压迫和侵蚀,少见的原因有原发性淋巴管疾病,丝虫感染等。

大量的乳糜液蓄积在胸腔内可造成呼吸困难,心排出量减少及循环血容量不足,临床表现为气促和呼吸困难。胸部 X 线检查可见单侧或双侧的胸腔积液,胸穿抽出大量乳白色的液体,如合并出血可见血性液,乳糜液中含有大量的脂肪、蛋白质、淋巴液和电解质成分。当乳糜液大量丢失,可迅速引起严重脱水,营养障碍,电解质水盐失衡,免疫力下降和全身衰竭。

乳糜胸一旦确诊,应立即治疗,采取禁食、输血、静注白蛋白、输液补充电解质,静脉高营养等积极的有效措施。胸穿或闭式引流使肺扩张。恶性肿瘤引起的乳糜胸应行放射治疗,以促进胸导管和淋巴管瘘孔的闭合。通过有效的保守治疗,有 1/2 的乳糜胸可治愈,另一半则需要手术治疗。

第一节　胸导管解剖

术者应熟悉胸导管解剖(anatomy of the thoracic duct)位置,走行方向和变异极为重要。

胸导管起自 T_{12} 下缘水平膨大的乳糜池向上经膈肌主动脉孔进入胸腔,行走于主动脉与奇静脉之间(图 6-1),到 T_4 至 T_5 高度斜行向左,沿食管左缘与左纵隔胸膜之间上行至颈部,平 C_7 弯向前上,注入左颈内静脉与左锁骨下静脉交角处(图 6-2),此处较恒定占 77.45%。

在后纵隔,胸导管的前方有食管,后方有右肋间后动脉和脊柱,左侧有胸主动脉,右侧有奇静脉和纵隔胸膜。在上纵隔,胸导管前方有左颈总动脉后方有脊柱,左侧有左锁骨下动脉和纵隔胸膜,右侧有食管和左喉返神经,因胸导管的上段与左纵隔胸膜,下段与右纵隔胸膜相邻,故胸导管的上段破损常合并左胸膜囊破损、淋巴液流入胸膜腔而引起左侧乳糜胸,下段损伤可引起右侧乳糜胸。在 $T_8 \sim T_{12}$ 高度,75% 的胸导管是单干支,因此经右胸行低位胸导管结扎是方便的径路。

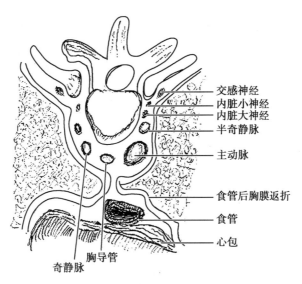

图 6-1 T$_8$ 横断面胸导管位置

右侧标注（从上到下）：
交感神经
内脏小神经
内脏大神经
半奇静脉
主动脉
食管后胸膜返折
食管
心包

左侧标注：
奇静脉 胸导管

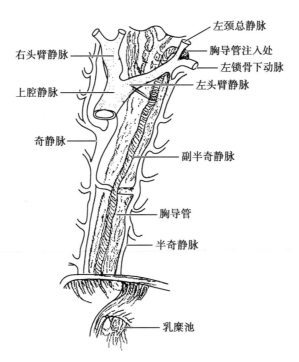

图 6-2 胸导管的走行

标注：
右头臂静脉
上腔静脉
奇静脉
左颈总静脉
胸导管注入处
左锁骨下动脉
左头臂静脉
副半奇静脉
胸导管
半奇静脉
乳糜池

第二节 胸导管结扎术

【适应证】

　　乳糜胸的手术指征无统一的标准,通常认为保守治疗两周后,每天引流出乳糜液在 40ml 以上,或连续 4~5 天,每天引流出 1500ml 以上,儿童每天 100ml 以上应行手术治疗。

　　对于创伤性和手术后的乳糜胸,特别是食管手术后出现的应积极手术治疗,因为保守治疗可使患者迅速全身衰竭,失去手术时机。

【禁忌证】

（1）不能手术切除的胸腔肿瘤,特别是恶性肿瘤引起的乳糜胸。

（2）伴有脊柱骨折的外伤性乳糜胸。

（3）非创伤性乳糜胸和一般情况差而不能耐受手术者。

【术前准备】

（1）充分纠正营养不良和水电解质紊乱,给予输血或血浆,控制呼吸道感染。

（2）术前可经足背淋巴管造影以明确损伤的部位。

（3）术前 3~4 小时口服高脂饮食（奶油制品）或经胃管注入 100~200ml 橄榄油,有助于术中寻找破损的胸导管。

【麻醉与体位】

气管插管全身麻醉,仰卧位。

【手术步骤】

（1）单侧的乳糜胸从患侧开胸,双侧的乳糜胸从右侧开胸为宜,手术后出现的乳糜胸在手术原则上选原切口进胸。

（2）经右胸结扎胸导管术,标准后外侧切口进入胸腔(图 6-3)。

（3）清除胸腔积液,切断并结扎右下肺韧带,将肺推向前上方,暴露后纵

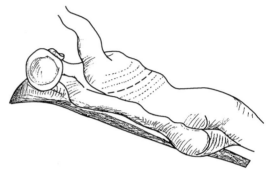

图 6-3　后外侧切口

隔,在奇静脉与主动脉之间寻找呈乳白色半透明直径 4~5mm 胸导管,如术前进高脂饮食或经胃管注入了橄榄油者,胸导管破口处不断有乳白色液体溢出。如下肢注入伊文思蓝可使胸导管变蓝色,沿胸导管上下探查,在寻得破损的两端结扎,在仔细观察有无乳糜液溢出(图 6-4、图 6-5)。

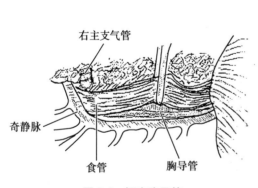

图 6-4　探查胸导管

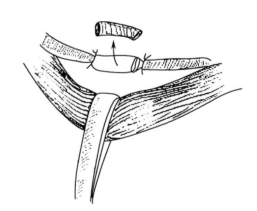

图 6-5　结扎胸导管破口处的两端

（4）经左胸结扎胸导管的左后外侧切口进胸,清除胸膜腔内积液,切断并结扎左下肺韧带,将肺推向前上方,显露后纵隔。

（5）在主动脉上方纵形切开纵隔胸膜,游离并将食管牵向左前方,显露出主动脉及其肋

间分支,并结扎切断两根肋间动脉,从牵起的胸主动脉前面或后面接近胸导管,在破损的上下端结扎胸导管(图6-6)。食管切除后的乳糜胸可从主动脉右侧,经食管床,在奇静脉和主动脉之间,椎前筋膜的前面找出胸导管,不必分离和结扎肋间动脉。主动脉以上的胸导管损伤,应在左锁骨下动脉后方找出胸导管结扎。

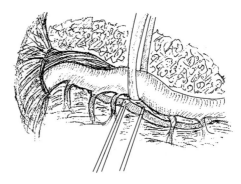

图 6-6 经左胸结扎胸导管

（6）行胸导管大块组织结扎,由于胸导管的壁很薄,在解剖分离过程中容易受损伤,因此在寻找、分离胸导管时应特别注意操作,防止造成新的创伤。此外有部分患者的胸导管有解剖变异,可呈多干或有侧支,因此在胸导管周围的组织不能过多的解剖,要避开食管、主动脉和奇静脉,在膈上将前面三者之间的所有组织紧贴椎前筋膜以粗丝线结扎 2 道,在主动脉弓上用同样方法结扎上段的胸导管。

【术中注意要点】

（1）一般常用右侧进胸,有利于解剖胸导管或大块盲扎。

（2）为显露手术野,暴露后纵隔,必须切断并结扎右下肺韧带,将肺推向前上方,沿奇静脉纵形方向切开纵隔胸膜,在奇静脉与主动脉之间仔细寻找。

（3）对于自发性乳糜胸多无明显破口,极易沾染纵隔及周围组织,行手术探查的难度较大,胸导管存在较大的变异,约25%胸导管并非单干,此类患者仅处理一支则不能根除乳糜胸。而且胸导管的管壁很薄,在解剖分离过程中较易损伤。故比较合理的方法是采用胸导管大块结扎法,结扎后辅助纤维蛋白胶粘堵。

第三节　胸导管和奇静脉吻合术

【适应证】

如果乳糜胸不伴有上腔静脉回流受阻,乳糜胸同时伴有乳糜腹或阴囊乳糜漏,患者一般情况好,能耐受手术,可在手术显微镜下做胸导管与奇静脉吻合术(anastomosis between the thoracic duct and azygos vein)或胸导管与肋间静脉吻合术。

【术前准备、麻醉与体位】

同“胸导管结扎术”。

【手术步骤】

（1）胸导管插入奇静脉吻合:经右胸切口进入胸腔,切开纵隔胸膜,在奇静脉与主动脉之间找出胸导管,结扎头侧端,剥离胸导管外膜,在腹侧端缝两根 9-0 黑色无损伤血管缝线。用无损伤血管钳分别夹住奇静脉切口部位的上下两端,暂时阻断血流,在奇静脉壁的选择部位做一个斜切口(图6-7)。用 2 根牵引线将胸导管尾端植入奇静脉内 2～3cm,再用穿出静脉壁的牵引线将胸导管固定在静脉壁及其附近的组织上(图6-8)。

（2）胸导管管腔扩张增粗,可行奇静脉-胸导管端端吻合。奇静脉腹侧端结扎,头侧端用无损伤血管钳阻断,胸导管腹侧端尽量保留较长,使吻合无张力,头侧端结扎,为扩大胸导

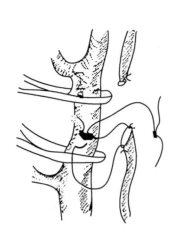

图 6-7 做斜切口

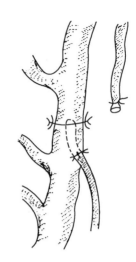

图 6-8 将胸导管固定在静脉壁上

管口径,切断时可取斜形,用10-0无损伤针线以显微外科血管吻合原则间断端-端吻合(图6-9、图6-10)。

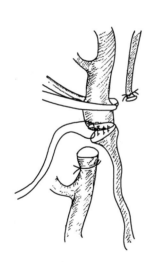

图 6-9 用无损伤线缝合

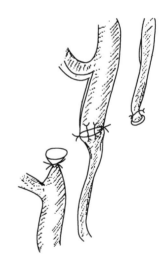

图 6-10 端端缝合

（3）胸导管与奇静脉相差很大时,可行奇静脉-胸导管端-侧吻合(图6-11~图6-13)。也可做肋间静脉-胸导管端-端吻合。

【术中注意要点】

（1）防止血液逆流入淋巴管和保证吻合口通畅是胸导管-奇静脉吻合成功的关键。

（2）解剖分离胸导管要仔细,外膜剥离干净。

（3）术中不间断用肝素盐水冲洗术野及吻合口。

（4）用10-0无损伤单丝尼龙线吻合,保证无张力。

（5）术者要有吻合术经验与专长,以确保手术的成功。

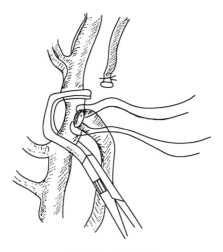

图 6-11 端侧吻合

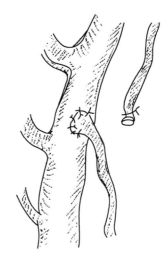

图 6-12 吻合完成

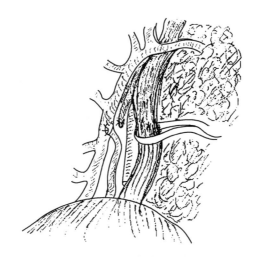

图 6-13 牵引食管探查术野

第四节 胸膜粘连术

胸膜粘连术(pleurodesis)能消灭孔腔,使肺与胸壁紧密粘连,是治疗乳糜胸的有效方法。该手术操作简单,可以单独或联合其他手术来治疗乳糜胸。

开胸后用较坚硬的毛刷或干纱布用力紧按壁层或脏层胸膜的表面,使肺与胸壁间很快形成粘连,也可以用湿盐水纱布轻揉肺脏的表面。

术毕时胸腔的上下各置放一根引流管,接水封瓶或负压吸引,术后 5~7 天,拍胸片,拔除引流管前试进高脂饮食,以了解有无乳糜胸复发,为使胸腔粘连牢固,可延长拔引流管时间。

第七章

胸 膜 肿 瘤

胸膜肿瘤90%以上都是来自乳房、肺、卵巢、肾、胃等器官原发肿瘤的转移。原发性胸膜肿瘤多见于青、中年,其中多见的是胸膜纤维瘤和恶性间皮瘤,少见的有胸膜钙化纤维瘤、滑膜肉瘤、上皮样血管内皮瘤、血管肉瘤、原发性平滑肌瘤、原发性胸膜脂肪瘤、原发性胸膜胸腺瘤及恶性神经鞘瘤等。

第一节　局限型胸膜纤维瘤

局限型纤维胸膜间皮瘤比弥漫型恶性胸膜间皮瘤多见。本病有多个名称,如胸膜纤维瘤、胸腔纤维瘤等。旧称局限型胸膜间皮瘤,现证实该类肿瘤来源于胸膜间皮下间隙的叶间细胞,而不是来源于胸膜间皮细胞,应称为胸膜纤维瘤,分为良性和恶性。

良性局限型胸膜纤维瘤(localized fibrous tumors of the pleura)通常发生于脏层胸膜,大多数以蒂的方式突入胸膜腔,偶尔长入肺实质。组织学上肿瘤由均匀一致的伸长细胞,不同数量的胶原和成束的网状纤维构成,男女发病相等,多见于50~80岁,患者多无症状,可出现咳嗽、胸痛、呼吸困难、发热、血性胸水及杵状指,可伴有肥大性骨关节病、低血糖症,X线检查呈现边界清楚的圆形阴影,可有胸水。

恶性局限型胸膜纤维瘤其体积大,位置不典型,常来自于壁层胸膜或位于肺叶内,容易长入肺实质内。75%的患者有临床症状,常见有胸痛、咳嗽、呼吸困难、发热及低血糖比良性者更多见。

手术治疗应进行大范围的切除,包括肿瘤和受累的肺及邻近组织和胸壁。切除完全可不行放疗或化疗,局部复发者可再次手术切除。恶性局限型胸膜纤维瘤的预后与切除是否完全有关。有报道完全切除后生存1~10年以上,相反,未完全切除者1~20个月内死亡。

【适应证】

肿瘤孤立且有完整包膜,与纵隔和肺等脏器无明显粘连时,可单纯切除。

【禁忌证】

严重的心肺功能障碍。

【麻醉与体位】

（1）气管插管全身麻醉。

（2）根据病变的部位取侧卧位或仰卧、斜卧位。

【手术步骤】

（1）一般选择距肿瘤较近的切口,切开胸膜,距肿瘤边缘 2cm 处,绕肿瘤切开壁层胸膜 3~5cm(图 7-1)。

（2）于胸膜切开处伸入手指或用纱布团至胸膜外间隙作钝性分离,使瘤体完全离开胸壁(图 7-2)。

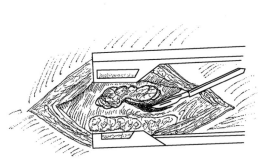
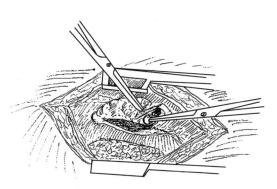

图 7-1　围绕肿瘤切开壁层胸膜　　　　图 7-2　用纱布棉球钝性分离肿瘤

（3）切断肿瘤体周围相连的胸膜,将肿瘤完整切除(图 7-3)。

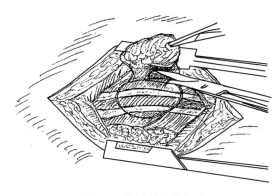

图 7-3　将肿瘤完整切除

【术中注意要点】

（1）充分暴露肿瘤全部。

（2）避免损伤重要的血管和神经。

（3）如肿瘤累及到肺组织或位于肺组织的肿瘤,应行肿瘤及肺楔形切除或肺叶切除。

（4）如肿瘤累及到胸壁的肌肉及肋骨,应一并大块切除。

【术后处理】

胸腔引流通畅,避免局部积液及感染。

【主要并发症】

（1）邻近组织的结构损伤。

（2）局部包裹性积液。

第二节　恶性弥漫型间皮瘤

典型的弥漫型胸膜间皮瘤表现为起源于脏层或壁层胸膜的多发扁平结节。多见于胸膜腔下部,病变较广泛,常累及肺、膈肌、心包等相邻器官,肿瘤可向胸腔引流管和穿刺点或开胸切口向外生长。常向远处转移到肝、肺、脑和肾上腺,分为上皮型、肉瘤样型(纤维型)和混合型(双相细胞型)。

恶性弥漫型胸膜间皮瘤(diffuse malignant mesothelioma)多发生 40~70 岁,50 岁以下仅占 1/4,男女之比为 2∶1~5∶1。临床上常见症状为胸痛(多为剧痛)、气短、咳嗽、发热及体重下降,多数患者有不等量的胸腔积液,肋间变窄或出现胸壁肿块,10%的患者可触及转移的淋巴结。

X 线检查可见胸膜不规则增厚,多发实性结节或较大的肿块,常伴有胸腔积液,CT 显示出胸膜斑,尤其在对侧胸腔,弥漫型恶性间皮瘤临床上可分为 4 期:

Ⅰ期:肿瘤局限于同侧胸膜、肺、心包及膈肌。

Ⅱ期:肿瘤仅累及胸壁及纵隔器官组织。

Ⅲ期:肿瘤穿透膈肌,累及胸膜及对侧的淋巴结。

Ⅳ期:远处血行转移。

治疗方面包括外科手术治疗、放射治疗、胸腔内同位素治疗及各种形式的化疗等。对于Ⅱ期病变可考虑根治性胸膜全肺切除术,术后加用放疗、化疗及其他综合治疗。其他手术方式,胸膜切除术、胸腔镜下喷洒滑石粉,以形成胸膜粘连缓解疼痛。弥漫型恶性胸膜间皮瘤的治疗预后不佳,平均生存时间 10~20 个月,2 年生存率为 30%左右,5 年生存率极低。

第八章

肺的外科解剖

　　肺位于胸腔内,有纵隔结构将其分开为左右两侧,外观近似半圆锥形,外被脏层胸膜。肺在胸腔内除肺根及肺韧带部分固定外,其余部分完全游离,婴儿的肺呈粉红色,成年或老年的肺由于吸入炭粒的沉着,外观呈杂色的斑点样。右肺因膈肌较高,短而宽,左肺心脏大血管挤压、狭而长。肺有三个面,由膈面(肺底)、肋面及纵隔面,分别与膈肌、胸壁及纵隔相接触(图 8-1)。

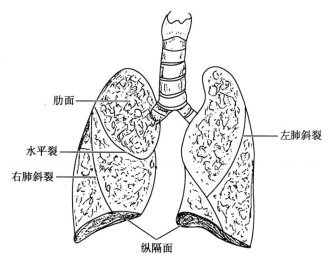

图 8-1　肺的外观及肺裂

一、肺叶及肺裂

　　右肺由三个肺叶(lobes)组成,即上、中、下叶,其容积较左肺大,右肺由上下两叶组成,右肺通常有两个肺裂(fissures),较大的为斜裂,把下叶与上、中叶分开。斜裂后端起于第 5 肋和第 5 肋间水平,向前向下走行,止于第 6 肋软骨与膈肌交界处。水平裂在腋中线第 6 肋骨水平起于斜裂,向前行至第 4 肋软骨处。左肺斜裂的后端起自较高水平,大约在第 3~4 肋间,向前下止于第 6 或第 7 肋骨与肋软骨交界处(图 8-1)。

二、支气管肺段

支气管肺段(bronchopulmonary segments)是肺的有独立性的解剖单位。每个肺段均呈锥体形,尖段朝向肺门,基底段对着肺的表面,肺段支气管由肺叶支延续为第三级支气管。每一个肺段都有自己的支气管及相应的血管。肺段的动脉与肺段的支气管并行,但肺段的静脉却在两段之间,接受回纳两肺段的血液(图8-2)。

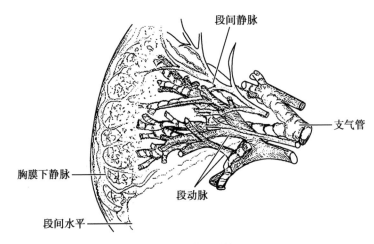

图 8-2　肺段结构

肺段之间除有表面的肺胸膜和胸膜下的静脉属支相连外,仅有薄层的结缔组织分开。在行肺段切除时,将肺段的支气管,肺血管切断后,再把相连的胸膜切开,肺段即可切除。

依照支气管肺段的分布,右肺有 10 个肺段:上叶 3 段,中叶 2 段,下叶 5 段。左肺因上叶的尖段支气管与后段支气管,下叶的内侧底段支气管与前底段支气管常为共干,故肺段合并为尖后段或内侧前底段,这样左肺只有 8 个肺段(但仍有临床学者分为 10 段)见图8-3 和表8-1。

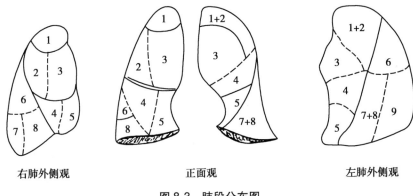

图 8-3　肺段分布图

表 8-1　左右肺叶的支气管肺段

右肺		左肺	
上叶	尖段(SⅠ) 后段(SⅡ) 前段(SⅢ)	上叶	尖段(SⅠ) 后段(SⅡ) } 尖后段(SⅠ+SⅡ) 前段(SⅢ) 上舌段(SⅣ) 下舌段(SⅤ)
中叶	外侧段(SⅣ) 内侧段(SⅤ)		
下叶	背段(SⅥ) 内基底段(SⅦ) 前基底段(SⅧ) 外基底段(SⅨ) 后基底段(SⅩ)	下叶	背段(SⅥ) 内基底段(SⅦ) 前基底段(SⅧ) } 内前基底段(SⅦ+SⅧ) 外基底段(SⅨ) 后基底段(SⅩ)

三、支气管树及支气管动静脉系

气管在第 4~5 胸椎之间水平分为左右主支气管,左侧主支气管成角约 35°,右侧主支气管呈角 23°,因此进入气管的杂物多在右主支气管。

1. 右支气管树(right bronchial tree)　右主支气管长约 1.2cm,右上叶支气管从开口到它分叉处约为 1.0cm。上叶支气管分成尖、前、后三个段支气管,段支气管再进一步分支到各个部位。右主支气管发出右上叶支气管后,延续发出中叶支气管,其上有右肺动脉主要干支通过,因此右上叶支气管也有学者称为"动脉上支气管"。行走 1.5~2.0cm 之后,中叶支气管从右中间干支气管前壁发出,右中叶支气管长 1.5~2.0cm,分支为内外侧支气管,右中叶支气管稍下。背段支气管从中间干支气管的后壁发出,背段支气管远侧为基底干支气管,发出内侧段、前段、外侧段和后段支气管。当背段与基底段之间有肺裂发育时,背段亦称为下叶的后副叶。如果内侧段与其他基底段之间有肺裂发育时,内侧及称下副叶(图 8-4)。

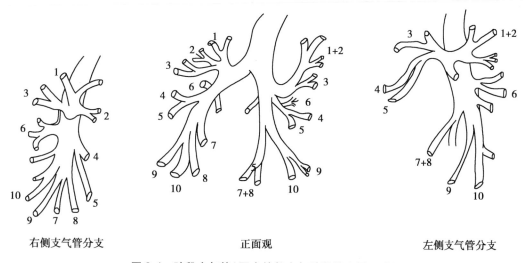

右侧支气管分支　　　　　　正面观　　　　　　左侧支气管分支

图 8-4　肺段支气管(图中的数字与肺段的序号一致)

2. 左支气管树（left bronchial tree）　左主支气管较右主支气管长，从隆嵴到上叶开口 4～6cm，左上叶支气管长 1.0～1.5cm，分出固有叶和舌叶支气管，舌叶支气管与右中叶支气管相似，长 1～2cm，分支为上舌段和下舌段支气管，距上叶开口远端约 0.5cm，下叶干支气管发出的第一分支为背段支气管。此后，下叶干支气管移行为基底支气管，其长度约 1.5cm，分出 3 支，即为前内基底段，外基底段和后基底段支气管，各段支气管分别再分出无数的小支气管于各自的肺段（图8-4）。

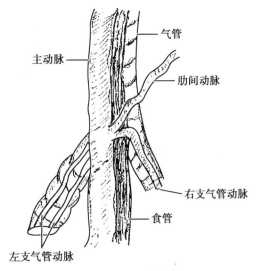

图 8-5　支气管动脉

3. 支气管动静脉系统（bronchial arteries and veins）　支气管动脉的数目和起源变化大，临床上比较多见的是右侧 1 支，左侧 2 支（图8-5）。多数从降主动脉发出，单独或和肋间动脉共干，少数从锁骨下动脉等处发出。2/3 的支气管动脉血经同名静脉血流入肺静脉，其余的注入奇静脉和副半奇静脉。

四、肺血管系统及心包内解剖

（一）右肺动脉

右肺动脉（right pulmonary arteries system）在右主支气管前移行至上叶支气管前方，分出尖前动脉，随后进入叶间裂，再分一支到上叶后段。在中叶支气管的上方和右侧分出两个分支，到中叶的内外段。再向下分出下叶背段后，即分为 4 支动脉进入相应的基底段（图8-6）。

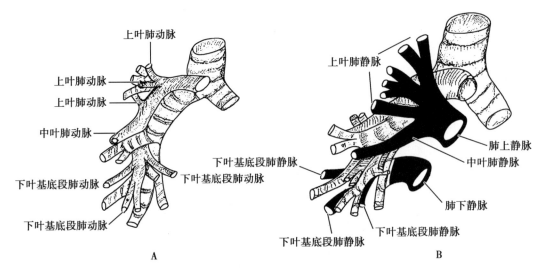

图 8-6　右侧肺部血管与支气管的解剖关系
A. 右肺动脉与右支气管的关系；B. 右肺静脉与右肺动脉和支气管的关系

（二）右肺静脉

右肺静脉(right pulmonary venous system)的肺上静脉支位于右肺门的最前方,其属支是叶与中叶静脉,分支数目不定。肺下静脉位于肺门最下方,由五个分支汇合而成(图8-6B)。

（三）左肺动脉

左肺动脉(left pulmonary arterial system)从主动脉分出后向右上方走行,与右肺动脉相比从心包到第一分支的距离较长,位于主动弓下缘,肺门的最上方,自左主支气管前上方向下绕至其后外侧,分出进入上叶间后段的动脉4~6支。进入叶间裂后,在其背面分出下叶背段动脉,腹面分出舌段动脉,然后分出基底段动脉(图8-7)。

（四）左肺静脉

左肺静脉(left pulmonary venous system)的上肺静脉位于肺动脉的前下方,由3~4支组成,引流左肺上叶各段肺组织的血。下叶的各段静脉汇入下肺静脉,下肺静脉位于肺门的最下方(图8-7B)。

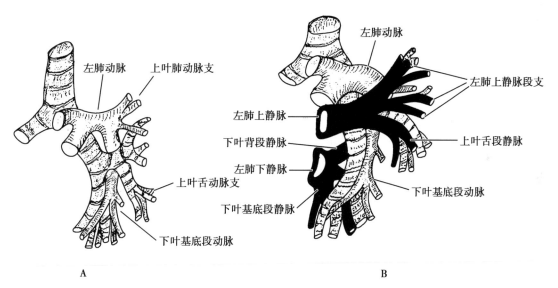

图8-7　左侧肺部血管与支气管的解剖关系
A. 左肺动脉分支及其与支气管的关系;B. 左肺下静脉及其与肺动脉、支气管的关系

（五）心包内解剖

1. 右肺动脉从左向右,并在外主动脉的后方走行,构成横窦的上升界,在上腔静脉的后方通过,成为Alison上腔静脉隐窝上界。

2. 上腔静脉和右肺上静脉分别为该隐窝的内界和下界。

3. 右肺动脉较左肺动脉长,但没有左肺动脉显露好。左肺动脉在主动脉下方走行,形成左肺隐窝的上界,左肺隐窝的内界为Marshall褶皱(图8-8)。

4. 上下肺静脉经过心包时,被心包的浆膜层包绕。通过右肺上下静脉分别注入左心房,而左肺上下静脉有1/4的静脉血供汇成一个共同静脉干,再注入左心房。

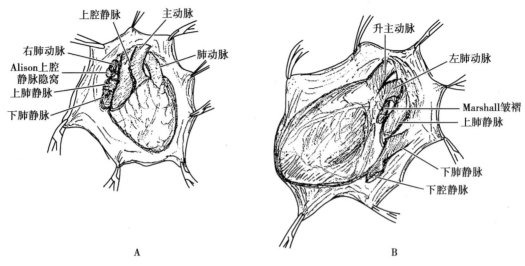

图 8-8　心包内解剖
A. 右侧观;B. 左侧观

五、肺的淋巴回流

　　肺的淋巴管有浅深两组。浅组在胸膜下,向肺门集中,汇集成胸膜下集合管,深组淋巴管在肺组织内,分为小叶间淋巴管和小叶内淋巴管,汇入支气管。肺动脉和肺静脉周围的淋巴管丛,在肺实质内走向肺门,肺的深浅淋巴管之间有广泛的交通。

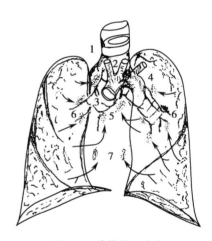

图 8-9　肺的淋巴流向
1. 气管旁淋巴结;2. 主动脉弓淋巴结;3. 气管支气管上淋巴结;4. 动脉韧带淋巴结;5. 气管支气管下淋巴结;6. 支气管肺淋巴结;7. 肺韧带淋巴结

　　肺的淋巴结群有位于段支气管及其分叉处的淋巴结,位于肺叶支气管上的叶支气管淋巴结;位于肺门的肺门淋巴结或支气管肺淋巴结;位于主支气管周围的支气管淋巴结;位于气管与主支气管交角处的气管支气管上淋巴结;位于气管分叉角内的气管叉淋巴结;位于气管周围的气管淋巴结以及肺韧带处的肺韧带淋巴结;位于主动脉弓前上壁的主动脉弓淋巴结;位于主动脉弓前下壁动脉韧带淋巴结。肺的淋巴流向如图(图 8-9)所示。两肺下叶部分集合管注入肺韧带淋巴结。后者输出管向下导入腰淋巴结,为肺癌向腹部转移的途径。气管淋巴的输出管可向上与锁骨上三角内斜角肌淋巴结相交通,为肺癌转移的途径之一。

六、肺的应用解剖要点

　　1. 肺动静脉分支常有变异,尤以左侧为多见,行肺切除时应注意。左肺动脉上叶分支一般少则 4 支,多则 5~6 支。

2. 右下叶背段血管及支气管的开口,有时较中叶的相应结构高,行肺下叶切除时,应分别处理基底段各分支,避免损伤中叶血管及支气管。

3. 右肺动脉较短,行右全肺切除时,先处理尖前支的动脉,后在其远端切断总干。

4. 叶间裂发育不全者,可采用由后向前,或由下向上的方法显露肺动脉,部分肺动脉可在处理支气管之后再行处理。

第九章

肺 切 除 术

第一节 肺切除术的基本操作

【基本要求】

肺切除术是胸部外科手术的一个重要组成部分,根据肺部疾病的性质,部位以及累及的范围,将病肺切除以治疗肺部疾患。

肺切除的成功关键在于肺血管的处理,因为:①肺血管壁较体循环的血管薄弱,易于撕破,尤其是肺动脉,更易术中破损;②大的肺静脉损伤时,由于负压的吸引,可导致严重的空气栓塞;③肺血管与心脏直接相通,一旦损伤大出血,心排出量迅速降低,很快心脏停搏。因此,肺切除的手术操作一定要轻柔、谨慎、精细和准确无误。

【体位与切口】

侧卧位及仰卧位是肺切除术最常采用的体位,肺切除术的常用切口是:

1. 后外侧切口　后外侧切口对手术野的显露最佳。对肺下叶或全肺切除,以及疑有胸内粘连的患者为宜。该切口切断肌肉层多,创伤大,出血多,费时。由于侧卧位,伤侧肺左下相对受压,对呼吸功能差的老年患者不利。

2. 前外侧切口　此切口虽然术野显露较后外侧差,但可顺利完成肺上叶或中叶的切除,以及左侧,还可完成心包范围的手术。该切口损伤肌肉及出血少,进胸快等优点。由于仰卧位对侧肺的干扰小,更有利于年老呼吸功能不好的患者。

3. 腋下切口　其优点是美观,创伤少,可以不切断任何肌肉;适宜于范围小的病变局部切除及异物摘除的患者。

4. 胸骨正中切口　主要适用于双侧肺转移瘤的切除等。

【手术步骤】

1. 开胸探查　开胸探查(inspection and palpation)切口达壁层胸膜时,透过半透明的胸膜可以隐约看到随呼吸而活动的肺,亦可判明肺与胸膜有无粘连。

（1）安置开胸器:切开胸膜后无粘连可安置开胸器。如有粘连应将切口上下粘连分离4cm,再放入开胸器,撑开肋骨显露手术野,继续分离粘连,常见的粘连有三种:①广泛性膜片状的疏松粘连　一般不含血管,可钝性分离,对粘连较紧处不宜用力硬性分离,可用剪刀或钳夹后切断结扎防止出血(图9-1)。②条索状粘连　细小的粘连不含血管,用手指或纱布团钝性分离即可,对于较厚的多有血管在内,用电切或钳夹缝扎止血(图9-2)。③胼胝性的粘连　长时期的粘连后,其组织增后,可用电刀将邻近的壁层胸膜切开,将病灶,胼胝性粘连及邻近的胸膜剥下,此时应防止剥破肺及邻近的重要器官(图9-3)。

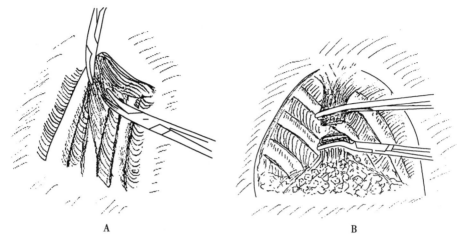

A
B

图9-1　钳夹、切断、结扎粘连组织
A.组织剪分离;B.钳夹离断

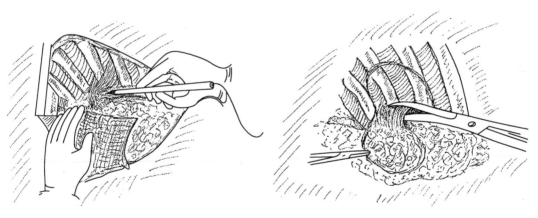

图9-2　电刀分离条索状粘连　　　　　图9-3　肺与胸膜粘连的处理

（2）探查胸腔:胸内粘连充分游离后,方能对胸内脏器行仔细检查,确定肺部病变的部位和范围,初步估计其性质,并能判断能否切除及施术的方式和种类。一般都要尽量多切除,无法解剖血管时可打开心包,证明无法切除时方可放弃手术。

（3）肺裂的处理:完全的肺裂较少见。探查肺组织发现肺裂间松散的粘连钝性分开即可,如有融合之肺组织,则需钳夹剪开,断面缝合,或用切割缝合器处理,有时肺裂处融合厚实,为省时间及避免出血,也可先处理肺血管及支气管,然后提起支气管之远侧断端,嘱麻醉师鼓肺即可见萎陷切除肺与正常的肺之界线,此时用上述法处理就更容易了。

2. 肺血管的处理　肺血管的处理(management of pulmonary vessels)如施行全肺或肺上叶切除先在肺门处打开纵隔胸膜,行肺中叶或下叶切除时应先打开肺裂之间胸膜,解剖出肺血管。处理肺动脉静脉的顺序应根据具体情况而定。一般情况下先处理肺动脉后,再处理肺静脉,有人主张肺癌的患者先处理静脉,预防癌细胞进入血循环。但过早结扎肺静脉可致肺淤血过度膨胀,为保证安全,应权衡利弊。

（1）解剖出肺血管后,提起血管鞘用剪刀纵形剪开,再钝性分离血管,血管的后壁先用手指游离(以术者右示指为宜),然后再用直角钳较为安全(图9-4)。

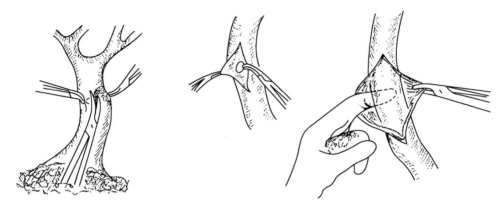

图9-4　肺血管处理方法之一

（2）用直角钳带过丝线,在近端及远端各结扎一道,再在近端缝扎一道,在缝扎线的远端切断血管(图9-5)。

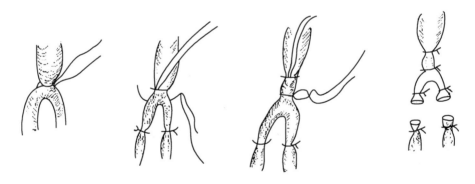

图9-5　肺血管处理方法之二

（3）如血管长度不足(无法游离进一步长度),可用无创血管钳夹住血管,中间切断,在保留端均予连续缝合(图9-6)。

（4）机械缝合切断法:肺血管近心端用血管缝合器关闭,远端以血管钳夹住,中间切断。优点是缝合牢固,特别适用于血管暴露较短情况,如用于肺动脉的处理,则肺动脉的残端没有血液的涡流,不会形成血栓,可减少术后肺动脉栓塞这一致命并发症的机会。

3. 支气管的处理　肺血管结扎切断后,相应的支气管就可显露,支气管的游离不宜太干净,太长,以免影响支气管残端的血运。常见的支气管动脉左侧2支,右侧1支,位于支气管的后壁多见,可先将其结扎切断,也可在支气管切断后再处理。支气管的切断面应距分叉0.5cm处,以避免残端过长而形成盲袋及导致感染。闭合支气管断端常用的有以下几种方法:

（1）间断缝合法:为常用的方法,在预定的断端远端用气管钳夹住。麻醉师鼓肺证实为

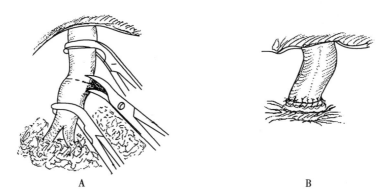

图 9-6 肺血管处理方法之三
A. 钳夹切断血管；B. 保留端连续缝合

相应切除的肺段后，在预定切断线两侧缝牵引线，即可一次性切断开放缝合或边切边缝，进针距切缘 0.4cm，针距 0.2cm。如为开放式缝合应在支气管断端的中点先缝合 1 针，再向两侧缝合，在缝合过程中充分吸引分泌物，保护周围，避免污染胸腔(图 9-7)。

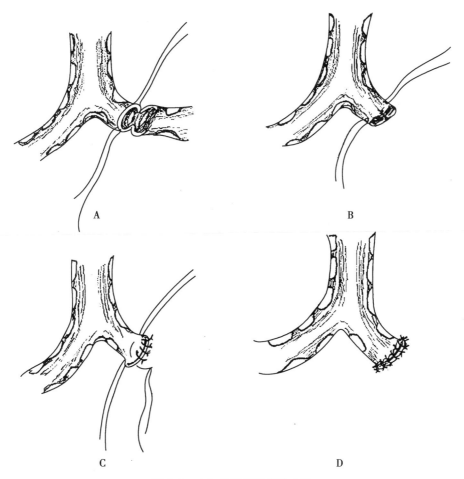

图 9-7 支气管残端间断缝合法
A. 在预定切断处两侧缝牵引线；B. 在支气管断端中点处先缝合 1 针；C. 间断全层缝合；D. 缝合完毕

（2）支气管 8 字贯穿缝扎法：在预定切线近端用直角钳夹住，远端用支气管钳夹住，于两钳之间切断支气管，移除病肺，用 7 或 10 号丝线在直角钳近端"8"字缝合结扎，有时补加残端间断缝合几针，此法常被多数医生采用，适于较小的支气管，既可节省时间，又可减少污染。

（3）支气管缝合器缝合法：此法为钉书机原理的双排金属钉缝合器，既省力又省时，组织反应小，特别适于全肺切除，不易发生支气管残端瘘，国内还在被推广应用中。

支气管残端闭合后，请麻醉师鼓肺以检查是否漏气，如有漏气应补加缝合。残端喷涂纤维蛋白胶，再将邻近的组织缝合覆盖在支气管残端包埋，可较可靠的预防残端瘘。

4. 关胸　全肺切除后，原肺占据的空间可由膈肌上升，纵隔移位，胸壁下陷以及胸腔液机化而逐渐消失。肺叶切除后余肺可膨胀充填，因此，肺切除术后的残腔一般不成问题，如肺上叶切除后，应常规地切断下肺韧带，有利下肺上移填充胸顶的残腔。

关胸（closure of the chest）前应仔细检查术野有无渗血，应止血彻底，清洗胸腔，全肺切除置放胸腔引流一根，如肺叶或肺段切除应置放两根引流管，一根在锁骨中线第 2 或第 3 肋间隙，一根在腋前线第 7 或 8 肋间隙，引出管固定接闭式引流。清点械物如数，逐层缝合关胸。

【术中注意要点】

1. 改变肺切除的范围　根据术中详细探查，如肺癌术估计可切除，但术中发现纵隔已有广泛淋巴结转移，无法切除，就应放弃肺切除术。对肺结核空洞的患者，术前估计行上叶切除，但术中发现上叶已不张、缩小、下叶则有代偿性肺气肿，空洞位于下叶背段，因此原定上叶切除手术方案改行全肺切除。

2. 分离时剥破胸膜粘连下病灶　尤其在有炎性改变时，局部的粘连特别致密，万一在分离时剥破病灶，应立即以大圆针、粗丝线将破口作 8 字或褥式缝合；如破口大且脆弱，很易撕开，可垫一小纱布缝合，最后与病肺一并切除。

3. 出血　肺动脉、肺静脉及胸内其他大血管损伤，可引起致命性出血。万一发生出血，术者应沉着冷静，立即用手指压迫止血，先将胸腔内积血吸净，根据患者的情况进行加压输血、缝扎、修补等抢救措施。如出血近端血管残端太短，难以妥善结扎，则可进一步向近侧分离，延长残端，必要时切开心包，以做心包内结扎，心包外缝合。如行上叶切除撕裂肺动脉主干，经努力修复无望时，只可结扎肺动脉主干，改行全肺切除。

4. 心包外分离困难　如靠近心包的组织粘连紧密，肺血管太短，或肺癌组织已侵及心包，或肺血管在贴近心包处受伤出血，不能在心包外结扎者，可在膈神经后方或前方切开心包，即可显露肺动静脉并行结扎后在心包外切断。

5. 缺氧病情恶化　术中常见的原因是气管和支气管内有分泌物或血块堵塞。如肺脓肿术前不能用前或体位引流术控制，不得已勉强手术切除者在手术操作、挤压排出大量的分泌物，或出血进入气管支可发生缺氧窒息，此时应由麻醉师尽快吸出，如堵塞物黏稠经气管导管无法吸除，情况危急时可迅速切断支气管，将导管插入残端内吸除。在切断支气管时如发生出血，立即钳夹止血，待吸尽痰液后缝合支气管残端。在手术的过程中如因出血，或手术时间长，手术损伤过大等原因，患者情况恶化，血压下降，脉搏细弱加快，呼吸变浅，应立即暂停手术，找出原因，做相应处理，在此期间放松胸腔自动拉钩，缩小切口并用温盐水纱布垫覆盖切口，经抢救以后，情况好转，即可继续手术。

第二节 全肺切除术

全肺切除术(pneumonectomy)创面大,减少了呼吸功能,死亡率明显高于肺叶切除术,因此严格评估施术者手术指征和适应证。在病灶能完全彻底切除的情况下,尽一切的努力通过支气管或血管成形术,去完成肺叶切除,即避免了全肺切除术。全肺切除术是在其他无法进行的情况下,才选择的手术。

一、左全肺切除术

1. 侧卧位,左后外侧切口,经第5肋床或肋间进胸,先探查以初步确定病变的性质,范围及可否切除性。对肺癌的患者,探查发现以下情况时,可考虑施行全肺切除:①左肺动脉近端受累,解剖游离难度大;②斜裂内肺动脉被肿瘤和肿大淋巴结侵犯;③上、下肺静脉受累,须切除一小部分左心房壁;④左上、下支气管分叉处广泛受累,无法行支气管成形术。

2. 一旦确定行左肺切除术,即解剖和游离肺门结构,将左肺向后下方牵拉,左主动脉弓下显露左肺门后上方,切开主动脉弓下到下肺静脉之间的纵隔胸膜,切断通向肺门后方的迷走神经分支,显露出肺门上方的支气管,肺动脉与下肺静脉。

3. 肺血管及支气管解剖和游离完后,逐一对其进行处理,处理的顺序一般是先肺动脉、肺静脉,最后离断支气管。但并非不变,应根据实际情况确定,原则上应将最难处理的放在最后一条,左肺动脉干较长,必要时可切开心包,在心包内外联合起来解剖和游离,可增加肺血管游离的长度,使肺血管的处理更加安全可靠。左肺动脉一般可在肺门的上方直接游离结扎切断。注意近端要留有足够的长度,远端尽可能靠近肺组织,近支气管及后上方的喉返神经(图9-8)。

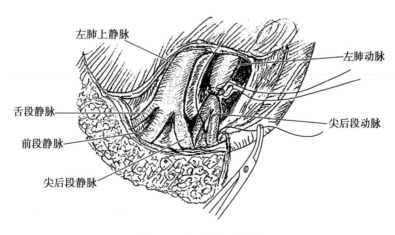

左肺上静脉　　左肺动脉　　舌段静脉　　尖后段动脉　　前段静脉　　尖后段静脉

图9-8　处理左上肺动脉

4. 上肺静脉的处理　将左肺向后下方牵拉,切开肺门前方的纵隔胸膜,显露上肺静脉,该静脉在主动脉干的前下方与下肺静脉的前上方,到心包返折处的距离较近,故在处理左上肺静脉时应注意以下三个技术环节:①首先剪开静脉壁外的血管鞘,从血管鞘与血管之间的疏松组织间游离充分显露上肺静脉(见图9-4、图9-5肺血管的处理方法);②近心端结扎应留有充分余地,以免损伤心包返折,在静脉万一损伤时也能从容处理;③静脉远端结扎都在左上肺静脉的分支上(图9-9)。

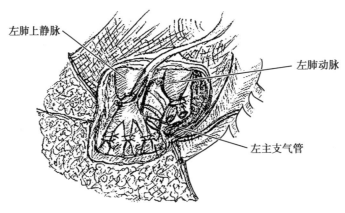

图9-9　结扎左肺上静脉

5. 下肺静脉的处理　将左肺向上牵引,暴露肺门的后方,将左下肺韧带切断,下肺静脉的标志为上方的左主支气管和下方的下肺静脉淋巴结,游离后予以切断(图9-10)。

6. 主支气管的处理　将左肺托起牵拉紧,即可解剖出左主支气管,高位离断,近端予以缝闭(图9-11)。并以邻近组织覆盖包埋,切开的心包缝合,以防止术后支气管漏和心脏病的发生,常规关胸。

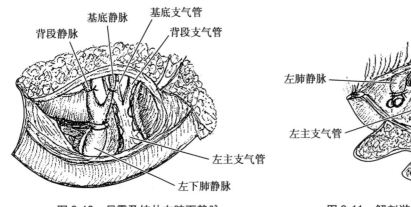

图9-10　显露及结扎左肺下静脉

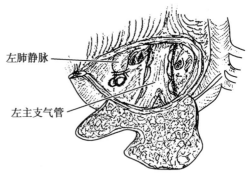

图9-11　解剖游离左主支气管

二、右全肺切除术

侧卧位,后体侧切口,经第5肋床或第5肋间隙进胸腔。先行探查以确定右全肺切除的必要性和可能性。右全肺切除的风险大于左全肺,更要慎重选择考虑。对于肺癌患者,探查发现以下情况时可考虑行右全肺切除术:①右肺动脉的近端受侵;②中心型肺癌累及了上、中、下叶;③肿瘤及其转移的淋巴结能一并切除;④心肺功能良好;⑤年龄在65岁以下。

1. 一旦确定行右全肺切除术,即开始解剖和游离肺门结构,将右上叶或上中叶肺向后方牵引,显露出奇静脉下方的纵隔胸膜及走向肺门前后方的迷走神经分支,此处可见右肺动脉主干或其上方的尖前段支。右肺动脉主干的前下方贴近上肺静脉,后下方紧贴右主支气管,应仔细解剖,谨防损伤。必要时在隔神经后方切开心包,进行肺动静脉的解剖和游离,由于右肺动脉主干较短,在心包内外解剖游离可增加肺血管的长度,处理起来更有利,也可在心包内结扎肺血管主干后,心包外常规处理。如不切开心包直接在纵隔中解剖游离较困难,故先游离断主干的第一分支,即尖前段动脉,然后再处理主干,若先处理肺上静脉,则可较清晰显露肺动脉主干的远端(图 9-12、图 9-13)。

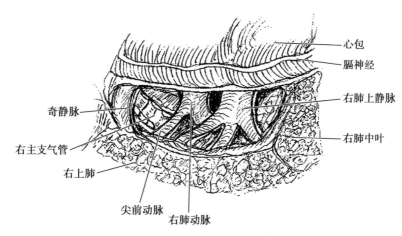

图 9-12 显露右肺动脉及右肺上静脉

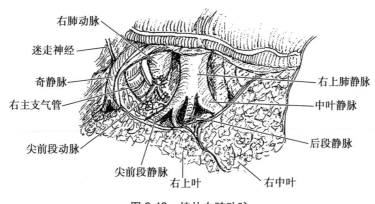

图 9-13 结扎右肺动脉

2. 肺动脉处理完毕后,将肺向后方牵引,剪开肺门前方的胸膜可显露出上肺静脉,肺静脉的上缘贴近右肺动脉主干,游离肺静脉的下缘将右肺中叶向后牵拉,可隐约见肺静脉走向肺门即是肺静脉,肺静脉的上下缘游离出来后,用直角钳将后缘充分游离即可安全剪断上肺静脉(图 9-14)。将肺叶向上牵拉,切断下肺韧带,将右主支气管与下肺静脉之间的间隙分开,即可在肺门的后方切断下肺静脉(图 9-15)。

3. 肺血管处理完毕后,肺门的根部只剩有右主支气管。将肺组织牵引,用组织剪解剖清楚,如为肺癌,应将其周围的淋巴结一并切除,高位离断右主支气管,移去病肺,缝合包埋残端(图 9-16),常规关胸。

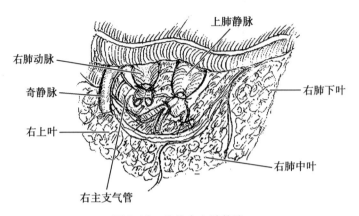

图 9-14 结扎右上肺静脉

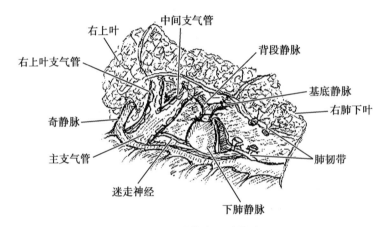

图 9-15 结扎右下肺静脉

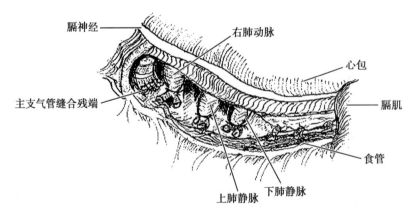

图 9-16 缝闭右主支气管残端

第三节 肺叶切除术

一、右上肺叶切除术

1. 右肺上叶切除（right upper lobectomy） 要注意到其肺门的结构比其肺叶复杂,其肺动脉分支变异较多,大约80%患者右肺上叶前段与右肺中叶部分或全部融合,因此行右肺上叶切除时要多加小心。

2. 右上肺动脉的寻找标志为奇静脉。切开奇静脉下的纵隔胸膜,显露尖前段动脉,结扎切断。

3. 将右肺上叶推牵向后方,解剖上肺静脉,游离、结扎尖前后段支切断,注意要到另一分支时,稍粗大的为中叶静脉,勿损伤。显露斜裂后,在横裂的根部剪开脏层胸膜,解剖出肺动脉干发出的上行后支动脉,结扎离断,托起右肺中叶,将上叶支气管离断缝闭,分离时勿损伤邻近的中、下叶动脉,右上叶支气管较左侧短,解剖时勿损伤右主支气管(图9-17~图9-20)。

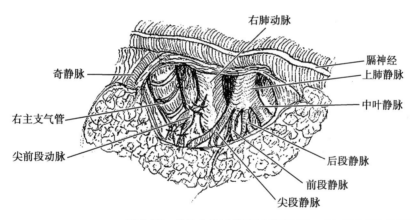

图9-17 结扎右肺动脉上干分支

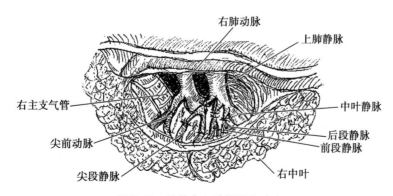

图9-18 结扎右上肺静脉上叶支

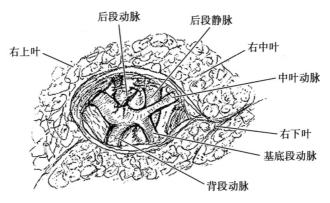

图 9-19　结扎右肺动脉上叶后段支

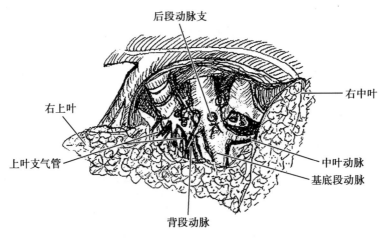

图 9-20　显露右上肺叶支气管

二、右肺中叶切除术

1. 在斜裂和横裂之间交界处显露右肺动脉,该动脉向内发出的两个分支即为中叶的内外动脉段支,予以结扎、切断、缝扎(图 9-21)。

2. 将中叶向上翻转 90°,处理中叶静脉,防止损伤上叶的分支(图 9-22)。解剖分离中间支气管附近的淋巴结,切断缝合中叶支气管,因中叶支气管与背部支气管发自同一水平,缝合时不能过于靠近中叶开口处。如肺裂发育不全,可将切断后的支气管做牵引,麻醉师加压呼吸囊使肺鼓气,在叶间隙显示清楚后,再予分离(图 9-23)。

3. 在肺癌手术时,右肺中叶切除术常与上叶或下叶切除术同时完成,而在治疗支气管扩张的手术时,则常与右肺下叶切除术一并完成。

三、右肺下叶切除术

1. 分离斜裂的胸膜,显露出肺动脉(图 9-24)。背段动脉位于背段支气管的前上方,将其切断、结扎,若下叶背段和上叶后段融合,须看清叶间动脉干及其分支后,才可将两者分

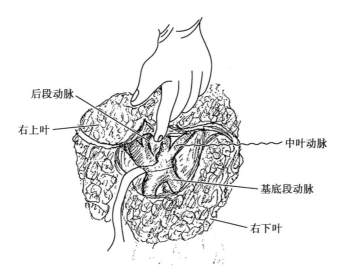

图 9-21　显露右肺中叶动脉

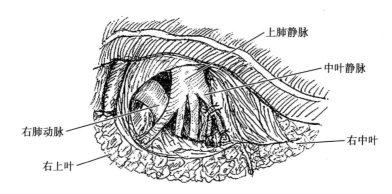

图 9-22　结扎右肺中叶静脉

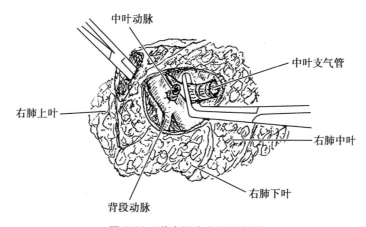

图 9-23　游离钳夹中叶支气管

开。基底动脉段位于基底段支气管的外前方,它的总干较短,要在其远端暴露基底段分支,分别结扎、切断,注意勿损伤右肺中叶静脉(图9-25)。

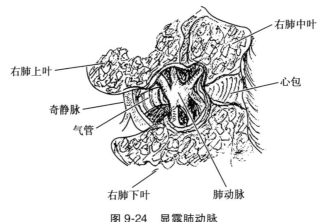

图9-24　显露肺动脉

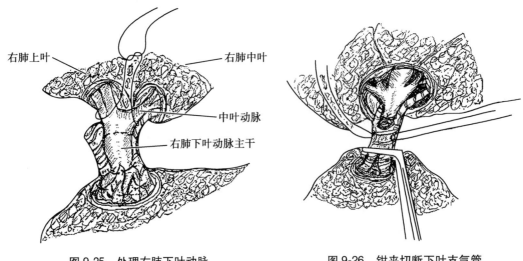

图9-25　处理右肺下叶动脉　　　　图9-26　钳夹切断下叶支气管

2. 将下叶向前方牵拉,游离下肺韧带,显露下肺静脉,并结扎切断,若下肺静脉较短,可在总干结扎后再将远端分支切断,结扎。

3. 将肺裂充分切开后,解剖支气管到中叶支气管开口平面,先将背段支气管切断,缝合,然后在中叶开口水平下切断基底段支气管,在保护好中叶支气管的情况下,将下叶支气管一并切断缝合(图9-26)。

四、左肺上叶切除术

1. 左肺上叶切除术(left upper lobectomy)中最常遇到的解剖变异是肺动脉,通常是4~8支不等,为了手术安全,可先处理舌叶动脉,后处理肺动脉近端的尖前段动脉,因尖前段动脉走行短,在解剖和游离时易损伤,且容易波及到肺动脉的主干,导致生命危险。必要时可先解剖游离肺动脉主干,预防性上阻断带。

2. 将左肺上叶牵拉向前下方,切开主动脉弓下的纵隔胸膜,暴露左肺门上方的肺动脉,处理舌段支,再处理尖前段支(图9-27、图9-28)。

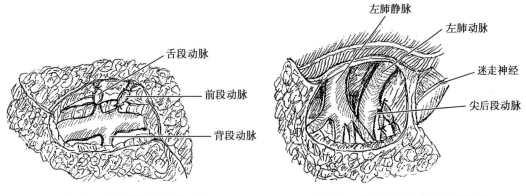

图 9-27　处理舌段及前段动脉　　　　　图 9-28　结扎左肺上叶尖后段动脉

3. 将肺叶向后上方牵拉,暴露肺门的前方,处理上肺静脉。为便于在切断上叶支气管时能见到肺动脉的主干。处理时应在其后方进行,用手指挡住肺动脉主干后,左上叶段支气管主干近端切断缝闭(图9-29、图9-30)。

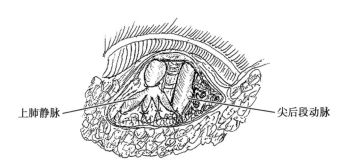

图 9-29　结扎左上肺静脉

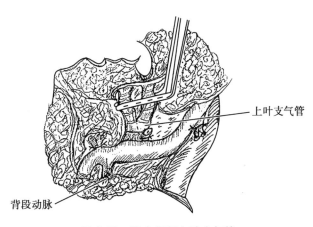

图 9-30　钳夹切断上叶支气管

五、左肺下叶切除术

1. 手术探查发现斜裂是完整的,则左肺下叶切除术(left lower lobectomy)是所有肺叶切除术中最好施行的手术,左下肺血管变异少,操作如下:

2. 切开肺门后方的胸膜,解剖斜裂,暴露下肺叶背段及基底段动脉,分别给予切断结扎(图9-31)。将下叶推向前方,分离下肺韧带,显露下肺静脉,将其切断结扎(图9-32)。

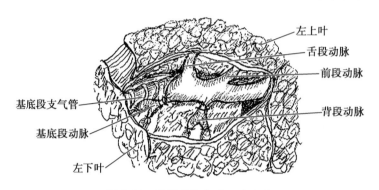

图 9-31　显露结扎左肺下叶动脉

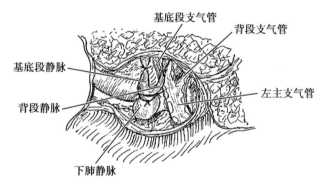

图 9-32　结扎左下肺支气管

3. 切断下叶支气管时,同样要防止损伤上叶支气管,较安全的方法应先切断,缝合背段支气管,然后再处理基底段支气管(图9-33)。

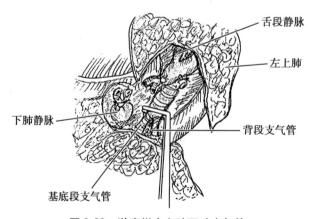

图 9-33　游离钳夹左肺下叶支气管

第四节　肺段切除术

肺段切除(segmental resection)适于良性病变局限于一个区域的肺段。其优点是最大限度保留了健康肺组织,肺功能损失少,手术创伤小;缺点是操作复杂,技术要求高,术后并发症多,效果不如肺叶切除术。因此经验不足的胸外科医师应慎重选择。目前临床常用的是左上叶舌段和下叶的背段切除术。

一、背段切除术

背段切除术(superior segmentectomy)左右类似,仅以右下叶背段为例。

1. 在斜裂和水平裂交界处剪开叶间胸膜及肺动脉鞘膜,解剖出右下叶背段动脉,结扎、切断(图 9-34)。

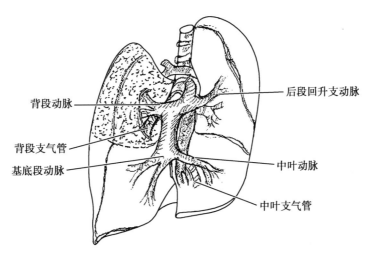

图 9-34　解剖出右下背段动脉,结扎、切断

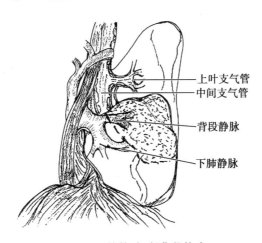

图 9-35　结扎、切断背段静脉

2. 将下叶肺拉向前方,剪开下叶肺门后面的纵隔胸膜,显露下肺静脉,其最上一支为背段静脉,将其结扎切断(图9-35)。

3. 在已切断的背段动脉之后下方,解剖出背段支气管(图9-34),以直角钳关闭,嘱麻醉师鼓肺见背段不张,其余肺组织膨胀良好,证实无误后,切断缝合。提起下叶背段,钳夹切断肺组织,间断或连续缝合,或用切割缝合器沿背段与其底段的界面将肺组织分离,移出下叶背段(图9-36)。

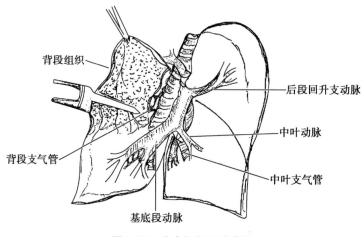

图 9-36　分离切断下叶背段

二、舌段切除术

1. 在斜裂内剪开叶间胸膜及肺动脉鞘,显露舌段动脉,分别给予游离切断(图9-37)。

2. 肺门前方显露出上肺静脉,其最下支为舌段静脉,予以游离,切断(图9-38)。

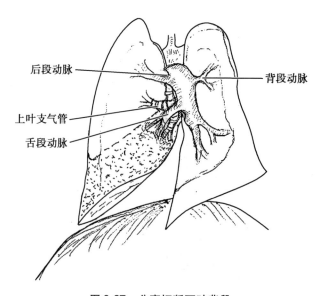

图 9-37　分离切断下叶背段

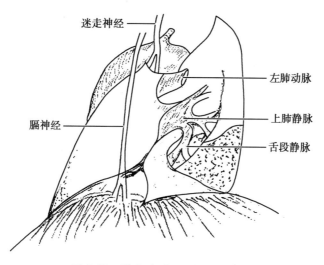

图 9-38　游离、切断、结扎舌段静脉

3. 检查可靠缝扎切断的舌段动静脉后,游离舌段之间的界面,用切割缝合器将两者分离,移出右肺上叶之舌段(图 9-39)。

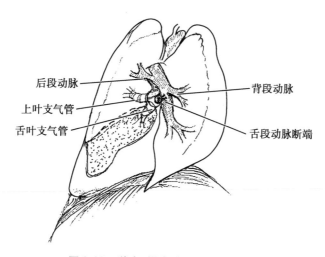

图 9-39　游离、钳夹、切断舌段支气管

第五节　肺楔形及局部切除术

由于单肺通气技术的改进,各种缝合器的研制,使得肺楔形切除术(wedge resection of lung)有代替肺段切除术之趋势。肺楔形切除术方法简便,不需要解剖血管和支气管,肺局部切除(local resection of lung)主要用于肺良性肿瘤或转移瘤的治疗。

一、肺楔形切除术

1. 检查确定病变部位后,在病变的两侧 1~2cm 处,从周边向肺中心方向倾斜,钳夹上两把长血管钳,两钳尖部相遇,切除两钳之间的楔形肺组织,在两血管钳的近侧贯穿全层肺组织褥式间断缝合(图9-40)。

2. 可采用缝合器行U字形或V字形切除(图9-41、图9-42)U字形切除可保证病变的近侧缘被彻底切除,新型的缝合器缝合与切割同时完成,效果极好。

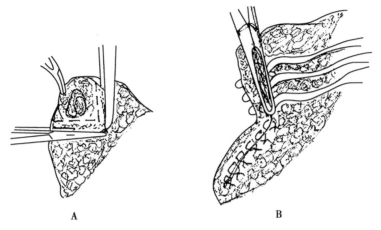

图9-40 楔形切除肺组织
A.两钳夹病灶;B.切除肺病变组织

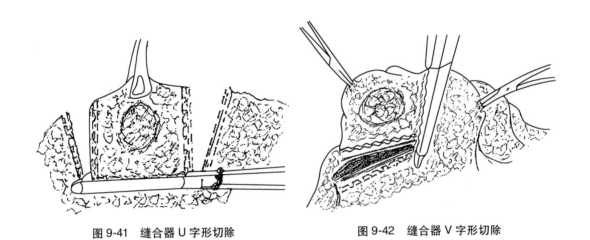

图9-41 缝合器U字形切除　　　　　　**图9-42 缝合器V字形切除**

二、肺局部切除术

钳夹牵引病变肺组织,以其为中心点,剪断周围肺组织,切除病灶,出血点钳夹止血缝扎,可用电刀或激光切法,肺断面一般不明显出血及漏气,必要时缝扎更为可靠(图9-43)。

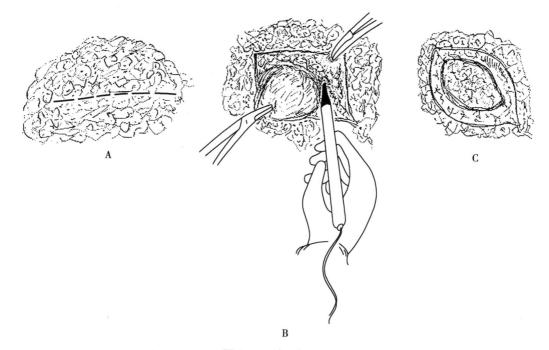

图 9-43　肺局部切除
A. 以病变为中心剪断周围肺组织;B.用电刀切除病变组织;C.缝扎切除断面

第六节　支气管袖式肺叶切除术

支气管袖式肺叶切除术(sleeve lobectomy)是指除进行支气管袖状切除外,同时还将连接该段支气管的肺叶一并切除,亦称为支气管成形术。由于解剖上的原因,临床上最容易和最常采用的是右上肺袖式肺叶切除术(right upper sleeve lobectomy)。由于解剖上的原因,临床上常行右上肺袖式肺叶切除及血管成形术。

一、右肺上叶袖式切除术

1. 左侧卧位,取右外侧切口,经第 5 肋骨床进胸。分离粘连,切断右肺下韧带,向上游离右肺下叶直到肺下静脉水平面,切断结扎肺上方的奇静脉,常规处理右肺上叶的血管。从隆突开始,暴露右主支气管和右中间支气管,分别用橡皮细软管条牵引。支气管切线的上下方都要缝好牵引线(图 9-44)。

2. 切除右上肺叶,嘱麻醉师右肺暂停通气,向前牵引肺血管,按预定的切线把右肺上叶及一段右主支气管一并切除,修剪右主支气管和右中间支气管的残端,使之口径大小匹配,癌症者主支气管及中间支气管应在术中行冰冻切片检查,报告阳性应扩大切除,阴性即可右主支气管与中间支气管用 3-0 无创可吸收缝线端端连续缝合法吻合(图9-45、图 9-46)。

3. 吻合完毕,恢复通气,胸腔内采用盐水冲洗,加压呼吸,若无漏气,吻合口用附近的胸膜或奇静脉包埋,胸顶及底部各置放引流管 1 根,关胸。

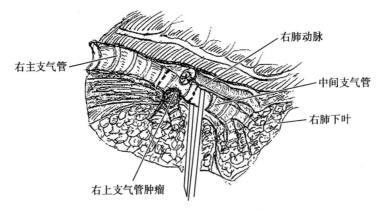

图 9-44　显露肺血管,划定支气管切线

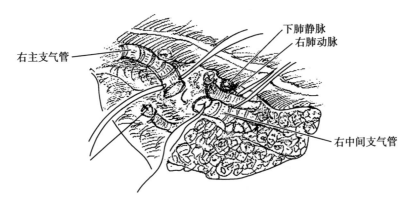

图 9-45　右主支气管与中间支气管吻合

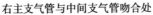

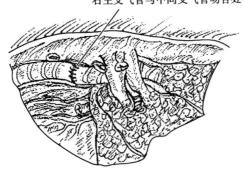

图 9-46　吻合完毕

二、左肺上叶支气管、血管成形术

1. 右侧卧位,左后外侧切口,切断左下肺韧带,向上游离至下肺静脉水平面,向肺裂分开,寻找出左肺上动脉各个分支,常规处理、结扎、切断、然后游离被肺癌侵及肺动脉的近心端和远心端,用无创钳先阻断近心端,向远心端肺动脉内先注入肝素溶液(500mg/L)20～40ml 后,阻断下肺静脉,以避免血液倒流,肺动脉干行袖式切除,其远端无须阻断(图 9-47)。

2. 常规处理左上肺静脉后,行支气管成形术。解剖左主支气管及左上肺的远端支气管,亦即中间干支气管,根据支气管受侵的范围,确定适当的部位切断左主支气管和中间干支气管(图9-47)。

3. 由于左中间干支气管很短,切断时勿伤及下叶背段支气管(图9-48)。左上肺移出后送冰冻切片检查,如支气管的两端切缘无癌组织,则行左支气管吻合;在左侧,主动脉弓挡住了左主支气管,有时可能要切除3根肋间动脉及动脉韧带,游离主动脉弓并向前牵引才能显露出左主支气管,方可顺利行支气管吻合术(图9-49)。

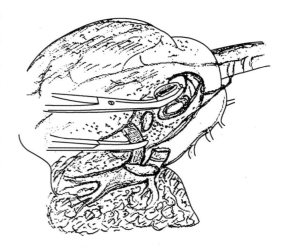

图 9-47　切断左支气管和中间支气管,袖式切除肺动脉干

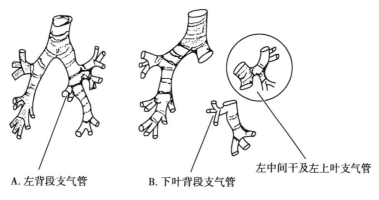

A. 左背段支气管　　　B. 下叶背段支气管

左中间干及左上叶支气管

图 9-48　支气管下段保留背段支气管

4. 最后行肺动脉端端吻合(图9-50、图9-51)整个手术完成,吻合完毕。值得注意并重视的是极少数患者切断肋间动脉后,可引起脊髓缺血导致截瘫。

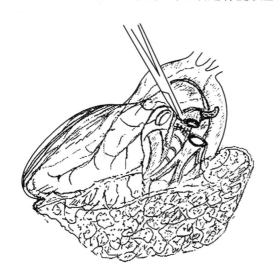

图 9-49　行左主支气管吻合术

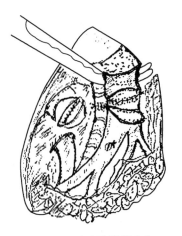

图 9-50　肺动脉端端吻合

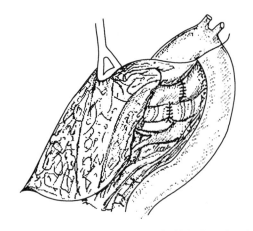

图 9-51　全部手术完成：左主支气管与中间主干切除后下肺支气管及肺动脉吻合完毕

第七节　肺切除术的并发症

一、术中并发症

1. 肺血管损伤　术中误伤肺血管可造成危及生命的大出血,常见原因:①解剖变异;②粘连紧密;③暴露不良;④操作不当等。一旦发生,应立即用手指或纱球压迫血管破损处,用力适度,避免进一步损伤。如术野显露不够,应扩大切口,仔细小心解剖血管的远近端,阻断血管后,吸净积血,看清破口,用无创缝线缝合。若破损不大,很快用无创伤 Allis 钳夹住,也可直接缝合破口,无需再游离破口处的远近端,必要时近端的血管要从心包内解剖进行阻断止血(图 9-52)。

2. 对侧血气胸　多发生在肺大疱的患者中,对侧肺大疱破裂引起的气胸,在行纵隔淋

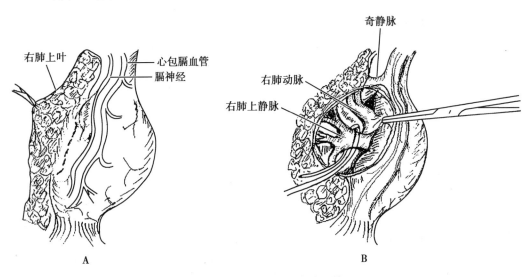

图 9-52　心包内处理右肺血管

A.心包血管及神经;B.从心包内解剖血管

巴结清除的过程中,可损伤纵隔胸膜破裂导致对侧气胸。一旦发现该并发症,应即刻排空对侧胸腔的气体,放置胸腔闭式引流管。该并发症发生率低,有文献报道为 0.8%。

3. 心律失常和心肌缺血　多发生在有心脏病史者。术前无心脏病史者,术中暂时发现功能紊乱可引其并发症,因此,术前应仔细评估心脏功能,对高危人群应给予适当的药物或其他术前治疗准备,术中一旦出现心律失常和心肌缺血,不要过多挤压、刺激,必要时暂停手术操作,待心脏功能恢复后再继续手术。

二、早期并发症

1. 术后胸腔内出血　其原因为:①胸膜粘连离断处出血或渗血,一般多发生在胸顶部;②肋间动脉或胸廓内动脉出血;③肺的大血管损伤出血,如结扎线滑脱所致,失血势猛,往往来不及抢救。

出现以下情况,应及早经原切口进胸探查止血:①胸腔闭式引流量在 6 小时内平均每小时在 120~200ml 者;②引流的血鲜红且很快凝固,床旁 X 线片提示患侧大片高密度影,纵隔移位,患者呼吸困难,表明胸内有较多凝血块;③患者有失血休克经输血及抗休克措施失血症状无改善者。

2. 心脏并发症　心脏的心包切开或部分切除未行缝合或修补者,术后可能发生心脏病,其并发症少见,但死亡率高达 50%。临床上一旦疑有心脏病的可能应立即让患者侧卧于缝侧,个别患者可能复位,若病情无改善,应果断床旁开胸探查,行心脏复位及心包缺损的修补。

3. 心包填塞　切肺扩开了心包,出血点止血不彻底致心包内积存到一定程度出现奇脉,中心静脉压升高,低血压,心衰并呼吸困难等,应尽快从原切口进胸探查,引流出积血,止血或从剑突下另做切口。

4. 心律失常　常发生于 60 岁以上的患者,全肺切除后发生率为 20%~30%,肺叶切除者为 15%~20%,以房颤最为常见,其次为心动过速等。心律失常的原因不清,多与纵隔移位、缺氧、血液 pH 值异常、迷走神经刺激等因素有关。多发生在术后 2~3 天内。在治疗上,首先去除病因,适当给予药物等,必要时请心内科医生协助处理。

5. 肺部并发症　①肺水肿;②呼吸功能不全;③肺不张;④术后肺炎;⑤支气管胸膜瘘等。一旦发现上述情况,应积极处理,去除病因,综合治疗。

6. 胸膜腔的并发症　①肺叶切除术后的老年人易发生,多在胸顶部;②胸腔积液;③脓胸;④乳糜胸及食管损伤等。出现上述病情,积极治疗,考虑较好的治疗方案。

三、晚期并发症

对于晚期并发症(late complications)应针对病因,选择好治疗方案。

1. 全肺切除术后综合征　如后纵隔过度移位可引起气道狭窄和呼吸困难。

2. 慢性化脓性脓胸和出血性脓胸　出血性脓胸的血源来自于残腔内的肉芽组织。

3. 真菌感染　肺切除术后真菌性脓胸多由烟曲菌感染引起。

第十章

肺癌的外科治疗

肺癌的治疗方法有手术、放射、化学、免疫抑制,中医中药及其他方法,5 年生存率在 10%~12%。肺癌的发病率和死亡率是恶性肿瘤中连续 60 多年来唯一逐年明显上升的,近年来女性的发病率有上升趋势。

大多数肺癌得到诊断时,已有远处转移,这时外科手术肺切除已不是主要或唯一的治疗方法,而较局限的肺癌,手术切除是最为有效的治疗方法。

1933 年 Graham 和 Singer 成功实施了全肺切除术,从此开创了肺癌外科治疗的里程碑。随之学者们逐渐认识到小范围的切除可以降低死亡率:如肺叶切除,肺段切除,以及 20 世纪 40 年代来开始了支气管成形袖式肺叶切除术等。现在不少的大医院及有条件的医院都可以行隆嵴成形、血管成形手术,新的医疗器械如手术缝合器不断的问世和改进,使之肺切除术更为安全、快捷、创伤小,从而肺叶的肺段切除已有被肺楔形切除者取代的趋势。

【适应证】

1. Ⅰ、Ⅱ期的非小细胞肺癌。

2. 病变局限于一侧胸腔且能完全切除的部分Ⅲ期非小细胞肺癌。

3. 0 至ⅡA 期小细胞肺癌。

4. 极个别的Ⅳ期非小细胞肺癌,如单发的脑、肾上腺转移。

5. 高度怀疑或不能排除肺癌,但又无法得到病理证实,又不能长期观察,病变能完整切除者。

6. 症状较重的中晚期患者,如严重出血、感染,非手术疗法难以控制者,以减轻症状为目的可行姑息性切除。

【禁忌证】

1. 已有远处转移,如肝、肾、骨骼等。

2. 有明显且广泛的纵隔淋巴结转移,尤其是对侧纵隔淋巴结转移。

3. 有直接侵犯心脏、压迫食管、累及动脉、上腔静脉压迫综合征以及气管隆嵴增宽固定。

4. 已有神经受侵者,如喉返神经及膈神经麻痹。

5. 心肺功能极差或其他脏器有严重疾病,不能耐受手术者。

手术禁忌证也并非绝对的,可以通过积极的综合治疗改善患者的全身情况,原来不宜手术治疗的,经过放疗,化疗局部病变及全身情况好转,能耐受手术。一般认为 60 岁以上的老年人应慎重考虑行全肺切除,但也有人认为全肺切除的限制应是 70 岁左右,因此,应把高龄及轻、中度肺功能减损列为相对禁忌证。

【术前准备】

1. 一般准备,充分的术前准备是保证手术成功的重要条件,患者术前至少完成戒烟 2 周。合并感染者应用有效的抗生素,有高血压的患者注意给予降压药物至术前 1 天停用。术前 1 周给予极化液或能量合剂及纠正低蛋白血症等。

2. 术前详细检查,估计癌肿切除的可能性,术前明确癌肿的组织的类型。

3. 小细胞癌易早期扩散,癌肿位于中央者或位于上叶前段根部、肺上沟或靠近膈肌者都应慎重地掌握手术指征。对于非小细胞癌、位于周边者可适当放宽,对于鳞状细胞癌应手术治疗。

【手术方式选择】

施行肺癌手术,既要最大限度地切除肿瘤组织,又要最大限度的保存肺功能。肺癌的手术有三个要点:①确定诊断及分期;②要完整的切除肿瘤组织;③淋巴结清扫及分区取样。如果不能完整切除,则手术弊大于利,应尽量避免。

肺切除手术方式的选择,主要依据肿瘤侵犯的部位,范围及患者的呼吸功能储备情况而择定。一般可分为楔形或局部切除、肺段切除、肺叶切除、袖式肺叶切除及全肺切除术。

1. 肺楔形切除术　楔形切除不是按解剖结构进行的术式,也可认为是不规则的肺段切除,只适合于少数全身情况差,病变<3cm,适于肺的外 1/3 无区域淋巴结及远处转移者。

2. 肺段切除术　适于心肺功能较差,病灶位于肺的周边、局限于某一肺段的肺癌。从理论上讲,任何一个肺段均可行肺段切除术,临床医生常以左上叶的舌段及下叶的背段为多,1973 年 Jensik 等报道大宗的肺段切除治疗肺癌的病例,123 例中 5 年、10 年生存率分别达 56% 和 27%。1980 年 Jensik 等报道 319 例肺癌行肺段切除术,5 年生存率高达 55%。说明严格选择病例,也可获得较好的效果。尽管有报道认为肺段切除术的局部复发率高于肺叶切除术,但最终的生存率差别并不十分显著,因此对心肺功能等重要脏器不佳的患者该术式可首选。

3. 肺叶切除术　适宜于局限于一个肺叶内的肺癌。肺叶切除能将肿瘤所在肺叶连同引流的叶支气管周围淋巴结一并切除。既能彻底切除癌组织,又能最大限度保护了肺功能,手术并发症和死亡率远低于全肺切除术,是目前肺癌外科治疗的首选手术方式。

4. 袖式肺叶切除术　包括支气管袖式及血管袖式肺叶切除术,是将病变的肺叶连同一段主支气管或肺动脉干一并切除,再将支气管或血管对端吻合的成形术。主要适用于上叶中心型肺癌累及上叶支气管开口或肺动脉干时,但该手术在完整切除肿瘤及清扫淋巴结上不及全肺切除干净彻底,是对肺功能减损的患者一种替代办法,不能替代肺功能良好患者的全肺切除术。

5. 全肺切除术　全肺切除术疗效不理想,应尽量不选择,尤其是右全肺切除术。全肺切除适用于中央型肺癌累及主支气管,肺实质内的巨块型的癌肿跨叶式生长或侵犯叶间血管及淋巴结;转移淋巴结累及到主支气管。手术的危险和并发症大于肺叶切除术,手术死亡率大约是肺叶切除术的 2 倍。

6. 扩大性肺切除术　①心包内全肺切除术是常用的一种术式,适于中央型肺癌侵及到肺血管根部时,已无法或不宜在心包外结扎处理肺血管时,可切开心包,解剖游离肺动静脉结扎并行全肺切除。②主动脉干的上全肺切除术,是当病变累及左主支气管近开口处,须行左全肺切除时,左主支气管在接近开口处切除,即在主动脉弓的上方切除。③隆嵴重建全肺切除术。当病变侵及隆嵴及远端支气管时,需要将下段气管、隆嵴一侧主支气管及全肺(右侧为主)一并切除,然后行气管和另一侧主支气管吻合,重建气道。

7. 姑息性手术 有严重的感染性出血或病变时应行全肺切除,但心肺功能不允许的患者,术中残留的病变应标上金属夹,为术后附以综合治疗创造条件。

8. 电视胸腔镜辅助性手术切除 电视胸腔镜辅助开胸手术(video-assisted thoraco-surgery, VATS)近年来已广泛应用,有明显的优越性,是微创胸部外科的重要手段。无论采用何种方式,其外科手术的基本原则和要求应是相同的,即完整切除肿瘤和淋巴结清扫及分期取样。

总之,外科手术治疗肺癌的疗效是肯定的,尤其是非小细胞型肺癌,手术的效果优于其他治疗方法,多数学者认为肺癌的Ⅰ期、Ⅱ期或部分Ⅲ期的局限性肺癌以及Ⅰ期的小细胞型肺癌都应积极手术治疗。但几十年来,肺癌的外科治疗的长期生存率没有明显改善,其主要原因是没有得到早期发现,甚至就患者就诊时诊断为早期肺癌,实际上都已有远处转移,这就是导致了外科治疗的失败和患者死亡的主要因素。因此,应根据 TNM 分期,病理的类型,组织学分化的程度及手术方式的选择,采用不同的综合治疗方案,才能最大限度的改善患者术后的生存率和生活质量。

第十一章

肺结核的外科治疗

肺结核是由结核杆分枝菌引起的慢性、传染性疾病。100 多年前 Koch 就发现了结核杆菌,但未寻得可靠的药物治疗。直到 20 世纪中叶,相继发现了链霉素(1950)、异烟肼(1951)、卡那霉素(1955)、乙胺丁醇(1959)及利福平(1966)等对结核分枝杆菌有很强杀菌和抑菌作用的药物后,结核病的防治才开创了新纪元。

应用手术疗法治疗肺结核已有 100 多年的历史。先后有人工气胸、切除部分肺组织,膈神经切断术使膈肌麻痹的一侧膈升高治疗肺结核等。直到 20 世纪 40 年代,肺结核行肺切除才得到推广,50 年代我国也得到应用。外科治疗肺结核应在休息疗养和药物治疗的基础上进行,才能缩短疗程,提高治疗效果和减少复发的目的。

目前常用的肺结核外科治疗方法有肺切除术和胸廓成形术。肺切除术能直接切除药物不能治愈的病肺组织,消灭传染病灶,患者很快康复。胸廓成形术因病肺组织仍然留在体内,须继续抗结核治疗以促使治愈,由于部分肺组织萎缩后对肺功能有较大损害,而体内有病灶存在,有复发可能,一般应用不多,但对个别不适于肺切除的患者,仍是可靠方法。

第一节 肺 切 除 术

近些年来,由于抗菌核的药物疗效明显提高,需要手术切除的病例明显减少,但对某一些患者仍需要手术治疗提高疗效。

【适应证】

1. 空洞型肺结核　常有咳痰,排菌或咯血,经全身抗结核法治疗及支持疗法半年以上,空洞不闭合者,应选择手术治疗。

2. 肺结核引起的支气管扩张或狭窄　慢性肺结核常伴有支气管的内膜结核,肺门淋巴结可压迫或侵蚀支气管壁,造成狭窄扩张;有的患者可形成肺不张,咯血或合并感染,这部分患者应施行手术治疗。

3. 结核瘤　经规则的抗结核药物在 18 个月后,病菌仍阳性,咯血,结核瘤直径>2cm 以上并疑有癌变,又不能鉴别者。

4. 急性大咯血　反复持续咯血或大咯血(24 小时)500ml 以上者,多为开放性空洞肺结核,支气管扩张或肺门淋巴结核化侵蚀支气管壁损伤支气管动脉引起,应急症手术治疗。

5. 毁损肺　有广泛而严重的纤维化及陈旧肺结核病变,已失去肺功能,而且形成肺动静脉短路,药物治疗无效者。

【禁忌证】

1. 年龄　儿童和70岁以上的肺结核者,身体衰弱者。

2. 活动性肺结核患者。

3. 呼吸功能不全,全身情况差伴有其他重要脏器严重病变者,手术治疗应慎重考虑。

【术前准备】

1. 胸部X线片、胸部CT及支气管镜检查　进一步了解病变的范围,内部组织结构,与邻近组织和血管的关系以及支气管腔内的变化,从而决定手术的方法及切除的范围。

2. 心肺功能检查　术前肺功能的评估很重要,常用的肺功能临界参考值:肺活量在1500ml以下,最大通气量在40L/min以下,时间肺活量第1秒在70%以下,通气储量在85%以下。选择肺切除术时,必须慎重考虑切除的范围,结合临床具体情况综合评估,如患者活动量的大小,爬楼层数,速度以及活动后的脉搏和呼吸次数,动脉血氧饱和度等。如需一侧肺切除的患者,应测定对侧的肺功能。有高血压冠心病者应控制血压理想水平及近期无心绞痛。

3. 选择有效的抗结核药物和使用抗生素,注意其他脏器疾病的治疗。以确保术后的顺利恢复。

【麻醉与体位】

气管内双腔插管或单腔支气管插管全身麻醉,以免气管内结核播散及术中血液或痰液流入对侧肺引起窒息。

【手术步骤】

见第10章"肺切除术"。

【术中注意要点】

1. 选择全肺切除术要慎重。全肺切除术的创伤大,术后并发症多,心肺功能的影响大,因此选择手术对象应严格,特别是右全肺切除更要重视。

2. 目前常采用的肺段切除为下叶背段,右上叶尖后前段及左上叶舌段。右中叶的结核,应作中叶切除,不作肺段切除。

3. 肺结核病变累及肺外的范围较广泛,分离黏膜时应避免损伤锁骨下静脉、奇静脉、喉返神经、食管及肋间血管。

4. 处理支气管时,最好使用支气管闭合器。缝合支气管残端时可行支气管黏膜外间断缝合法,外加邻近组织包埋,可明显避免术后发生支气管瘘。

5. 肺楔形切除只适应于病灶浅表,且邻近于肺边缘的小病灶或结核球。

【术后处理】

1. 术后继续应用有效的抗结核药物,直到各项检查正常后,还应定期复查,抗结核药应用在6个月以上。

2. 术后必须保持胸腔闭式引通畅,术野的残腔的积气、积液要彻底排尽,促使余肺尽早膨胀。

3. 加强营养及全身支持疗法。

【主要并发症】

1. 支气管胸膜瘘　该并发症是最严重而致命的疾患,其发生率为2%~3%;多为右侧较重的肺结核病变,其原因可能与术前病菌阳性未能控制或多种细菌感染,有糖尿病或低氧血症未能纠正,支气管缝合欠佳等因素有关。

2. 脓胸　对手术中的渗血、漏气应处理好,胸腔的积液应排除彻底。早期发现胸内感染并及时处理,应用足量的广谱抗生素。

3. 结核播散　常发生在术后的早期,主要是大量的结核菌阳性痰溢出引起。术中应注意操作轻柔不要挤压病肺。处理支气管残端应注意干净。采用先处理支气管,再处理肺血管的方法,有助于减少结核菌的播散。

第二节　胸廓成形术

胸廓成形术(thoracoplasty)一种永久性的,不可复原的萎陷治疗方法,切除部分肋骨,使胸廓下陷,以减少胸腔容量,从而使有病变的肺组织被压缩而促进空洞闭合及肺组织纤维瘢痕化,使病灶修复愈合。

胸廓成形术分两期进行,自上而下,每期切除3~4根肋骨,可避免肺容量骤然减少及胸腔软化而引起反常呼吸,近20多年来,由于麻醉方法的改进及手术技术的提高,特别是有效的抗结核药物的应用,使肺切除术更为安全,因此胸廓成形术已明显减少,但不能做肺切除术的患者仍有可能使行这种手术。

【适应证】

1. 纤维空洞型肺结核,其病变主要在上叶,无支气管内膜结核,无咯血和感染者。

2. 肺结核合并结核性脓胸者。

3. 不宜行一侧全肺切除者。

【禁忌证】

1. 第4肋以下的空洞和结核病灶。

2. 纤维干酪病灶,支气管内膜结核,支气管狭窄等。

3. 伴有结核性支气管不张,大量咯血及咳痰者。

4. 青少年应慎重选择,可引起胸廓畸形。

【术前准备】

见第10章"肺切除术"

【麻醉与体位】

气管插管,静脉复合麻醉,侧卧位。

【手术方法及步骤】

1. 胸膜外胸廓成形术(extrapleural thoracoplasty)　是多年来最常用的手术方法,一般分两期完成,第一期切除第1~4肋,第二期切除5~8肋,分期时间2~3周。肺及胸膜纤维化显著或慢性病例,术后胸壁反常呼吸运动不重,患者的全身情况尚好,也可一期完成全部手术。

(1)切口:采用标准的后外侧切口,切口上端稍过肩胛冈,下端绕过肩胛下角,向前达腋中线(图11-1)。依次切开胸背部肌层,即斜方肌,背阔肌,用肩胛拉勾将肩胛骨

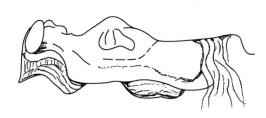

图 11-1　手术切口

向上牵拉,显露出上部肋骨(图 11-2)。

(2) 切除上部肋骨:先切除第 4 或第 3 肋骨,继续向上切除第 3、2、1 肋骨,应切除肋骨后端,胸椎横突,向前直到肋软骨。为避免胸壁不稳定,一次切除肋骨数应为 3~5 根,否则易产生术后并发症。

(3) 分开前锯肌在上位肋骨的附着点后,于骨膜下切除整个第 2 肋和第 3 肋的后 2/3 (图 11-3)。在剥离第 1 肋骨骨膜及切除时,要注意保护上面的血管神经,在骨膜鞘中操作可避免对它们的损伤。

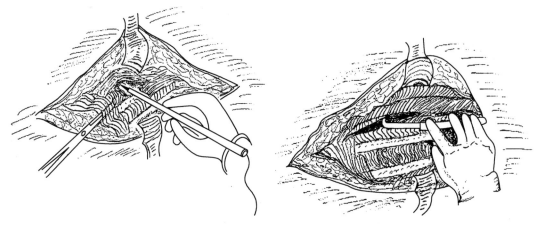

图 11-2　提起肩胛骨,用电刀切断前锯肌,
　　　　　显露上部肋骨

图 11-3　分开前锯肌,切除第 2 肋和第 3 肋
　　　　　的后 2/3

(4) 剥离第 1 肋骨上面时,宜先剥离前斜角肌结节之两侧部分,待有空隙时,将前斜角肌肌腱紧贴肋骨剪开,这时的锁骨下动脉、静脉及臂丛神经可被推开,从后方将第 1 肋骨剪断,向下牵拉已切断的第 1 肋骨,显露出塞比洛韧带(图 11-4)。

切断第 1、2、3 塞比洛韧带,使胸顶更好的塌陷。向下牵拉已剪断的第 1 肋,也能更好显露和分离前肋骨软骨关节(图 11-5~图 11-7)。

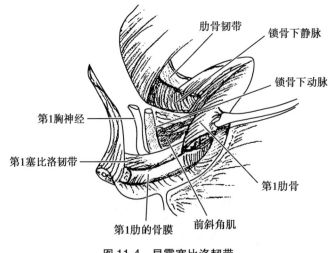

图 11-4　显露塞比洛韧带

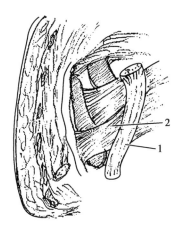

图 11-5　显露切断的韧带及筋膜
1. 切断的第 1 肋骨骨膜和第 1 塞比洛韧带
（第 1 胸神经上的筋膜）；2. 第 2 塞比洛韧带
（动脉上的筋膜）

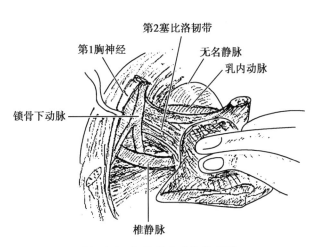

图 11-6　切除第 3 塞比洛韧带

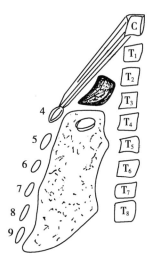

图 11-7　切除第 3、2、1 肋骨后
肺萎陷状态

在胸廓成形术中，是否切除第 1 肋骨尚有争议，为治疗肺结核而要使肺充分萎陷，应在术中视具体情况而抉择。

（5）肋骨切除后彻底止血，冲洗创面，逐层缝合，必要时置放胸腔闭式引流。

（6）第二期胸廓成形术　一般术后 3 周进行，经原切口进胸壁，切除第 5~8 肋后端，前端保留一定的长度，其长度自上而下递增，但最长的一肋不应超过胸中线，术毕时加压包扎。二期手术见（图 11-8、图 11-9）。

2. 骨成形胸廓成形术（osteoplastic thoracoplasty）　该术式的优点：①切除的肋骨少；②较胸膜外胸廓成形术的创伤小；③术后胸廓畸形轻而又能达到肺萎陷

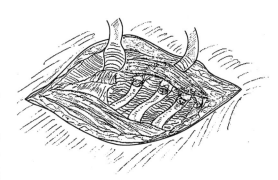

图 11-8　暴露第二期手术需要切除的肋骨

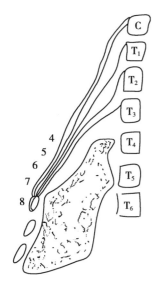

图 11-9　第二期手术肺萎陷状态

的效果,所以称之为"改进型胸廓成形术"或"改良式胸廓成形术"。

（1）切口:见前述"胸膜外胸廓成形术"。

（2）切除肋骨:保留第 1 肋骨,以减轻脊柱侧边的程度,仅切除第 2~5 肋骨各一段,切除的长度一般为:第 2 肋 2 指宽,第 3 肋 3 指宽,第 4 肋 4 指宽,第 5 肋 5 指宽。在后端处切断肋间肌、血管和神经,在上部沿着第 1 肋间剪开肋间肌直至肋软骨处,这操作即一个肋骨肋间肌瓣已形成。后经胸膜外作肺尖部剥离,右侧到奇静脉,左侧到主动脉弓平面,后侧到第 6 肋以下。将大块之肋骨肋间肌瓣向下旋转,用不锈钢丝固定在第 6 肋后段上,再将松解的肺尖固定在肌骨瓣和第 6 肋的后部,形成新的胸膜顶(图 11-10、图 11-11)。如有胸膜破裂置放胸腔闭式引流管,肩胛下可放一根橡皮引流管。

【术后处理】

手术后的早期处理与肺切除术相同。分期手术时,在术前应拍摄 X 线片,如发现术侧或对侧有病变蔓延,应暂行二期手术,待病灶吸收或稳定后再决定手术。

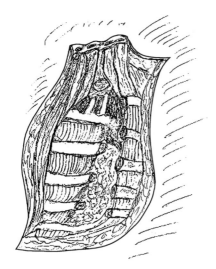

图 11-10　显露切除左侧肋骨的范围,肋骨肌骨瓣及胸膜外剥离的肺

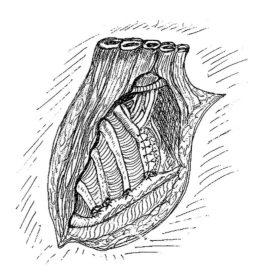

图 11-11　肋骨及肋间肌瓣向下扭转固定于第 6 肋上

　　胸廓成形术治疗慢性纤维空洞肺结核的效果比较满意,空洞的闭合率能达 80%~90%,痰菌转阴达 90%以上,死亡率不到 1%。因此,该手术方法在治疗肺结核上仍有一定的地位。

第十二章

肺大疱的手术

肺大疱(bulla)即大泡性肺气肿,是肺实质内异常的含气囊腔。Morgan(1989)和Kling-man(1991)通过动态CT、大泡内气体压力检测及生理学试测,证明肺大疱周围的组织比肺大疱的本身顺应性差,以致组织内压力超过大泡内的压力,从而导致大泡周肺组织不断的损坏和肺大疱进一步扩大。肺大疱常合并感染,出血破裂后形成自发性气胸。

临床表现及诊断:单发和较小的肺大疱可无症状。体积大的或多发性肺大疱可有胸闷、气短、呼吸困难等症状。叩诊呈鼓音,听诊无呼吸音,胸部X线片肺内透光度增强,腔内无肺纹理,但应与自发性气胸相鉴别,胸部CT扫描利于鉴别诊断。

第一节　肺大疱切除术

一、适应证

1. 局限于一个肺段及肺叶的肺大疱,大疱压迫邻近的健康肺组织,如不切除会造成周围肺组织持续性的损害者。

2. 患者在吸气或咳嗽时增大,纤支镜检查有支气管扩张、狭窄肿瘤或肉芽组织等。

3. 肺大疱合并感染、出血、破裂发生气胸及反复气胸者。

4. 大疱同时疑有隐匿型肺癌者。

5. 张力性肺大疱,体积占胸腔的1/2者。

二、禁忌证

1. 双侧的多发性肺大疱,大疱的体积较小,经长时间观察无明显增大者。

2. 有明显且严重的喘息性支气管炎,口唇发绀,体重明显下降者。

3. 压迫指数小于3/6(见下述术前准备2),肺组织因广泛破坏而失去正常结构影像。

4. 呼吸功能检查FEV1小于预计值的35%,肺一氧化碳弥散能力(carbon monoxide diffu-sing capacity,DLCO)和休息时的动脉血氧分压(PaO_2)明显降低者。

5. 有肺心病,肺动脉高压,呼吸功能不全者。

三、术前准备

1. 术前应行支气管镜或支气管造影,了解有无支气管扩张、狭窄、肿瘤以及咯血患者的出血部位,以决定手术的切除范围。

2. 拍摄吸气和呼气时的近侧位胸片以及 CT 扫描,确定肺压迫指数;压迫指数分为 0~6 级:①大泡附近肺实质内的血管受压聚拢;②大泡周围的血管受压移位显弓形;③肺门移位;④吸气及呼气的 X 线片都出现纵隔移位;⑤肺经前纵隔疝入对侧;⑥肺裂有移位。如压迫指数>3/6 者更适于手术。

3. 并发有气胸者,应先做行腔闭式引流,使受压的肺复张,同时避免麻醉插管时出现张力性气胸致突然死亡。

4. 术前 2~3 周起戒烟,行超声雾化,祛痰药物,使用抗生素,改善呼吸及循环功能。

四、麻醉与体位

为防止开胸前出现张力性气胸及术中切肺大疱时患肺过度膨胀,可采用双腔气管插管,避免不必要的过度通气,术毕时吸尽气管内分泌物,侧卧位。

五、手术步骤

手术的要点是切除肺大疱,保留健康的肺组织。

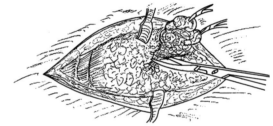

1. 位于边缘部位的肺大疱行单纯的肺大疱切除,孤立、有蒂、较小的肺大疱,缝扎蒂部后剪去肺大疱(图 12-1)。

图 12-1 基底小的肺大疱缝扎后剪除

2. 基底较宽的用大弯钳夹住基底部,切除肺大疱,用细线连续水平褥式缝合或连续缝合(图 12-2)。

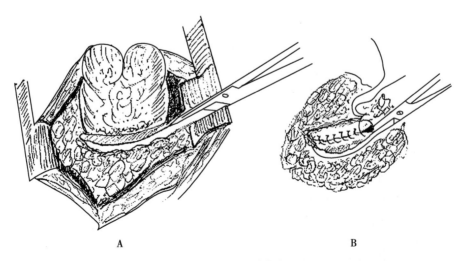

A   B

图 12-2 切除肺大疱
A.大弯血管钳夹住基底部;B.连续缝合

3. 如靠近中央部的肺大疱,须切开大泡的囊壁,切断纤维囊间隔,仔细检查,缝合漏气的细支气管并切除多余大泡囊壁(图 12-3~图 12-5)。

4. 如果大泡腔呈蜂窝状,则应打通间隔而形成一个腔,严密缝闭漏气的支气管,大泡的囊壁可不切除,行折叠缝合(图 12-6)。并胸前放闭式引流。

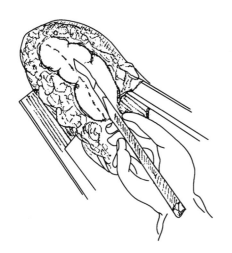

图 12-3　切除肺大疱

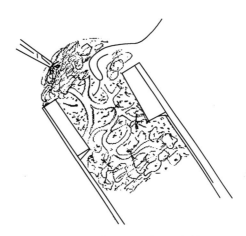

图 12-4　缝合漏气的细支气管

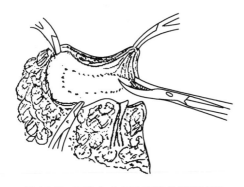

图 12-5　切除大疱部分囊壁并缝闭囊壁

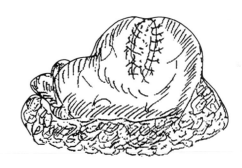

图 12-6　部分切除囊壁后折叠缝闭囊壁

5. 手术的改进　外科缝合器的发展和应用使手术过程变得简易,目前改良的 Naclerio 方法已被广泛的采用,其基本的方法是:纵形切开最大的肺大疱并切断纤维囊间隔,钳夹囊内的囊壁反折处,囊壁向两侧外翻、折叠、覆盖在肺的表面,用直线的切角缝合器沿大疱的基底部包括返折的囊壁一起,逐一切割,闭合,直至囊壁基底部的裸露面完全闭合。

也有学者强调胸膜切除术或胸膜覆盖的重要性,它不仅加强肺的周围粘连,防止气胸,还将防止肺大疱的进一步形成。

6. 电视胸腔镜辅助下(video assisted thoracoscopic surgery,VATS)肺大疱切除手术,扩大了传统的肺大疱手术的适应证。

六、术中注意要点

1. 在麻醉诱导和气管插管的过程中,应做好随时手术的准备,如发生张力性气胸或气道压力过大,可先行胸腔闭式引流或粗针头穿刺减压。

2. 双侧性肺大疱患者情况很好可一次性手术处理,一般可采用分期手术,先做较为严重的一侧,6个月后根据情况再做另一侧。

3. 术中与麻醉师配合,保持低流量辅助呼吸,术后充分吸痰,尽早拔除麻醉导管。

七、主要并发症

1. 肺不张及肺内感染:预防方法是术后使用有效的镇痛药物,应用抗生素、解痉、祛痰等有效措施。

2. 假性肺大疱:肺大疱切除后发生支气管胸膜瘘可形成假性肺大疱再次压迫肺。处理,应先行胸腔闭式引流术,待情况稳定后根据情况再考虑手术。

第二节　肺大疱外引流术

一、适应证

应用于肺大疱高风险的患者。是暂时、有效、简便的永久性治疗方法。

二、麻醉与体位

采用基础+局麻,侧卧位,患侧抬高 30°~45°

三、手术步骤

1. 在相应肺大疱中央处的胸壁上行小切口。

2. 切除 3.0cm 左右一段肋骨,连同脏层胸膜和肺大疱囊壁做一荷包缝线。在其中间切开胸膜和肺大疱囊壁,切开间隔使之与邻近的大疱相通,插入 Foleycathete(32F)导管,将气囊充气,收紧荷包线打结,牵拉气囊使之与大疱囊壁及壁层胸膜贴紧,逐层缝合。导管末端接手术引流瓶保持闭式引流。

3. 术后 7~10 天拔除导管(图 12-7、图 12-8)。

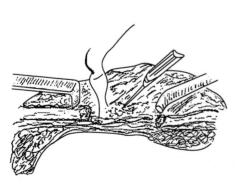

图 12-7　将壁层胸膜和大疱囊壁一同荷包缝合

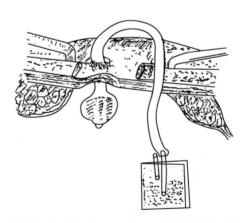

图 12-8　插入 Foleycathete 导管并充气,牵拉紧气囊使之与肺大疱壁及壁层胸膜贴紧

4. 为了减少漏气,有报道 Venn(1988 年)用滑石粉喷撒在胸膜腔和肺大疱腔内;Oizumi(1990 年)建议用纤维蛋白胶注入肺大疱腔内,有助于提高治疗效果。

四、注意事项

1. 术后 2~3 天采用适当的镇痛措施、使患者能配合呼吸道的管理。

2. 合理使用抗生素,祛痰药,解痉药,增强营养,给予持续低流量吸氧,保持引流管的通畅。

3. Goldstraw 1994 年报道 58 例手术患者,术后症状改善 52 例,死亡 4 例,死亡率为6.9%,死亡原因多是胸膜腔、肺部感染和呼吸衰竭。术后应注意监护,潜在和发现的问题应及时处理。

第十三章

支气管扩张的外科治疗

支气管扩张是慢性肺化脓性疾病之一,根据形态学得知,其特征是支气管腔扩大,1819年 Laennec 首先描述,由于支气管壁及其周围组织反复感染,持续损坏肺内支气管壁的肌肉组织和弹性组织,造成不可逆的支气管扩张。

一、病因及病理生理

1. 病因　支气管扩张(bronchiectasis)是Ⅱ段支气管长期即永久性的异常扩张,其病因可多为先天性和后天性两种。先天性多为囊性纤维化,低丙种球蛋白血症,Kartagener 综合征(一种染色体隐性遗传病,有右位心、支气管扩张及鼻窦炎),选择性免疫球蛋白 A 缺乏,α_1 抗胰蛋白酶缺乏,先天性支气管软骨缺陷和隔离肺。后天性支气管扩张是细菌反复感染,支气管肿瘤,异物阻塞,支气管外肿大淋巴结压迫(如中叶综合征),结核瘢痕的牵拉,以及后天的低丙种球蛋白血症引起,其中细菌反复感染是主要的病因。

2. 病理生理　细菌反复感染引起支气管扩张后的黏膜充血、水肿、分泌物增多,造成部分阻塞,支气管周围淋巴结肿大压迫支气管也是引起阻塞的一个重要因素,阻塞使支气管分泌物排除受阻,又加重感染,反复感染导致支气管上皮脱落增生。支气管扩张可分为柱状、囊状和混合型三种。囊状支气管扩张主要是感染、异物阻塞或支气管狭窄造成,是外科治疗的主要对象。支气管扩张左侧多于右侧,下叶多于上叶,最常见的是左下叶合并上叶舌段和下叶合并中叶,右中叶单发也不少见,支气管扩张的分布范围与病因有关,如 Kartagener 综合征,低蛋白血症和囊性纤维化者,所累及的区域一般是弥散的和双侧的。结核性支气管扩张一般分布在上叶或下叶的背段。

二、临床表现与诊断

1. 症状与体征:支气管扩张多见于青壮年,主要表现为咳嗽,咳黏液脓性痰,部分患者伴有咯血、呼吸困难,喘鸣和胸膜炎,常反复发作持续数月或数年。由于反复发作,出现慢性感染中毒,患者有消瘦和营养不良,长期患病者,可有杵状指。需要注意的是,咯血量与支气管扩张的范围和严重程度不一致,有大咯血者,咯血前可无明显症状。体征与支气管扩张的部位、范围、轻重密切相关,病变轻而局限者无体征。病变重可听到肺部有哮鸣音或管样呼吸音及啰音。

2. 影像学检查:胸片可见病侧肺纹理增多,粗乱有的可见囊肿或柱状阴影,或为不全的肺不张。支气管造影是确定病变的部位和程度的有效方法,良好的支气管造影可显示有病变的支气管为囊状扩张、柱状扩张或混合性扩张。CT 检查扫描能显示支气扩张或周围炎症,有取代支气管造影的趋势。

3. 纤维支气管镜检查:对于咯血者更为重要,在咯血未完全停止前利于明确出血的部位,还可发现有无异物,肿瘤及出血的处理。

三、外科治疗

支气管扩张症经内科治疗,不易控制或有反复感染,或有大咯血,病变范围局限者应做手术切除肺段或肺叶。

四、适应证

1. 症状明显的支气管扩张,反复呼吸道感染,咯脓痰,经内科治疗仍反复发作,且越来越严重者。

2. 反复咯血或大咯血,病变部位已明确,待病情稳定后行肺段或肺叶切除,危及生命的大出血应急诊手术。

3. 对于双侧病变者,先切除病变较重的一侧,3 个月后根据呼吸功能恢复的情况决定是否手术及手术的范围。

五、禁忌证

支气管扩张范围广,严重的呼吸功能不全者。

六、术前准备

1. 去除原发病灶,如根治龋齿、齿槽脓肿、慢性鼻道炎及中耳炎等,保证无气道梗阻。
2. 有效的排痰　体外引流,雾化吸入。
3. 控制感染及全身支持疗法,正确的评估肺功能的试验。

七、麻醉与体位

行双腔插管,静脉复合麻醉。如痰液或出血量多者不宜插单腔管麻醉。取后外侧切口,前外侧切口适于右中叶、右上叶及左肺适段的肺切除。

八、手术步骤

具体操作见第 9 章肺切除术。

常用肺叶切除的规范式式是顺序处理肺动脉、肺静脉和支气管。若肺血管有严重粘连或突然大咯血者,可先处理支气管,再缝扎肺血管,以保证手术的安全。肺静脉尽量晚些缝扎,以免大量的血液流过体肺的侧支循环,淤积于肺。术中见到的支气管动脉逐一缝扎,游离肺下韧带时注意勿损伤食管而形成食管瘘。此外还要注意肺隔离症的异常动脉(即主动脉迷走支)存在。游离纵隔面时使用电凝止血要注意勿伤及大血管。

九、术中注意要点

1. 要注意手术范围的确定。但时有术前决定的肺段切除,在术中发现了肺叶内有较多结节状或小团块病灶,应果断抉择切除肺叶。

2. 右下肺支气管扩张患者,术中应小心辨认食管与支气管存在的条索状物样瘘管,解剖时应注意勿伤及,以免引起支气管胸膜瘘。

3. 支气管扩张的切除范围,可分别采用左肺下叶加舌段切除,单纯右中叶切除,右下叶切除加右中叶切除。结核引起的支气管扩张多见于右上肺或左上肺,故常做右上叶或左上叶切除。一侧全肺切除应慎重考虑及选择。

4. 术中解剖粘连发生大血管损伤出血时,切忌慌张,首先用示指压迫止血,吸净积血后缓慢移开手指用 3-0 无创缝线行 8 字缝扎。必要时用 Potts 钳夹住血管壁后缝扎。

十、术后处理

见第 10 章肺切除术。

十一、主要并发症

1. 肺不张、肺炎:如患者术后出现呼吸困难,听诊术侧呼吸音明显减低或消失,气管和纵隔向术侧移位,水封引流瓶负压大,提示有肺不张,做胸部 X 线检查证实后,可行纤支镜吸痰更为有效。

2. 胸腔内出血:多为分离粘连处止血不彻底或血管结扎线滑脱所致。如出血量超过 100~200ml/h 应果断开胸探查止血。

3. 脓胸和支气管胸膜瘘:由于支气管扩张手术为污染性的手术,术中支气管开放或支气管残端的消毒处理不严格,可导致脓胸,一旦发现,应积极相应处理。支气管胸膜瘘是最严重的并发症,应先行胸腔闭式引流,待情况稳定后再考虑手术。

4. 食管胸膜瘘:如早期发现(24 小时内),可再进胸修补瘘孔,用带蒂胸膜等包盖缝合。如晚期发现,应胸腔引流胃造口,高营养支持,待情况稳定后,根据情况决定是否手术治疗。

第十四章

气管肿瘤的外科治疗

气管原发性恶性肿瘤(primary carcinoma of the trachea)少见,发病年龄多在 50~60 岁,男女比例 2∶1。气管肿瘤占上呼吸道肿瘤的 2%,远比支气管肿瘤少 100 倍左右,在所有恶性肿瘤的死亡病例中,气管癌不足 0.1%。成人气管恶性肿瘤较多见,大多为鳞状上皮细胞癌和囊腺癌。儿童中则良性肿瘤居多,以血管瘤、纤维瘤、乳头状瘤常见,如为恶性者多为恶性纤维瘤或黏液表皮癌。继发性肿瘤多为甲状腺癌、喉癌、肺癌或食管癌。纵隔淋巴瘤可直接侵犯。乳腺癌、黑色素瘤、肉瘤等可转移至气管。

一、外科治疗原则

肿瘤切除及气道重造术,是治疗气管外肿瘤的主要方法。自 1949 年 Rob 进行了气管壁部分切除之后先后有人将气管切除,采用自身或合成材料修补重造。但由于术后纵隔感染、气管瘘或狭窄等并发症未能广泛开展。1950 年 Belsey 首先进行了长度为 2cm 的气管切除,对端吻合获得成功;1964 年 Grillo 报道气管长度可被切除一半的系统手术方法;1975 年 Pearson 介绍了上段气管肿瘤切除至环状软骨的经验。20 世纪 80 年代后,上海胸科医院等相继报道了气管切除的临床经验。目前气管手术仍处在一个对切除、成形和利用自身材料重造的关注和研究的时代。

气管手术的方法选择:气管切除与对端吻合,各种不同方式的气管游离与松解是气管外科的主要操作技术。良性肿瘤应根据病理性质,基底部的宽度,术后复发的可能性等方面选择术式。如肿瘤累及的长度在 1~2cm 者,一般行气管段切除对端吻合;基底部较小的脂肪瘤、孤立的乳头状瘤、腺瘤、错构瘤等可在气管镜下切除,激光处理其基底部,后行气管镜定期检查有无复发。

气管恶性肿瘤,估计切除后可以安全重造,均应考虑手术,手术的死亡率 4.2%~6.3%,术后的并发症和死亡率与年龄、切缘阳性及淋巴结肿大无关。

继发性气管肿瘤的处理:应切除受侵的气管及喉,不仅可缓解气道的梗阻及出血,还可获得生存期长的临床效果。Grillo 报道 52 例甲状腺癌侵及上段气管病例,其中 34 例行肿瘤切除,27 例作了气管重造,7 例做了颈部清扫。手术死亡率在 7.4% 左右,长期存活时间平均为 5 年 9 个月。重造组中 7 例出现肺转移,平均存活时间 4.2 年,可见根治性气管切除在转移性的继发性气管癌治疗中也有一定的价值。

二、气管切除手术

目前,气管手术已成为胸外科十分关注课题。成年男性气管全长平均 13.6cm,女性平均 12.1cm,上接喉部,下连两侧主支气管。其中包括 20~22 个 C 形软骨环,间以纤维平滑肌,构成前壁及两侧壁,后壁为纤维平滑肌组织,临床上称为支气管膜部,气管的上下口径相似,前壁显弧形,后壁较为平直,前后径为 1.8~2.0cm,左右径为 2.0~2.2cm。气管由外膜、肌层、软骨层、黏膜下层和黏膜层组成。外膜菲薄,肌层为平滑肌,间以 C 字形软骨,黏膜下层有微血管、淋巴管、神经纤维,黏膜层为柱状上皮,表面有纤毛。

随着颈部的伸屈,气管可上下移动,低头时气管几乎全部进入纵隔内,仰头时气管几乎上提一半。气管的后方紧靠食管,左主支气管被主动脉弓包绕,使气管的活动受限。随着年龄的增长,气管的纤维化增加,弹性减弱,因此气管切除长度明显受限。

在颈部,甲状腺峡部位于第二气管环,甲状腺侧叶紧贴在气管侧面,喉返神经行走于气管食管之间,在环状软骨与甲状软骨之间进入喉部(图 14-1)。

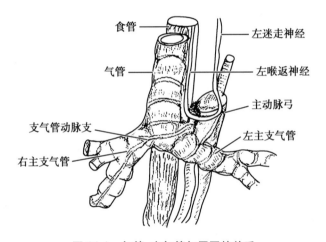

图 14-1　气管、支气管与周围的关系

气管的营养血管纤细,多从气管的侧面穿入,其上段来自甲状腺上动脉的支气管支,食管支和最上肋间动脉,下段来自气管动脉和第三肋间动脉的分支。副甲状腺动脉较细,可直接来自主动脉弓,多数来自无名动脉沿气管前面上行。

一般情况下,切除气管 3~4cm 可以直接吻合没有张力,年龄越大,气管切除就相应短一些,实验证明,吻合口的张力要限定在 1000g 以内。

1. 术前准备
(1) 术前准确定位,包括肿瘤的大小,范围,与周围器官的浸润程度,有无淋巴结转移等。
(2) 因气道阻塞,患者常并存肺部感染,术前行痰培养和药敏试验,给予抗生素治疗。
(3) 术后要固定颈部于前屈位,术前训练咳嗽咳痰及进食。

2. 麻醉　气管手术过程麻醉尤为重要。手术中与麻醉师密切配合,手术野要清洁,不能使血液涌入左肺,待手术结束,患者清醒后,再拔除气管插管。

3. 手术途径　颈段气管切除均采用颈环状切口,气管切除长度可达 5cm,主动脉与上气管切除,可用颈纵隔切口,如暴露不充分,可移右前胸第4肋间切口。如主动脉弓上缘以下的病变,均用后外侧胸切口,经肋床或第4肋间进行切除吻合。一般经右胸显露好,操作方便。此切口也用于行气管隆凸切除重造术(图14-2)。

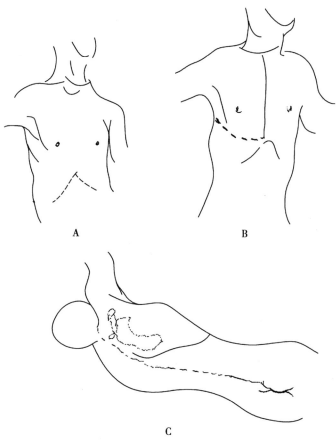

图 14-2　三种气管手术的切口路径示意图
A. 颈部环状切口;B. 颈纵隔切口;C. 右胸后外侧切口

4. 注意要点

(1) 游离气管时,要在气管鞘内解剖显露,避免将气管解剖得很干净光滑,易造成气管缺血,用粗丝线将喉返神经牵开,以免损伤。

(2) 吻合气管前应先在两端缝合牵引线,以备吻合打结时减张用。同时不要切断下肺韧带,可使肺门上移减小吻合的张力。

(3) 吻合口的两端先要修剪好,不要成角,对合要好。

(4) 一定要掌握好切除的长度,避免张力过大。

(5) 气管支气管的切缘要做冰冻切片病理检查,保证切缘干净。

(6) 气管及支气管周围止血要彻底,吻合口的线结要打在腔外,如气管切除多,应将下颌缝合在胸前壁。

5. 术后处理

(1) 保持呼吸道通畅,雾化吸入,尽量排除痰液,必要时纤支镜吸痰,观察愈合情况,保持胸腔闭式引流通畅,促使肺尽早膨胀。

(2) 应用广谱抗生素,可以短时间应用激素,以减轻吻合口的水肿,加强全身的支持和营养。

(3) 保持患者取颈屈头低的 Pearson 位,以防头过伸使吻合拉裂。

6. 主要并发症

(1) 吻合口漏气:不严重者,多表现为皮下气肿,在数日后可自愈。严重者,在 5 天内可重新手术吻合,如时间较长,应先行胸腔闭式引流后,待情况好转后再决定修补或肺切除术。

(2) 吻合口狭窄:早期多因吻合口水肿所致,如为吻合口对合不良或成角所致,则应再次手术。

(3) 喉返神经麻痹:多因肿瘤侵犯或手术操作所致,大部分患者可在 6 个月后逐渐恢复接近正常。

(4) 气管吻合口血管瘘:多由吻合口瘘后的感染侵及血管所致。也有报道,吻合的缝线磨破邻近血管引起,无论什么原因,一旦发生,多数来不及救治。

7. 气管缺损修补及代用品　最为理想的是切除病变的气管,行对端吻合的气管重造术。但因气管切除的长度有限,病变广泛切除后无法吻合,必须用代用品替换气管。

(1) 气管缺损的修补:气管侧壁的小良性肿瘤行局部切除后,可用吸收缝线全层间断缝合气管壁的切口。气管上皮再生能力强,如有多孔代用品,可有血管及结缔组织镶嵌做生长,以覆盖修复内面,1975 年 Moghissi 用聚乙烯纤维网外覆盖心包,进行气管修复,2 例患者均获得长期生存。

(2) 人工气管代用品:1976 年 Neville 用直管型或分叉型硅胶管代替气管或隆突,国内李前生等报道用涤纶硅胶制品替换 2 例气管肿瘤的患者,分别切除 6.0cm 及 10.5cm,随访 16~27 个月,未发现与人工气管相关的并发症。

也有学者报道经 50 多年的大量动物实验均失败,主要原因为导致纵隔血管出血及肉芽组织形成导致吻合口狭窄和梗阻,因此到目前仍无满意的人工气管用于临床。

(一) 上段气管袖状切除术

1. 适应证

(1) 上段气管肿瘤:气管良性或恶性肿瘤,无转移。

(2) 上段气管狭窄:气道外伤,放射治疗后,非特异性的炎症,甲状腺癌肿压迫侵犯者。

2. 手术步骤

(1) 颈项切口或加胸骨正中切口。

(2) 游离气管:良性狭窄往往与周围组织有严重粘连,应紧贴气管分离,以免损伤喉返神经,尤其靠近环状软骨下缘的病变,更要特别注意,然后游离气管后壁与食管的粘连,游离后套一纱条,在病变上下缘切忌游离过长,一般超过 1.0cm 距病变1cm 缝 2 针牵引线。

(3) 切断病变下段的气管:距病变下缘 0.5cm 左右,于正常气管处切断下端气管,经下端气管插入消毒的通气导管或带气囊的气管插管,连接麻醉机进行通气(图 14-3)。

(4) 游离、切断病变上端的气管:用组织钳夹住气管近端,然后切断病变部位近端的气管。此时不要损伤气管后面的食管,取标本送冰冻切片病理检查。

(5) 气管端端吻合:请麻醉师屈曲颈部,把上下两端的牵引线拉近,以观察有否张力,如无张力过大,后伸头部,开始吻合,用可吸收 3-0 缝线,针距 0.3cm,边距 0.2cm,缝线穿过气

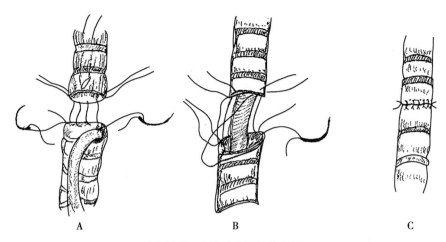

图 14-3 上段支气管袖状切除

A.经下端气管插入通气导管;B.间断缝合气管断端;C.缝合完毕

管全层,第 1 针缝在后壁的中间,然后依次缝合。待缝合最后两针时,拔除下端气管插管,将上段内的气管导往下送过吻合口以恢复通气。

(6)屈颈、结扎缝线:麻醉师再次把患者头颈前屈并保持屈颈位置,由前向后按顺序结扎缝针,仔细检查是否漏气。缝合伤口,如已切开胸骨,应用不锈钢丝缝合固定,放引流管。屈颈后用粗线缝合固定下颌于上胸壁皮肤上,然后用石膏颈领固定。

3. 术中注意要点

(1)吻合口切线处必须是健康组织,否则不但遗漏病变,还导致吻合口瘘,一般以气管切缘距病变 0.5cm 为宜。

(2)吻合时的针间距 0.3cm,边距 0.2cm,特别注意后壁的膜部,最初 3 针一定要缝好,注意平整,对合良好。

(3)尽可能用吻合口周的组织包埋吻合口。

(4)颌胸缝线 14 天后拆除,石膏固定 1 个月,只可平视,待 3 个月后方可抬头活动。

(5)术后是否加强呼吸的管理是手术成败的关键因素。采取各种措施祛痰,可用小型号气管导管进行通气,不能附加气囊,以免直接压迫吻合口或无名动脉,引起严重的并发症。

(二)下段气管袖状切除术

1. 适应证

(1)气管恶性肿瘤,位于下段隆突以上无转移。

(2)下段气管狭窄:由外伤、放疗及非特异性炎症引起的病变狭窄,其内径达 0.8cm,伴有呼吸困难。

(3)病变长度<6cm 者可切除后直接吻合。

2. 手术步骤

(1)右胸后外侧标准切口,经右胸第 5 肋床或第 4 肋间进胸。把肺向下外方牵引,沿气管纵形打开胸膜,游离下段气管或左右主支气管,分别套上纱带将气管向外牵引。在左主支气管距离隆突约 1cm 气管膜部,斜缝 2 针牵引线,在两根牵引线之间斜形切开左主支气管1cm,插入通气导管或带气囊的气管插管,并将其推进左主支气管,进行暂通气(图 14-4)。

在病变远端的气管软骨部与膜部交界处缝两针牵引线,经膜部做一横切口,用手指扪及探查近端情况,然后距肿瘤 0.5cm 横断气管(图 14-5)。

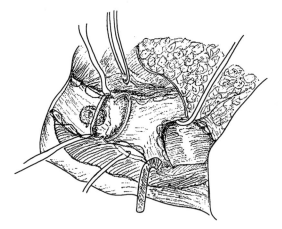

图 14-4 经左主支气管膜部切口插入气管导管通气,横断气管

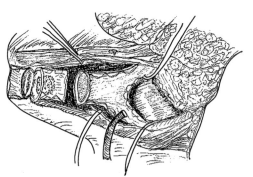

图 14-5 切断病变气管

(2) 气管端端吻合:为了减低吻合口的张力,可让患者下颌向前胸臂弯曲,使气管入胸,必要时还要松解肺门及肺下韧带,再提拉牵引线把气管断端对齐,进行吻合,吻合方法同上段气管切除术。前壁较难缝,应先全层缝合,最后缝合膜部全层,这样调整针距使残端对合更为整齐(图 14-6)。气管吻合完毕,恢复气管通气,仔细检查是否漏气。拔掉左主支气管导管,可靠缝合。在气管吻合处用带蒂心包片或胸膜片包绕缝合,以免损伤无名动脉(图 14-7)。右胸腔放闭式引流,关胸。

(3) 取颈部屈曲位,缝合颌胸皮肤,并石膏固定(图 14-8)。

3. 术中注意要点

(1) 麻醉前做纤支镜检查,以明确定位,引导气管插管。

(2) 1973 年 Grillo 提出,当改为气管通气为左肺后,最好在心包内暂时阻断右肺动脉,

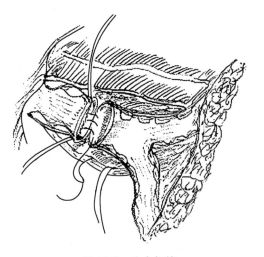

图 14-6 吻合气管

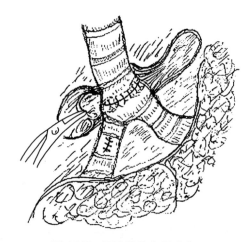

图 14-7 用胸膜片包埋吻合口

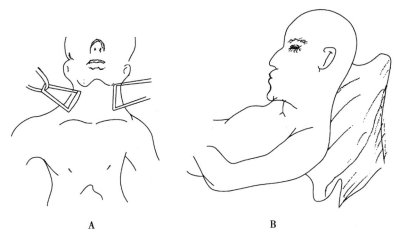

图 14-8　缝合颌胸皮肤(A),使颈部前倾(B)

以免因动静脉分流引起动脉血氧分压下降,如手术时间不长,也可不阻断肺动脉。

(3) 解剖游离气管时,要保护喉返神经及食管等。

(4) 在气管切缘做冰冻切片病理检查,以免肿瘤残留,影响吻合口愈合及疗效。

(5) 吻合口用心包片或胸片等包埋,以促进愈合。

(三) 气管隆嵴切除重造术

气管隆嵴切除重造术是指隆嵴处或邻近区受肿瘤压迫侵及时,将隆嵴及病变一并切除,行全支气管或支气管与气管吻合重造呼吸道。此手术最早是 Woods 于 1961 年开展的,我国上海胸科医院 1976 年 4 月首先成功地完成一侧右全肺叶切除,行气管与左主支气管吻合术。

1. 适应证　气管隆嵴部肿瘤。

2. 手术步骤

(1) 取右胸后外侧切口,经第 4 肋间或第 5 肋床进胸。

(2) 把肺向外下方牵拉,在迷走神经与食管之间纵形切开纵隔胸膜,钝锐结合分解游离下段气管,并用纱布带分别牵引,分离气管分叉上的粘连,切断心包气管韧带,在左主支气管上缝 2 针牵引线,在其间切开左主支气管,插入连接麻醉机的导管通气。该手术是在左肺通气下进行(图 14-9)。

(3) 在气管切缘缝牵引线,然后切断肿瘤上缘血管和下缘的左右主支气管,将隆突及肿瘤一并切除(图 14-10)。

(4) 隆嵴重造有两种方式:第一种,右主支气管与气管端端吻合:先缝右主支气管与气管的后壁,间断缝合,结扎在腔外(图 14-11)。吻合完毕,将口腔气管插管插入右主支气管进行通气,拔除左主支气管的插管。在右中间支气管左侧切一小口,其大小与左主支气管口径相仿,用牵引线将左主支气管拉入右侧胸腔,行左主支气管与右中间支气管端侧吻合,先缝后壁,后缝前壁(图 14-12)。吻合完毕用带蒂的纵隔胸膜或心包片包埋两个吻合口。第二种,左右主支气管内侧壁行侧侧吻合:该术式是组成新的隆嵴,左肺通气,将气管与完成侧侧吻合的左右主支气管行端端吻合(图 14-13)。先缝气管的左侧壁,再缝气管前壁及后壁,最后缝右侧壁,即将完成吻合时拔除右主支气管插管,改为口腔插管通气,吻合完毕,检查无漏

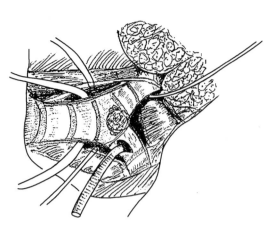

图 14-9　经左主支气管膜部切口插管进行通气

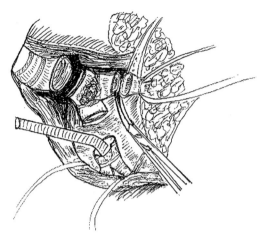

图 14-10　隆突和肿瘤一并切除

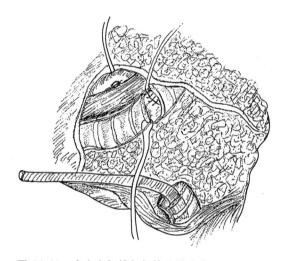

图 14-11　右主支气管与气管端端吻合

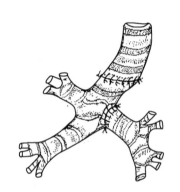

图 14-12　左主支气管与右中间支气管端侧吻合

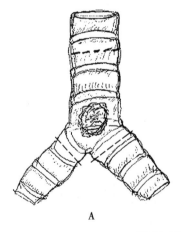

A

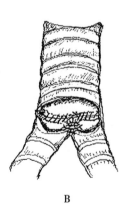

B

图 14-13　隆突重造法

A.虚线示气管及支气管预定切断线；B.完成左右支气管端端吻合

气后,用带蒂胸膜或大网膜包埋吻合部位。

（5）放置胸腔引流管,关胸。行颈胸皮肤缝合。

3. 术中注意要点

（1）为减低吻合张力,促进愈合,可松解右肺门,游离右主支气管及下肺韧带,可以抬高右主支气管 3cm 的长度。

（2）心包内松解肺血管,可增加约 1cm 的长度。

（四）隆嵴及右肺上叶切除术

1. 适应证　原发性右肺上叶支气管肿瘤累及隆嵴或伴有右上肺叶不张者。

2. 手术步骤

（1）体位取左侧卧位,切口选右后外侧切口,经第 5 肋床进胸。

（2）显露隆嵴、左主支气管及右中间支气管,用 3 根纱带牵引,并各缝牵引线两根。按常规处理右肺上叶血管,游离肺下韧带,切断气管,左主支气管和右中间支气管,一并切除右肺上叶和隆嵴,另插一通气导管在左主支气管内进行麻醉通气。

（3）先行气管与左主支气管端端吻合,在吻合口下方 1cm 处行左主支气管与右中间支气管端侧吻合（图 14-14）。吻合完毕前改回经口腔通气,试验吻合口无漏气后,用带蒂胸膜片包埋,放胸腔引流,关胸。

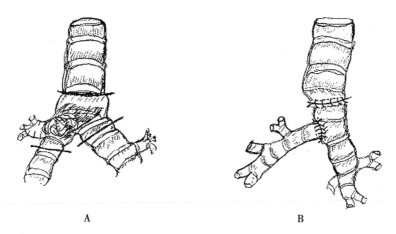

A   B

图 14-14　隆嵴与右肺上叶切除吻合

A. 切除隆嵴包括右肺上叶;B. 气管与左主支气管端端吻合,右中间支气管与左主支气管端侧吻合

（五）隆嵴及右全肺切除术

1. 适应证　原发性右主支气管肺癌累及隆突,或中心型肺癌累及气管和上叶、中间断主支气管以下者。

2. 手术步骤

（1）右后外侧切口,经第 5 肋床或肋间进胸。

（2）解剖游离显露出下段气管及左右主支气管,套带牵引。常规处理右肺动脉及右肺上、下静脉,在气管及左主支气管各缝两根牵引线。切断气管和左主支气管,将麻醉导管插入左主支气管进行通气,右肺和隆嵴一并切除,气管与左主支气管端端吻合（图 14-15）。先吻合左侧壁及前壁,后吻合后壁,吻合结束前改用口腔导管麻醉通气。

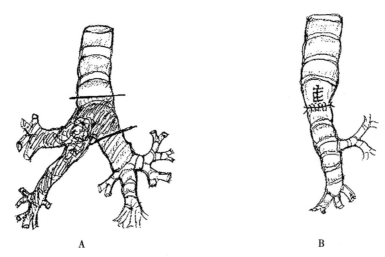

图 14-15 隆嵴与右全肺切除及吻合
A.切除隆嵴及右全肺;B.气管与左主支气管吻合

（3）试验吻合口无漏气后,用带蒂心包片或胸膜瓣包埋,行胸腔闭式引流,关胸。

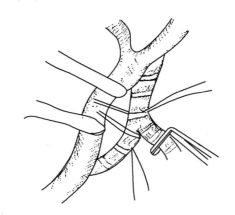

图 14-16 将左主支气管从主动脉弓后拉出

（六）气管隆嵴与左全肺切除术

1. 适应证 肿瘤累及左上、下肺叶及左主支气管隆凸者。

2. 手术步骤

（1）取左胸后外侧切口,经第5肋床进胸,检查病变,常规处理左肺动脉及左肺上下静脉。为操作方便,可先将左肺距隆突2cm切除,残端用直角钳夹住以防漏气。

（2）因隆凸在位于主动脉弓的后上方,均影响该手术的视野,因此将主动脉弓游离,套带,向前翻转,把左支气管从主动脉弓后拉出,再游离出气管及主支气管并分别套带牵引(图14-16)。距肿瘤1cm处的气管及右侧主支气管软骨和膜部交界处各缝1针牵引线,距肿瘤0.5cm处横断气管及右主支气管,将隆突一并切除(图14-17)。将通气导管插入右主支气管。吻合气管与右主支气管线结打在腔外,吻合将完毕时拔除通气导管改为口腔通气麻醉管。吻合口试验不漏气后,用带蒂心包片或胸膜瓣包埋吻合处(图14-18)。为防止主动脉因纵隔移位致扭曲,将主动脉弓与纵隔胸膜固定2至3针。

（3）检查术野无渗血后,放胸腔闭式引流,关胸。

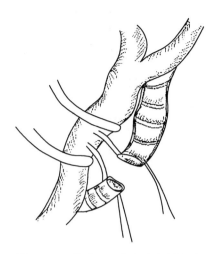

图 14-17　将隆凸及右主支气管切除

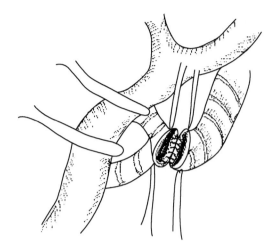

图 14-18　气管与右主支气管吻合

第十五章

原发性纵隔肿瘤和囊肿

纵隔实际上是一间隙,前为胸骨,后为胸椎(包括两侧脊柱旁肋脊区),两侧为纵隔胸膜,上连颈部,下止于膈肌。纵隔内有心脏、大血管、气管、食管、胸导管、神经、胸腺及丰富的淋巴组织和结缔组织等。近年来把含有很多重要器官的纵隔间隙称为内脏器官纵隔(以往称为中纵隔);在气管,心包前面的间隙称为前纵隔;在气管心包后方的(包括气管和脊柱旁纵隔)称为后纵隔(图15-1)。临床上常以纵隔分区确定病变的部位。

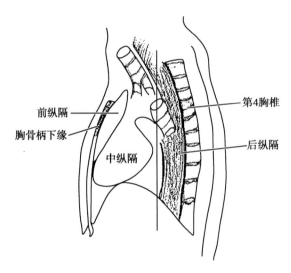

前纵隔
胸骨柄下缘
中纵隔
第4胸椎
后纵隔

图 15-1　纵隔临床解剖分区

一、常见的纵隔肿瘤和囊肿

纵隔内组织的器官较多,其胎生结构来源复杂,所以在纵隔内可发生各种各样的肿瘤和囊肿,常见的纵隔肿瘤和囊肿见图15-2。这些肿瘤又都有其各自的好发部位,除上述图示外,再见表15-1。

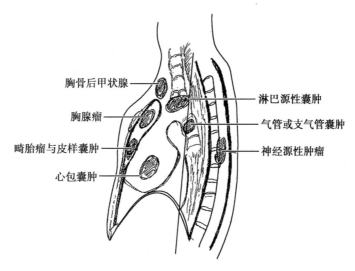

图 15-2　纵隔肿瘤的好发部位

表 15-1　纵隔肿瘤和囊肿的好发部位

上纵隔	前纵隔	中纵隔	后纵隔
胸腺瘤	胸腺瘤	心包囊肿	神经源性肿瘤
胸内甲状腺肿瘤	淋巴管瘤	淋巴瘤	肠源性囊肿
甲状旁腺瘤	血管瘤	支气管囊肿	
淋巴瘤	脂肪瘤		
	生殖细胞肿瘤		

牢记上述的好发部位,对术前正确诊断和外科治疗有很大的帮助,也有少数的例外情况。

二、临床表现及诊断

（一）临床表现

纵隔肿瘤阳性体征不多。其症状多与肿瘤的大小、部位、生长方向、速度、质地及性质有关。良性肿瘤生长较慢,向胸腔方向生长,可长到相当大的程度也无症状或很轻微。相反,恶性肿瘤侵蚀程度高,进展速度快,可能肿瘤较小就出现症状。常见的症状为胸痛、胸闷、刺激或压迫呼吸系统、神经系统、大血管、食管的症状。另外还可出现一些与肿瘤性质相关的特异性症状:

1. 压迫神经系统　可能出现 Horner 综合征;压迫喉返神经出现声音嘶哑;压迫臂丛神经可出现上臂麻木,肩胛区疼痛放射到上肢痛;哑铃状的神经源性肿瘤有时压迫脊髓引起瘫痪。

2. 刺激或压迫呼吸系统　引起咳嗽、呼吸困难、发热、咳脓痰或咯血等症状。

3. 压迫大血管　压迫无名静脉可致单侧上肢及颈静脉压增高;压迫上腔静脉可出现上肢、面部肿胀发绀,颈浅静脉怒张等上腔静脉综合征。

4. 压迫食管　可引起吞咽困难。

特异性症状对确诊意义较大。如随吞咽运动上下为胸骨后甲状腺肿,咳出细毛发样或豆渣样物为破入到肺内的畸胎瘤,伴重症肌无力为胸腺瘤。

（二）辅助检查

除了上述临床表现对诊断有重要意义外,以下检查有助于临床诊断:

1. 胸部影像学检查:胸部 X 线片、CT、MRI 等,必要时行心血管造影或支气管造影,能进一步鉴别肿瘤的相通部位以及与心脏、大血管、支气管及肺等脏器的关系,以提高诊断率。

2. 超声扫描有助于鉴别实质性、血管性或囊性肿瘤。

3. 放射性核素[131]I 扫描有助于鉴别胸骨后甲状腺肿。

4. 颈部肿大淋巴结活检有助于鉴别淋巴源性肿瘤或其他肿瘤。

5. 可行气管镜、食管镜及纵隔镜检查,但临床应用较少。

（三）治疗

治疗除恶性淋巴源性肿瘤适宜放射治疗外,绝大多数原发性纵隔肿瘤只要无其他禁忌证,均应外科手术治疗。即使是良性肿瘤或囊肿无症状,由于逐渐长大,压迫着毗邻器官,甚至出现恶变或并发感染,因此均应考虑早期手术为宜。

【手术方法】

（1）切口的选择:纵隔肿瘤的手术切口应根据肿瘤所在部位的具体情况而定,必须达到充分显露手术野的目的。前外侧切口适用于前纵隔偏于一侧的肿瘤,显露清楚,必要时可横断胸骨的扩大切口,中纵隔肿瘤同样可行前外侧切口,标准的后外侧切口适用于后纵隔肿瘤,胸骨正中劈开切口适用于胸骨后位的肿瘤及双侧性前纵隔肿瘤。

（2）纵隔肿瘤的切除方式应根据肿瘤所在部位的具体情况而定。

1）前纵隔肿瘤:前外侧切口进胸腔,切开纵隔胸膜,钝性剥离,大多数可成功摘除,若肿瘤基底部位置较深,或与心脏大血管粘连紧密,应谨慎地在被膜内剥离,若在剥离过程中,高度怀疑可能损伤大血管致大出血,宁可遗留少许肿瘤组织(上金属夹以便术后观察疗效)。如畸胎瘤体较大,显露困难,可切开囊腔清除内容物,在被膜内直视剥离。残留的囊壁或肿瘤组织可用 1%石炭酸烧灼被膜内壁及肿瘤组织,要避免损伤重要的大血管。前纵隔肿瘤以胸腺瘤为代表的手术示意图(图 15-3、图 15-4)。

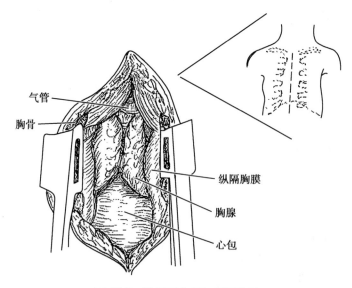

图 15-3　胸骨正中切口显露胸腺

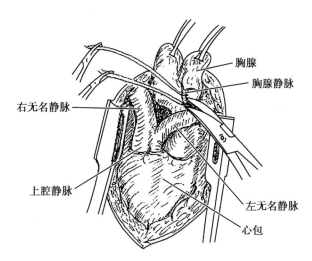

图 15-4　提起胸腺,在其后侧结扎,切断胸腺静脉

2）中纵隔肿瘤:剥离多不困难,如感染粘连较重时可能损伤气管、支气管及食管,应给予修补。中纵隔囊肿切除示意图(图 15-5)。

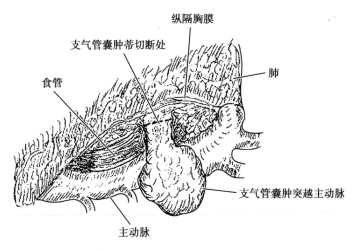

图 15-5　经后外侧切口行中纵隔支气管囊肿切除术

3）后纵隔肿瘤:外侧切口进胸腔。该部位以神经源性肿瘤居多,术中应避免损伤神经,对呈"哑铃"状生长的肿瘤,应与神经外科医生协作,先切除椎管内肿瘤,再切除胸内肿瘤,尽量不损伤神经根和脊髓,勿使其营养血管回缩椎管内,以免出血形成血肿引起截瘫。后纵隔肿瘤切除示意图(图 15-6)。

【术中注意要点】

当肿瘤侵犯至大血管,术中可能损伤无名静脉及上腔静脉,在无把握情况下,可遗留残余组织,一旦发生大出血,先手指轻压出血部位,吸净积血或上无损伤钳后,修复破口,可靠止血。

【术后处理】

与一般开胸术相同,如行胸腺瘤切除者,应注意呼吸系统变化,特别注意肺部感染及呼吸衰竭的发生。

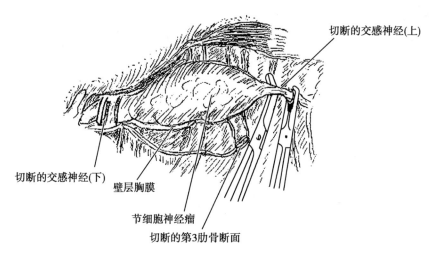

图 15-6 经后外侧切口行后纵隔神经源性肿瘤切除术

第十六章

胸骨后甲状腺瘤切除术

胸内甲状腺肿来源有两种:①甲状腺位于颈前两层深筋膜之间,两侧有颈前肌群的限制,加之甲状腺本身的重力作用,故较容易向下发展。当肿大的甲状腺接触到胸廓入口后,又受到胸腔负压的吸引,促使肿大的甲状腺向胸内陷入。此类胸内甲状腺肿称为坠入性胸内甲状腺肿。临床上大多为坠入性,其血供主要源于甲状腺下动脉及其分支。②由于胚胎期部分或全部甲状腺胚基离开原基并在纵隔内发育而成。此类型称为迷走性胸内甲状腺肿,血供主要源于胸内血管。临床上比较少见。

胸内甲状腺肿占甲状腺疾病的 9%～15%,占纵隔肿瘤的 5.3%,女性多于男性,男女之比为 1:3～4,发病年龄 40 岁以上最多。临床症状主要由于肿块压迫周围器官引起,如压迫气管引起呼吸困难、喘鸣;压迫上腔静脉,引起上腔静脉综合征;压迫食管引起吞咽困难。症状轻重与肿块的大小、部位有关。约 1/3 的患者无症状,个别患者因肿块嵌顿在胸廓入口处或自发性、外伤性出血而引起呼吸困难。坠入性的胸内甲状腺肿体格查对可在颈部触及肿大的甲状腺,并向胸内延伸而触不到下极。临床诊断主要依靠辅助检查。胸部 X 线为首选,通常可见到上纵隔增宽或上纵隔椭圆形或圆形阴影,上缘伸入颈部,阴影内有钙化,部分可见气管受压移位。10%～15%的胸内甲状腺肿位于后纵隔、下纵隔甚至接近膈肌水平。胸内甲状腺肿虽然来源于甲状腺左右两叶的机会相等,但由于下降的甲状腺肿在左侧遇到锁骨下动脉、颈总动脉及主动脉弓的阻挡,而在右侧只有无名动脉,其间隙较宽,故右侧居多。CT检查可以更加详细的提供肿块的情况,核素可以帮助确定肿块是否为甲状腺组织,也可确定大小、位置或有无继发甲亢的热结节。超声可以明确肿块是囊性或实质性。数字减影可帮助了解肿块血供来源及肿块本身的血液循环情况。MRI 帮助了解肿块与周围大血管的关系,排除血管瘤的可能。

胸内甲状腺肿多有压迫症状,可继发甲亢,也有 2%～20%为恶性,故应早期手术切除。手术的方法因肿块的部位、大小、深度、形状以及周围器官的关系而异。对于继发甲亢者,术前应行甲状腺功能亢进药物治疗,以做好充分术前准备。

【适应证】

明显肿大的甲状腺,其下极部分延伸长大到胸骨后间隙,压迫颈内静脉,无名静脉,锁骨下静脉,因气管受压,而患者出现呼吸困难(图 16-1)。

【术前准备】

除按甲状腺手术常规准备外,还应行胸部 X 线片检查,了解甲状腺下极的位置及气管、心肺情况。

【麻醉与体位】

气管插管全身麻醉,取平卧位,头部稍后伸。

【手术步骤】

1. 经颈部切除胸骨后甲状腺肿可行领式切口,但位置可略低,切口要比较宽大。有时为清晰显露甲状腺瘤,便于操作,可将两侧胸锁乳突肌前缘部分切开(图 16-2)。

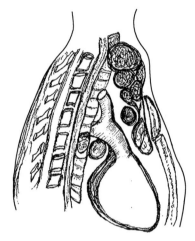

图 16-1　胸骨后甲状腺瘤

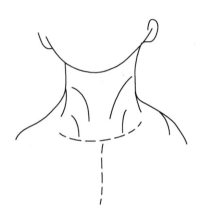

图 16-2　手术切口

2. 先按甲状腺瘤切除的步骤,切开皮肤、皮下组织、颈阔肌层,分离皮瓣,游离颈前肌群与胸锁乳突肌间的界线,切开颈正中线向两侧分离舌下肌群,横断该肌后即可显露甲状腺。切断胸锁乳突肌更有利扩大手术野(图 16-3)。

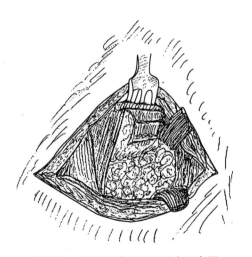

图 16-3　切断胸锁乳突肌扩大手术野

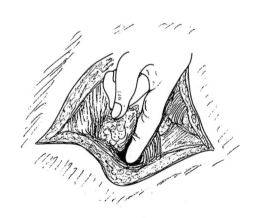

图 16-4　进入前纵隔分离肿瘤周围粘连

3. 显露甲状腺后,决定是否要劈开胸骨。在少数情况下,因甲状腺下极位置低达第 3、4 肋软骨平面,并与周围组织有粘连,不宜勉强游离,需在领式切口中点切开直达 2、3 肋软骨水平,显露出胸骨柄及胸骨体间关节,然后以示指或剥离子进入前纵隔或胸骨柄的后方(图 16-4)。

4. 用电锯或骨凿及胸骨剪将胸骨柄沿中线垂直劈开,注意勿伤及脏器(图 16-5)。

5. 向两侧做短臂横向切口进入胸骨后间隙,将骨瓣掀起,骨断面渗血用骨蜡封闭止血(图 16-6)。

6. 胸骨的两瓣用自动牵开器撑开(图 16-7)。

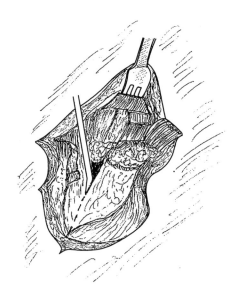

图 16-5　劈开胸骨柄

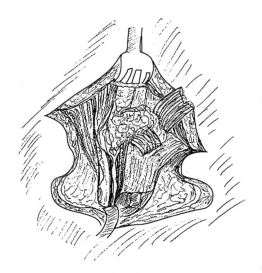

图 16-6　将骨瓣掀起,骨断面止血

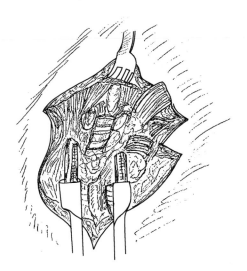

图 16-7　用自动牵开器撑开胸骨两边

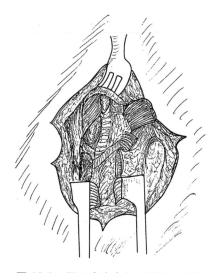

图 16-8　显示出由右向左的无名静脉

7. 将胸廓的上口扩开并稍扩大,显露出前纵隔,分离胸廓内动静脉,钳夹、切断、结扎。如甲状腺下极难以一次性顺利拉出,可推开外层被膜,用粗丝线缝于下极,向上缓慢提起并游离,最终完全拉出。

如牵引胸骨后甲状腺时,患者出现呼吸困难,应暂缓牵拉,如患者麻醉采用气管插管,可无明显变化,但牵拉有阻力均应考虑到解剖未完全或与气管前筋膜有严重粘连,此时应仔细解剖分离结扎出血点。

8. 甲状腺肿瘤完全显露后,切除有肿瘤的一叶甲状腺,显示出由右向左的无名静脉(图16-8)。

9. 检查创口内无活动性出血后,缝合切断的颈部肌肉,然后在胸骨上钻孔,用金属线将胸骨对合,颈部切口在胸骨后及残腔内放置负压引流管(图16-9)。

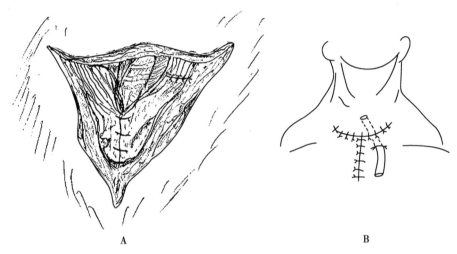

图 16-9　缝合胸骨(A),置放引流(B)

【术中注意要点】

1. 从胸骨后未能提离的部分腺体,用手指伸入胸骨后外层和内层被膜的分离层面,在下极仔细的分离。

2. 分离不能粗暴,否则可损伤喉返神经或撕裂颈根部的静脉干,引起空气栓塞。

3. 牵引胸骨后的甲状腺时,如患者出现呼吸困难时应暂停牵拉。再行由浅入深的分离,以减少机械性刺激所致的气管受挤压不适,缓慢的提起甲状腺体至颈部切口,找到甲状腺下静脉予以结扎离断。再按甲状腺次全切除术施术。

4. 如甲状腺肿瘤体积过大不易由胸骨后提出颈部时,用手指借助胸骨挤压碎后劈开胸骨,此法有出血不止和损伤重要血管、神经的危险,应慎重使用。

5. 经颈部切口放置引流管到胸骨后应可靠,并接负压引流。

【术后处理及主要并发症】

同甲状腺大部切除术。

【讨论】

颈部甲状腺肿瘤(包括甲状腺系突癌)行甲状腺大部切除、全切及甲癌根治术,由于解剖较复杂,术中术后易出现较多并发症,主要有:①术中或术后出血;②气管痰液阻塞喉头水肿,气管痉挛;③甲状腺危象;④术后手足抽搐;⑤甲状腺功能减退;⑥喉返神经及喉上神经损伤;⑦术后甲状腺功能亢进复发及恶性眼球突出等。因此,术前应全面检查,熟悉解剖,仔细操作,可靠结扎甲状腺上、下动静脉及中静脉。术后出血不要盲目钳夹及大块缝扎止血,适可而止。如病变粘连重,则无需显露喉返神经,但应避开神经可能隐藏的部位,避免用力牵拉、压榨、剥除气管食管沟的结缔组织,尽量避免喉返神经的损伤。甲亢患者要掌握好切除的量且可靠结扎甲状腺上、下或最下动脉以预防复发。术中仔细检查有无甲状旁腺的误切以便及时植入。术后密切观察并予以治疗。

第十七章

食 管 憩 室

食管壁的一层或全层从食管腔内向外局限性膨出,形成与食管腔相通的囊状突起,临床上称为食管憩室,几乎都见于成年人。

1940 年 Rokitansky 按食管憩室的发病机理,将其分为牵引型和膨出型憩室。以后 Barret 又将食管憩室分为三种类型,即牵引型、膨出型和牵引膨出型。这些分类对确定食管憩室的性质有意义,但多数学者仍习惯前两种类型的描述。膨出型憩室是由于咽部肌肉的功能失调,当吞咽时,环咽肌松弛不及时,使食管的内压上升,黏膜及黏膜下的组织在咽下缩肌斜纤维与环咽肌横纤维之间的薄弱的三角区膨出。

因食管憩室不包括食管全层,故称为假性憩室,该憩室可发生在膈上食管处,但极少数发生在食管的中段。牵引型憩室大多发生在气管分叉及其附近的食管壁上,是因肺门淋巴结炎症或淋巴结核感染后,发生粘连及瘢痕收缩,向外牵拉食管壁全层引起的真性憩室,一般不超过 2cm,占食管憩室的 90%左右,一般不需手术治疗。

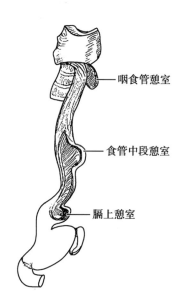

咽食管憩室

食管中段憩室

膈上憩室

图 17-1　食管憩室的类型

食管憩室发生于食管的三个平面(图 17-1):①咽食管结合部;②食管中段;③食管的膈上或膈下平面。1964 年 Finney 和 Gaertner 曾报道 Johns Hopkins 的 45 例食管憩室,其中 38 例为咽食管憩室,3 例为食管中段憩室,4 例为膈上食管憩室。

第一节　膨出性食管憩室

膨出性憩室(bulge esophageal diverticulum)的发病率较高,约占食管疾病的 4%左右。膨出性憩室最常见的是咽食管憩室或称为 Zenker 憩室,1874 年德国的病理学家 Zenker 对本病做了正确的分析与观察从而命名为 Zenker 憩室。

一、外科解剖憩室的好发部位

外科解剖憩室的好发部位是左咽下缩肌之间的三角区,也称为 Killian 或 Lennier-Hacker 区。咽下缩肌可分为两个部分:一部分来自甲状软骨,这是吞咽食物的主要肌肉,另一部分来自环状软骨,呈衣领状围绕食管开口起着括约肌的作用。Shallow 指出憩室发生的部位不是在三角区的中部,而是在甲状腺下动脉进入咽食管连接处的分叉部,是在三角区的两侧,多数发生在左侧,也可发生在右侧(图 17-2)。

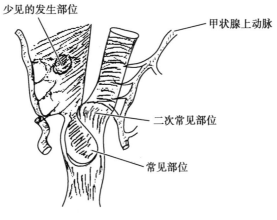

图 17-2　咽食管憩室的好发部位

食管憩室的发生除解剖上的薄弱区域外,还与肌肉活动的不协调有关。当咽下缩肌收缩将食物推下时,环咽肌不松弛或过早收缩都会造成咽下部腔内压升高,持续时间长可使食管的薄弱区膨出最初呈半球形(Ⅰ期),逐渐呈球状囊袋状(Ⅱ期),食物潴留在囊袋内使之扩大下垂,与咽部直接连接,而被压前移的食管腔变狭窄,使大部分食物进憩室(Ⅲ期)(图 17-3)。

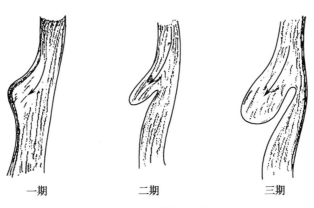

一期　　　　　　　　二期　　　　　　　　三期

图 17-3　食管憩室的分期

二、临床表现及诊断

病变的早期无症状,随着病情的进展,吞咽时可有咕噜声。憩室增大后,有较多的食物潴留时,有压迫感,吞咽困难,特别是进食后可呕吐出淤积在憩室内的陈旧性的腐臭食物,在夜间吞咽时,有窘迫的呱呱声,食物反流可引起吸入性肺炎,出现发热、咳嗽甚至呼吸困难等症状。如出现声音嘶哑是憩室压迫了喉返神经所致。颈部扪及到质软或有压痛的包块,压迫包块时有嘟噜声。当憩室发展到第二期以后,可出现明显的吞咽困难,患者可出现消瘦及营养不良等表现。

膈上憩室的症状主要为反流性食管炎的表现,如呃逆,刺激膈肌可引起呕吐,胸背部疼痛,反酸甚至出现呕血、便血等症状。

本病的诊断主要依据病史,体征及 X 线钡餐或食管纤维镜检查即可得到确诊。但病程到第三期时,食管纤维镜进入憩室内可造成医源性损伤。

三、外科手术治疗

【适应证】

1. 咽食管憩室,通常手术治疗。

2. 膈上憩室,有明显的症状伴出血,反流性食管炎,恶变时均应手术,否则宜保守治疗。

3. 食管中段憩室或并发有上述情况者。

【术前准备】

纠正水电解质失衡,改善营养状况,多饮水冲洗憩室,口服抗生素液 2~3 天,术前置放胃管。

【手术步骤】

1. 咽食管憩室切除术

(1) 在气管插管全身麻醉下,取平卧位,肩部略抬高,头转向左侧,该左胸锁乳突肌前缘行颈部切口。

(2) 切断胸骨舌骨肌和胸骨甲状肌,在甲状肌外侧和颈总动脉内侧疏松的蜂窝组织内间隙寻找到甲状腺下动脉后,给予结扎、切断。其下方即是食管的侧壁和憩室(图 17-4)。

(3) 用 Allis 钳提起憩室底部,游离憩室将其提引到切口外,分离肌纤维层,显露黏膜下层。即使憩室大,其颈部都在 2cm 以内,此时要注意的是如疑憩室颈部宽大,提示可能术者解剖不彻底应仔细解剖辨认清楚。

(4) 提起憩室的底部,在其颈部切除,边切边缝,用 0 号线缝合,再用 1 号线包埋缝合食管浆肌层,最后缝合咽下缩肌与环咽肌(图 17-5)。

2. 食管中段憩室切除术

(1) 采用右胸后外侧切口,经第 6 肋床进胸,有少数患者可选择左胸后外侧切口。

(2) 在肺门后结扎,切断奇静脉,以显露食管和憩室,沿食管床剪开纵隔胸膜确认食管。在憩室部位的近端及远端解剖出憩室(图 17-6)。如遇有瘘管,应先于闭合,由于粘连重,憩室的解剖较为困难,必要时暂将食管下段阻断,从胃管注入气体使憩室膨出,有利于解剖和显露,小的憩室可直接缝合,无需切除。

(3) 钝性分开食管肌层,牵引出憩室和黏膜,平行食管纵轴切除憩室(图 17-7),切除憩室必须在颈部切断,如有部分残留,术后易复发。

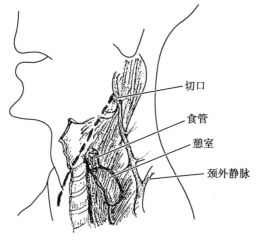

图 17-4　切口显露憩室

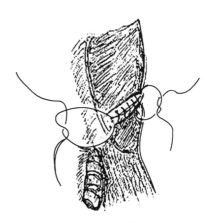

图 17-5　切除憩室缝合食管层

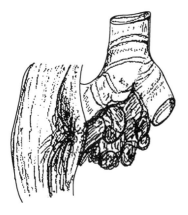

图 17-6　解剖出憩室

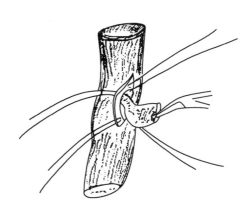

图 17-7　切除憩室

（4）用线丝线间断缝合黏膜切口,线结留于食管腔内,间断缝合食管肌层,包埋黏膜切口,并利用邻近的带蒂胸膜片覆盖缝合固定(图 17-8)。

（5）清洗胸腔,置放闭式引流,关胸。

3. 膈上食管憩室切除术

（1）右胸后外侧切口,经第 7 肋或 7 肋间进胸。

（2）分离肺下韧带,将肺牵拉向上方,把膈肌牵向下方,剪开纵隔胸膜,找到食管和憩室,游离憩室及上、下食管段,将食管绕一根细橡皮管做牵引,轻轻将食管及憩室提起(图 17-9)。游离出囊袋,剥离肌纤维,显露黏膜层,钳夹憩室颈部远侧,切除囊袋,用 0 号无创缝线间断缝合黏膜层,1 号线间断缝合肌层(图 17-10)。

（3）冲洗胸腔,放置胸腔闭式引流,关胸。

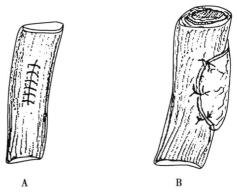

A　　　　　　　　　B

图 17-8　缝合黏膜切口及带蒂胸膜片覆盖缝合固定

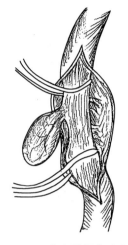

图 17-9 游离并提出憩室

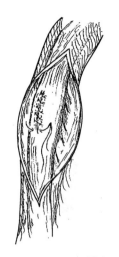

图 17-10 两层缝合

第二节 牵引性食管憩室

牵引性食管憩室(traction diverticulum of esophagus)多发生在气管分叉及其附近,由肺门的淋巴结炎引起,多数为结核性。炎症波及到周围的食管壁,炎症消退后形成瘢痕,将食管壁全层牵拉形成真性憩室。也可发生在膈上及食管上段,一般大小在 1~2cm,可单发,也可多发,笔者曾行 1 例多发性食管中段牵引性憩室手术,均在 0.8~1.6cm,共 8 枚,行 8 字缝合,术后食管镜检查愈后良好。如果牵引性憩室在 2.0cm 以内无症状可不需手术治疗。但应定期随诊,预防恶变。

食管中段牵引型憩室的手术方法有憩室切除术、憩室翻入埋缝术、食管支气管瘘缝扎修补术以及食管部分切除食管胃肠吻合术等。本术式的选择取决于患者的全身情况。要严格掌握手术适应证和准确细致的手术操作,避免不必要的创伤是保证手术成功的重要措施。

第三节 食管支气管瘘修补术

【适应证】

食管支气管瘘不容易自愈,而且可导致严重的肺感染和肺化脓症,因此必须手术治疗。

【麻醉与体位】

选择双腔管气管内插管全身麻醉,患者取左侧卧位。

【手术步骤】

1. 切口:一般经右胸后外侧切口,切除第 6 肋骨进胸。

2. 显露瘘管:如探查发现有膜状或束状粘连,予以分离,将右肺牵向前上方,剪开食管中段部位的纵隔胸膜,在食管右侧,气管分叉之下缘进行解剖分离、便可找到位于食管和右主支气管之间的瘘管(图 17-11)。

3. 彻底切除瘘管周围的肉芽组织和瘢痕组织以及钙化淋巴结或炎性的淋巴组织。结扎并切断瘘管、并可切除一部分瘘管(图 17-12)。分别用可吸收线缝合两端瘘管,用邻近的纵隔胸膜片分别覆盖于食管和支气管瘘之两断端并缝合固定(图 17-13)。

有学者建议,为预防术后支气管瘘口缝线崩裂以致瘘复发,术后早期行支气管腔内冲洗,术中可行气管造口术。如果术中发现食管瘘之关闭不满意,可行颈段食管转流和胃造口术,待患者恢复后,再考虑食管的重建术。

术后处理同其他食管切开术。

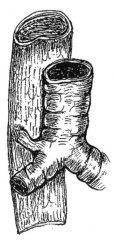

图 17-11 食管与右主支气管之间的瘘管

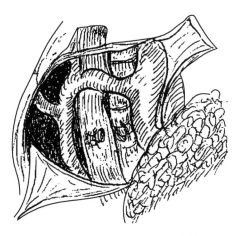

图 17-12 结扎并切除部分瘘管

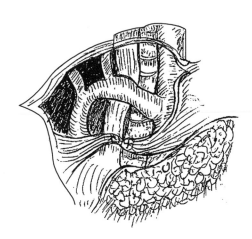

图 17-13 用邻近纵隔胸膜片分别覆盖于食管和支气管瘘的两端并缝合固定

第十八章

食管良性肿瘤及囊肿

食管良性肿瘤及囊肿比较少见,据资料统计约占恶性肿瘤的 2%,但在胸外科临床医疗工作中常能遇到。因为这些病变可造成食管腔的梗阻和误吸,可导致肺部严重的并发症而死亡。

食管的良性肿瘤发病率不很清楚,主要是有较多的患者未经外科手术治疗。食管的良性肿瘤分为腔内型、黏膜下型及壁内型等 3 型,这些肿瘤可发生于食管的任何部位。

1. 腔内型食管良性肿瘤　主要为食管息肉,如脂肪瘤,纤维血管性息肉,纤维脂肪瘤,纤维神经性息肉等。

2. 食管黏膜下良性肿瘤　有血管瘤,颗粒细胞瘤及神经纤维瘤等。

3. 食管壁内型良性肿瘤　有食管平滑肌瘤,平滑肌瘤病,脂肪瘤及错构瘤等。平滑肌瘤是最常见食管良性肿瘤,而且几乎都是壁内型,其次常见的是腔内型食管息肉。

食管囊肿与发生在食管内的支气管囊肿的鉴别诊断非常困难,因为两者在胚胎学与组织学上有密切关系。真性食管囊肿均见于成年人而且往往好发于食管下段。而支气管囊肿可以含有软骨组织,而真性食管囊肿不含软骨组组织。

多数食管良性肿瘤及囊肿的患者无临床症状和体征。主要取决于肿瘤在食管的解剖部位。食管腔内型的良性肿瘤可以不同程度填塞食管腔,因而常有吞咽困难,呕吐及消瘦等症状,还可出现咳嗽,胸背后压迫感或紧迫感,吸入性肺炎或上消化道出血等临床表现。

绝大多数的食管良性肿瘤及囊肿通过局部切除可达到治愈的目的。一般不需要切除局部的食管壁。对成人的瘤体较小者可临床观察,不必急于外科手术。食管良性肿瘤及囊肿施行食管切除术的病例较少,手术死亡率在 2% 以下或接近于 0。食管良性病变发生恶变者罕见。手术疗效满意,预后好。

第一节　食管平滑肌瘤摘除术

【适应证】

无论有无症状,瘤体较大者都应选择手术。特别是肿瘤性质不易确定时,要及早手术,因为少数病例可发生恶变,如诊断明确,但症状不显著,瘤体很小未超过 2cm,可以观察定期复查。

【术前准备】

术前应行上消化道钡餐检查或内镜检查,以确定病变的部位及性质;术晨放置胃管,以术中确定食管腔与肿瘤关系的标志及术后胃内减压。

【麻醉与体位】

气管插管,静脉复合全身麻醉。体位根据选择切口而定。

【手术步骤】

1. 手术切口 食管中上段平滑肌瘤,可采用右前外侧切口,经右胸第 3 或 4 肋间或肋床进胸。食管下段平滑肌瘤,可选左胸后外侧切口第 6 肋或第 7 肋间进胸。

2. 进胸后根据术前检查提示的部位仔细探查肿瘤,确定后切开相应部位的纵隔胸膜,游离出部分食管,套上牵引食管带(图 18-1)。于瘤体两侧各缝牵引线,纵行切开食管肌层达瘤体,沿肿瘤表面用剥离子推开肌层(图 18-2)。

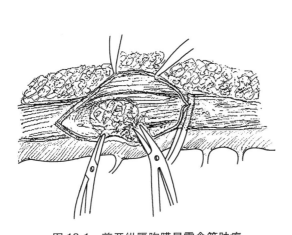

图 18-1 剪开纵隔胸膜显露食管肿瘤

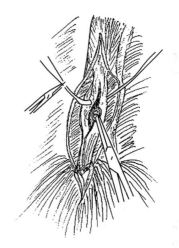

图 18-2 切开食管肌层用剥离子推开肌层

3. 切除肿瘤 于瘤体上缝 1 针作为牵引线,助于将肿瘤提起,术者用左手中指托起肿瘤用剥离子轻轻推开食管肌层及黏膜,如有粘连时,用剪刀紧贴肿瘤剪开,注意不要损伤食管黏膜,顺利将肿瘤完整剥除(图 18-3、图 18-4)。

4. 检查食管黏膜有无破裂 切除肿瘤后,将胃管退到肿瘤床处,阻断上下食管,从胃管内注生理盐水 50~100ml,观察有无漏水,如有破口应用细线修补。缝合肌层及纵隔胸膜(图 18-5)。如破口大应改做胃食管吻合术。

5. 冲洗胸腔,置放闭式引流管,关胸。

【术中注意要点】

有以下情况可行肿瘤食管(胃)部分切除,食管胃吻合术:

1. 不常见的巨大的食管平滑肌瘤累及一大段食管肌层,使之萎缩或破坏而无法修补。

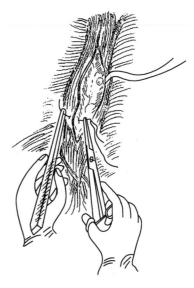

图 18-3 牵引提起肿瘤

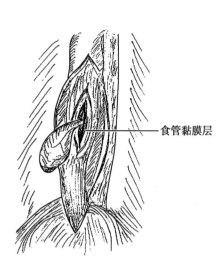

食管黏膜层

图 18-4 完整摘除

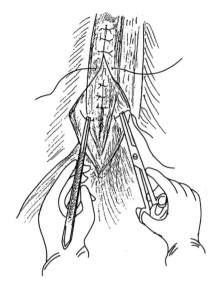

图 18-5 缝合食管肌层及纵隔胸膜

2. 在平滑肌瘤摘除术中受到损伤的黏膜如果不可能满意修补,就有必要实施食管部分切除术,以防止发生术后食管瘘。

3. 多发性或弥漫性食管平滑肌瘤,术中冰冻切片检查证实为平滑肌瘤恶变者。

4. 肿瘤延伸穿过贲门进入腹段的食管平滑肌瘤,单纯摘除肿瘤很难实施者。

5. 因肿瘤与食管黏膜有广泛、严重的粘连而不能单纯游离,摘除肿瘤者。

【术后处理】

1. 保持闭式引流通畅 48~72 小时拔除。

2. 术后食管未破 24~48 小时可拔胃管进流质。

3. 术后 5~7 天可行食管钡餐检查,了解愈后情况。食管平滑肌瘤预后良好,未见复发报道。

第二节 食管囊肿

食管囊肿(esophageal cyst)在临床上不多见。它由胚胎的食管气管原始胚芽发育而来,因此,肿瘤内衬以假复柱状上皮。显微镜下复层鳞状上皮、假复层柱状上皮可有纤毛或无纤毛。

食管囊肿一般位于食管肌层内,呈圆形,边缘光滑,囊肿内含有淡黄色液体,直径大小不一。

临床上多无明显症状,多在查体时发现。囊肿较大时,可出现吞咽梗阻感,但无进行性加重,有的患者可出现胸部不适及恶心呕吐。

X 线钡餐检查是本病的主要检查手段。可见纵隔内圆形或椭圆形阴影,食管腔弧形受压,但黏膜光滑,扩张良好。

　　治疗方法仍是手术切除为唯一有效的手段,进胸腔后切开食管肌层,囊肿与食管肌层及黏膜层粘连一般不严重,切除囊肿不难,肿瘤切除后将食管肌层可靠缝合(图18-6~图18-11)。

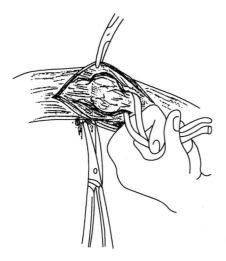

图 18-6　游离出囊肿所在的一段食管,纵形剪开食管肌层显露出囊肿

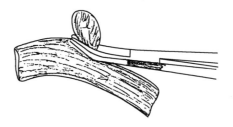

图 18-7　离出囊肿后,靠近囊肿颈部用弯血管钳夹,紧靠血管钳切除囊肿

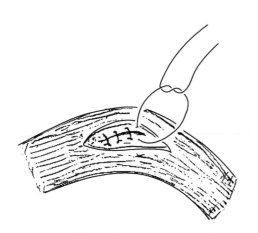

图 18-8　用丝线间断缝合囊肿颈部的切缘和食管肌层

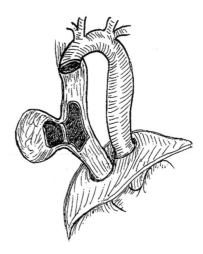

图 18-9　食管重复畸形(肠源性囊肿)切开囊肿,剥离黏膜及大部囊壁

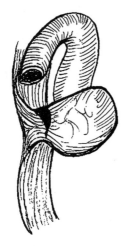

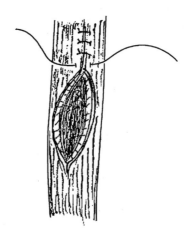

图 18-10 食管囊肿与食管腔共壁图　　　图 18-11 用食管残留的囊管壁修补食管破口

第十九章

贲门失弛缓症

第一节 概 述

贲门失弛缓症(achalasia of cardia)是原因不明的一种原发性食管运动性障碍性疾病。主要特征是食管体部正常蠕动消失,下食管括约肌松弛不良。临床表现为吞咽困难,餐后反食。病史多长达数年,患者逐渐出现营养不良和生活质量下降,后期可伴有反流,可引起烧灼感和胸痛、呼吸困难等。根据本病在 X 线上的解剖学改变又被称为巨食管症或贲门痉挛。

1937 年 Landrum 指出这种功能的食管梗阻是由于下食管括约肌的不完全松弛引起,命名为贲门失弛缓症。贲门失弛缓症的男女发病率相等,一般都在成年发病,常见于 25～60 岁,贲门失弛缓症神经解剖学的变化包括肌间神经丛神经节细胞的损伤减少,迷走神经的退化,迷走神经背侧运动神经核的变形及退化。而神经源性学说认为贲门失弛缓症不是下食管括约肌本身的病变,而是支配下食管括约肌的肌间神经丛中松弛下食管括约肌的抑制性神经减少或缺乏引起。其诊断主要依靠病史,食管 X 线钡餐造影和食管动力学监测。

目前的治疗包括药物治疗、气囊扩张、内镜下注射肉毒杆菌毒素和传统的开放式肌层切开术及微创肌层切开术等。其中有效的药物如 Ca^{2+} 拮抗剂、硝酸盐类制剂及胆碱能阻滞剂等,都能降低下食管括约肌压力((lower esophageal sph-incter pressure,LESP),用药后可使原基础压力降低 28%～63%。但因为维持的时间较短并且药物副反应,单独使用药物临床疗效不满意。球囊扩张术是目前报道较多的非手术治疗贲门失弛缓症最有效的方法。通过球囊扩张使得下食管括约肌发生部分撕裂,解除远端梗阻,缓解临床症状,近期疗效确切,有效率可达 60%～85%,但并发症较高,发生穿孔率达 2%～3%,且耐受性差,发生食管穿孔后一般需行手术修补,因此,球囊扩张宜在能开展胸外科手术的医院实施完成。关于肉毒杆菌毒素是肉毒梭状芽胞杆菌的一种产物,可通过阻止神经末梢乙酰胆碱的释放而引起突触前神经肌肉阻滞,由此产生肌肉的化学去神经,从而引起下食管括约肌松弛。Prakash 等报道(1993年用于临床)用肉毒碱治疗 3～6 个月,约 50%～65% 的患者症状缓解,初次治疗后疗效持续平均为 8～10 个月,复发后再次注射的患者大约有 60% 再次缓解,且缓解持续时间与初次治疗无差别。

一、贲门失弛缓症的治疗原则

最先的手术治疗始于19世纪末。1897年对扩张食管的多余部分进行切除缝合。1913年Heller应用于食管贲门黏膜外肌层切开手术。此后又在Heller术的基础上附加防止胃食管反流等改良方法。Heller术至今仍是一种操作简便安全可靠疗效较满意的方法。原则上轻度的病例可先试行食管扩张术,扩张的方法有机械、水囊、气囊、钡囊扩张。强力的扩张易并发食管穿孔、出血及食管反流,后期可发生食管炎。大多数学者认为扩张可作为初期处理,扩张失败者再行手术治疗。

二、手术治疗的适应证

1. 经内科治疗效果不好。
2. 重症失弛缓症伴有食管扩张和大量食物潴留。
3. 小儿贲门失弛缓症。
4. 既往的扩张治疗失败或在扩张技术上有困难的病例。
5. 反复出现吸入性肺炎。
6. 以往有食管贲门手术肌层切开复发者。
7. 怀疑存在癌变者。
8. 并存膈肌裂孔病或膈上膨出憩室者。

三、禁忌证

1. 心肺功能严重障碍者。
2. 营养状态低下,血红蛋白低于6.0g/L者。
3. 合并晚期食管癌者。

四、术前准备

1. 有营养不良者,术前给予纠正,可经中心静脉插管,胃肠外营养支持或予以内科治疗或扩张治疗使之能经口进流质食物。
2. 有肺部并发症者应给予适当治疗。
3. 由于食物潴留于食管,均有不同程度的食管炎症,术前3天每晚要插胃管清洗食管1次,术前用药不应给丸剂或片剂。

第二节　手术方法

贲门失弛缓症的手术治疗方法有很多,包括黏膜外肌层切开术、贲门成形术、食管侧侧吻合术及贲门切除食管胃对端吻合术等,其目的在于切断环行肌纤维,解除痉挛或重造食管胃通道。目前除食管肌层切开术外,其他方法已较少用。

一、经胸途径食管肌层切开术

【麻醉与体位】
气管插管全身麻醉,左侧卧位。

【手术步骤】

（1）切口：在胸后外侧切口，经第7肋床或第7肋间进胸腔。

（2）显露出食管：将肺向前上方牵开，切断下肺韧带直至下肺静脉水平。切开纵隔胸膜，暴露食管以纱带绕过作为牵引，提起食管下段切开食管膈肌筋膜韧带，将胃食管结合部拉入胸腔。如果不同时作抗反流手术，就不需切断食管的裂孔附着部。如不能将食管胃结合部拉进胸腔时，可在裂孔的前方的膈肌上作一短切口，以提供必要的暴露，之后此切口与丝线间断缝合修补（图19-1）。

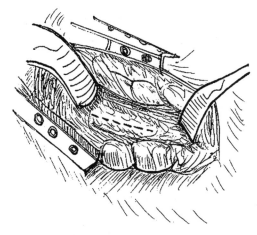

图19-1　虚线示裂孔前方膈肌上作一小切口

（3）管肌层切开：术者左手握住食管，拇指在前，用圆刃刀片于食管前壁小心作一小切口，用钝头直角钳分离外层纵形肌，继续切开环形肌，仔细小心的游离深达黏膜下层，以钝头剪延长肌层切口，近端至下肺静脉水平，远端至食管胃结合部下1cm。关于切口的长短各家主张不一，一般都不少于5cm，也有主张直达主动脉弓水平。完成肌层切开后注意止血，电凝止血应小心（图19-2、图19-3）。

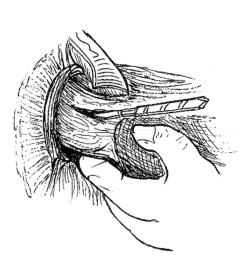

图19-2　用圆刃刀片在食管前壁切一小口

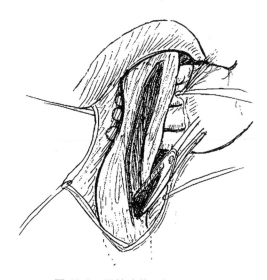

图19-3　用钝头剪延长肌层切口

（4）游离肌层：肌层切开完成后，将切开的肌缘向两侧游离至食管周径的一半，以使整个切口长度内的黏膜膨出。将食管放入纵隔床内至正常的位置。除非有裂孔疝，不必常规行裂孔的重建与紧缩。缝合切开部分的纵隔胸膜（图19-4）。

（5）Heller改良式：原食管肌层切开术黏膜膨出部不予覆盖，将食管邻近的膈肌切成舌状瓣，带蒂肌瓣向上转移缝于两侧食管切缘上，缝合完毕（图19-5）。

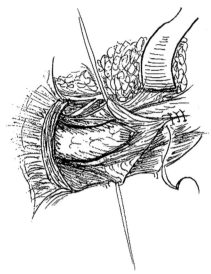

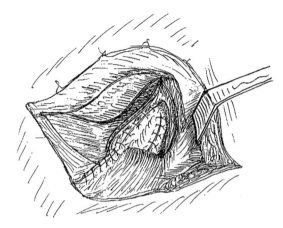

图 19-4　缝合切开的部分纵隔胸膜　　　　　图 19-5　带蒂肌瓣缝于两侧食管的切缘上

（6）关胸：关胸前将鼻胃管送入胃内，膈上置放胸腔闭式引流管，胸壁另切口引出缝合固定。

【术中注意事项及要点】

（1）如没有裂孔疝，就不需常规行裂孔的重建与紧缩。

（2）术中不需行抗反流手术，不切断食管的裂孔附着部。

（3）操作中确认迷走神经，切勿损伤。

（4）避免食管黏膜穿孔。特别是食管的扩张部分有食管炎时分离较困难，因此分离时要小心。

（5）分离完毕时要检查黏膜的完整性，可将鼻胃管向上提拉，嘱麻醉师注入空气或术者挤压胃体，看有无气泡胃液自食管肌层切开处流出，如有溢出，应以小圆针细丝线修补穿孔处。如缝合不满意时改为食管胃吻合术，参见"食管胃吻合术"。

（6）胃壁肌层切开不宜过长，否则易造成反流。

【术后处理】

同"开胸食道手术"后常规处理。

二、经腹途径食管肌层切开术

【麻醉与体位】

气管插管全身麻醉或高位硬膜麻醉。仰卧位。

【手术步骤】

（1）切口：上腹或上腹正中切口。

（2）显露手术：探查腹腔后，将大小肠向下推开，不占据术野，将肝左叶向右下方牵引，切断三角韧带并切开膈肌与食管胃结合部的腹膜返折。

（3）游离食管：用术者示指钝性分离食管周围，确认迷走神经，食管远端绕一纱带，以牵引暴露胃食管结合部狭窄处。游离左前迷走神经,若该神经妨碍食管下移,即切断该支迷走神经,将右支保留,将右支保留在后方。根据 Heller 手术要求,食管肌层切开不少于 5~8cm,由于食管腹段仅长 3cm,因此必须切断迷走神经,食管方才能拉下,便于手术操作并尽可能保证较好的疗效。

（4）切开食管肌层:左手执食管,拇指置于食管前方,用刀片在狭窄正中前壁做纵形小切口(图 19-6)。以钝头直角钳分开肌纤维,暴露出环形肌并切开,再将直角钳向深层分离直至黏膜下层,在黏膜下层平面上以钝头剪作肌层切开(图 19-7)。近端应包括 2cm 扩张段食管,远端分至胃食管接合部以下 1cm。

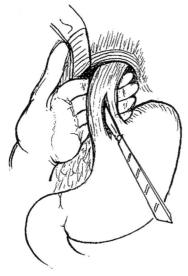
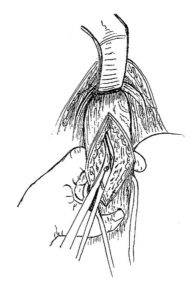

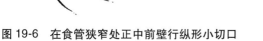

图 19-6　在食管狭窄处正中前壁行纵形小切口　　图 19-7　在黏膜下层平面上以钝头剪切开肌层

（5）分离食管肌层:肌层切开后,将肌层向食管两侧游离至食管周径的一半,使黏膜得以自然膨出。检查肌层切开处止血是否充分,食管黏膜是否完整,食管注气检查是否漏气,确认充分止血及黏膜完整后,关闭腹腔,一般不需放引流。

（6）幽门成形术:切断迷走神经支者易施行幽门成形术。必要时先在十二指肠降部外侧切开后腹膜(Kocher 切口),使十二指肠降部得以分离,以利于胃窦部大弯与十二指肠降部内缘接近。将胃大弯和十二指肠降部的内缘,从上端开始用丝线缝合一排浆肌层,间断缝合,全长 5~8cm(图 19-8)。后壁外层缝线约 1cm,从十二指肠降部内缘开始,绕过幽门至大弯做一马蹄形切口,切开胃十二指肠及幽门括约肌,缝扎止血。清除胃内容物后,在后壁用可吸收缝线行全层间缝合(图 19-9),继续缝合前壁(图 19-10),丝线间断缝合前壁外层(图 19-11)。用手指探测吻合口通畅后,清理腹腔。置放引流管于贲门旁,另切口引出固定。常规关腹。

【术中注意要点】

（1）一般同经胸经食管肌层切开术。

（2）食管肌层切开不少于 5~8cm,由于腹段食管只有 3cm,因此必须将迷走神经切断,才能拉下食管。

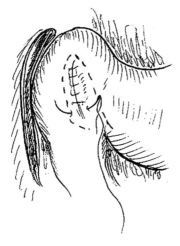

图 19-8　切开十二指肠降部外侧后腹膜,缝合后壁外层

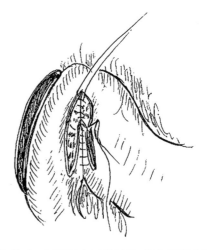

图 19-9　切开胃十二指肠后,缝合后壁内层

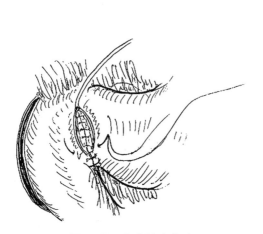

图 19-10　间断缝合前壁

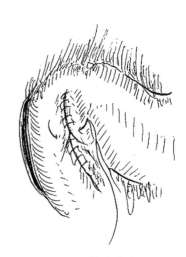

图 19-11　缝合前壁外层

（3）注意食管肌层切开应充分止血,并仔细分离以防范黏膜破损。

（4）要确认充分止血及黏膜完整。

（5）幽门的括约肌及环形肌必须完全切断,以利胃的引流。

【术后处理】

（1）按开胸术后常规处理。

（2）术中未发现食管黏膜破损者,术后 24~48 小时可拔除胃管。

（3）拔除胃管后,少量饮水,待胃肠功能完全恢复进半流质饮食。

（4）腹腔引流管一般情况术后 72 小时左右拔除。

（5）若术中有食管黏膜破损行修补术,术后留置的胃肠减压,引流管的拔管时间及禁食的时间应延长。

三、贲门成形术

纵形切开食管贲门狭窄部,横行缝合行贲门成形术可治疗贲门失弛缓症。但多数学者都采用食管肌层切开法。故贲门成形术现在已少用。本手术可经胸腔途径完成。

【麻醉与体位】

全身麻醉,气管内插管。仰卧位。

【手术步骤】

(1) 左上腹旁正中切口或正中切口,上达剑突。

(2) 游离食管,剪断肝三角韧带,将左肝外叶向右翻转,切开贲门腹膜返折。

(3) 术者手指伸入食管裂孔内直达纵隔游离食管,并在贲门处绕一纱带向下牵引到腹腔。

(4) 纵形切开食管贲门部肌层前壁,亦可全层切开。切口的上端选择在食管内腔有足够的宽度处,然后通过狭窄部,切口下端刚好在贲门部或稍远处,该处的内腔相当于切口上端食管的内腔,切口的长度不少于 5cm。将切开部中点各缝 1 针,牵引线向两侧牵拉,这样纵切口就变成了横形状,即依次缝合。如系全层切开,则应分层缝合,先缝合黏膜层,线结打在腔内,在胃的将肌层与食管的肌层缝合,亦可将网膜覆盖其上(图 19-12 ~ 图 19-14)。

(5) 一般不放引流。分层缝合腹壁切口。

【术后处理】

同"经腹食管肌层切开术"。

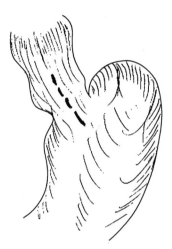

图 19-12　虚线示切口部位

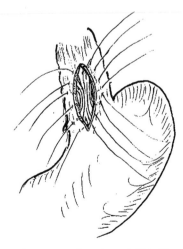

图 19-13　切开创口内的缝线

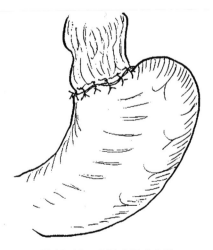

图 19-14　贲门成形术完毕

四、食管胃吻合术

【适应证】

（1）食管过度扩大，肌层纤维增生严重，黏膜下层粘连紧密，切开肌层不能达到松解的目的者。

（2）食管肌层切开术后症状复发者。

（3）施行食管肌层切开术时黏膜破裂，裂口太大无法修补者。

【麻醉与体位】

气管内插管全身麻醉。右侧仰卧位。

【手术步骤】

（1）左胸后外侧切口，经第7肋床或肋间隙进胸。切断下肺韧带直至下肺静脉水平，纵形切开纵隔胸膜，游离食管下段，以纱带牵引食管，探查食管贲门狭窄的部位。

（2）沿食管裂孔切开膈肌，游离结扎切断胃短动脉，以利胃底能上提，在胃底内侧靠近食管下端的食管肌层与胃壁浆肌层做间断缝合，缝线不要穿透腔内。在距缝线1cm宽处全层切开食管贲门部狭窄，由此向两端延长，切口长约5~6cm。如遇到食管贲门部肌层纤维增生严重，可在狭窄区上方切开食管，使吻合食物绕过贲门直接入胃。在食管对应区的胃壁上做相同的纵切口（图19-15）。

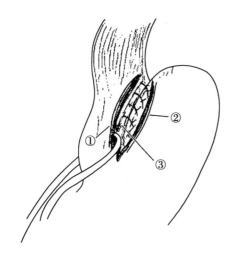

图19-15　在食管对应区的胃壁上做相同的纵切口

①食管切口；②胃切口；③后壁缝线

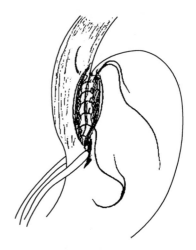

图19-16　两端缝线在切口连续缝合

（3）将胃及食管的切缘从切口中点起向两端作连续锁边缝合（图19-16）。在两端转角处转向前方，以内翻缝合法缝合前壁，两端缝线在切口的中点会合（图19-17）。前壁再作间断缝合加固，此层缝线只穿过肌层及浆肌层，不应透过内腔，切口两端各缝一针，内翻褥式加固（图19-18）。

（4）另一种方法：可将食管贲门狭窄区全层切开后延长至胃底成弧形切口（图19-19）。食管切开前可在切开上方结扎一纱带，以防止食管内容物流出。可在胃底切口下方置一肠钳以防止胃内容物流出。后壁食管肌层与胃浆肌层间断缝合，然后从食管切口下端起做全层连续锁边缝合(图 19-20)。转向前方时用内翻缝合法(图 19-21)。最后前壁做胃浆肌层与食管肌层间断缝合(图 19-22)。

（5）重症食管裂孔，将膈肌与食管胃周围缝合固定，防止膈疝的发生。

【术中注意要点】

（1）游离食管时，要防止损伤两侧的迷走神经。

（2）若发现食管下端合并有较大憩室，或术中发现有癌肿时，则应切除食管贲门部，其方法见第二十三章"贲门癌的外科治疗"。

【术后处理】

（1）按开胸术后处理常规。

（2）持续胃肠减压，静脉维持营养。48~72 小时可停止胃肠减压。术后 3~5 天先少量饮水，逐渐进流质，术后 10 天可进半流质饮食。

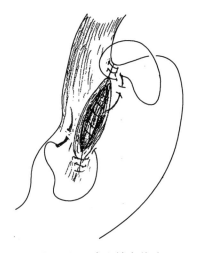

图 19-17　内翻缝合前壁

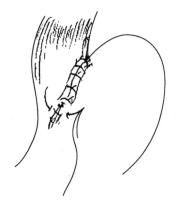

图 19-18　内翻褥式缝合加固

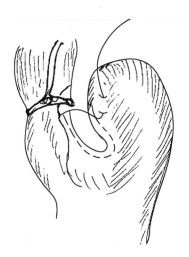

图 19-19　虚线示食管贲门狭窄区弧形切口

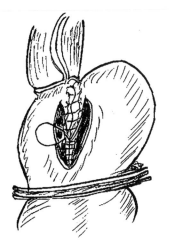

图 19-20　后壁全层连续锁边缝合

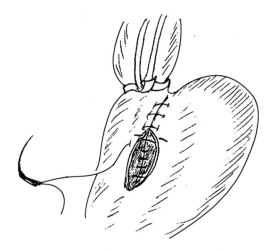

图 19-21　前壁内缝合

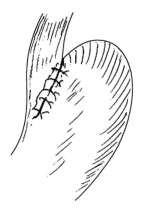

图 19-22　胃食管浆肌层间断缝合

第二十章

反流性食管炎

第一节 概 述

反流性食管炎是指胃及十二指肠内容物逆流到食管引起的食管黏膜损伤,以及继之出现的一系列临床症状和消化性炎症表现。反流性食管炎是西方国家一种常见病和多发病,其发病率约8%。近年来一项调查显示,在中国人群中反流性食管炎并不十分少见。

反流性食管炎常见原因包括食管裂孔疝、原发性食管下括约肌关闭不全、妊娠、胃食管手术后、先天性畸形以及其他原因。研究证实,胃食管反流是多种因素造成的上消化道动力障碍性疾病。但诸多的发病因素中,往往不是某一种因素单独致病,而是多种因素并存,相互协同或连锁反应,甚至形成恶性循环,加重了对食管的损害。反流性食管炎的损伤程度和范围取决于食管黏膜与胃酸接触时间长短,胃酸的性质和食管上皮细胞对反流内容物的易感性有关。其病理变化与病变的程度各不相同,通常可将其分为早期、中期和晚期。早期病变轻微,中期炎症进展及糜烂期,晚期慢性溃疡形成及炎症增生期。

反流性食管炎的临床表现轻重不一,轻者症状不明显,常被忽视;重者则表现为心绞痛样胸痛和其他合并症的表现,如出血、狭窄等,致使诊断很困难。但有以下临床表现者应高度怀疑反流性食管炎:①有严重的烧心症状;②临床表现不典型的心绞痛样症状;③反复发作的哮喘或肺部感染。通过食管钡餐造影、内镜及食管功能检查大多患者可作出明确诊断和判断反流性食管炎的严重程度,对鉴别诊断和疗效观察也很有帮助。食管压力测定虽不能诊断反流性食管炎,但可以帮助了解食管下括约肌功能及引起胃食管反流的原因。24小时食管腔内pH监测是诊断反流性食管炎最敏感和最特异的方法,其可以了解食管腔内的动态变化,特别是对测得参数的综合分析,确定临床症状与酸反流之间的关系。

反流性食管炎还应与下列疾病鉴别:食管癌和贲门癌、心绞痛、某些腹部疾病、贲门失弛缓症及其他原因造成的食管炎。反流性食管炎的主要并发症包括食管狭窄、食管溃疡、Barret食管及恶性变。

反流性食管炎的治疗包括内科的治疗、食管扩张治疗和手术治疗。各种治疗的目的是:①减轻或消除胃食管反流症状;②减轻反流物对食管黏膜的损伤,增强食管的防御功能,预防和治疗严重并发症;③防止食管反流复发。对于无并发症的患者,严格的内科治疗可治愈;对内科治疗无效或出现并发症的患者应行外科反流手术;食管不可逆病变应手术切除病变的食管。

第二节　手　术　方　法

一、Nissen 胃底折叠术

Nissen 胃底折叠术的原理是通过胃底折叠,可以达到以下目的:①升高食管下括约肌压力;②折叠的胃底起活瓣作用,只允许食物单方向通过;③增加腹内食管的长度;④胃底折叠防止了胃底部的膨胀。

【适应证】

1. 反流性食管炎,以胃食管反流为主要问题。

2. 食管虽有不同程度的溃疡,即便出血,但食管无明确的狭窄或仅有轻度狭窄。

3. 内科药物治疗失败:指充分的药物治疗不能缓解反流症状,或药物治疗不能耐受者。

【禁忌证】

1. 内科治疗不充分。

2. 缺乏胃食管反流的客观证据。

3. 单纯胃食管反流而无合并症。

4. 重要脏器功能不耐受上腹部手术。

5. 巨大裂孔疝或裂孔旁疝。

6. 食管已有严重狭窄和缩短。

【术前准备】

1. 改善患者营养状况,纠正贫血、低蛋白血症等。

2. 给予饮食疗法和抗酸治疗,使食管炎症处于相对稳定状态。

3. 控制呼吸道感染。

4. 必要时行胃肠道清洁准备。

5. 术晨置放胃管及尿管。

【麻醉与体位】

1. 气管插管麻醉。

2. 经腹入路采用平卧位。

3. 经胸入路采用右侧卧位。

【手术步骤】

1. 经腹入路　临床上多采用经腹入路法。

(1) 置放食管内支撑管:在气管插管前,食管内置放一根较粗的管道(肛管)或 46~50F 的 Maloney 扩张探头作为胃底折叠时的腔内支撑物。

(2) 切口选择上腹正中切口。

(3) 游离腹段食管:开腹探查后,切断左肝三角韧带,向右牵拉肝左叶以显露食管裂孔。经食管腹段前面切开胃食管结合部覆盖腹膜,用术者手指钝性分离食管周围的纵隔组织,游离足够长度的食管下段并套以布带绕过作为牵引(图 20-1)。

（4）游离胃底:将胃底上提,充分游离胃底,于小弯侧切开肝胃韧带上部,一般不必切断胃左动脉。大弯侧切开脾胃韧带并离断2~3支胃短动脉,剔除贲门部的脂肪组织。

（5）胃底折叠缝合:术者用右手放在胃后壁,将游离的胃底后壁从贲门后方绕过食管下段,在食管前面与胃前壁完成对胃食管的包绕(图20-2)。用细丝线缝合固定4~6针,每针缝线中间可穿挂一些食管肌层,以防胃底向下滑脱(图20-3)。包绕部分最长不要超过3~5cm,胃底顶部与膈裂孔周围缝合固定数针,以防胃向纵隔疝入(图20-4)。

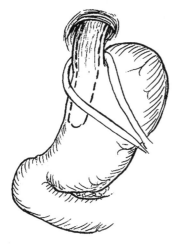

图20-1　套布牵引食管下段虚线示食管支撑管

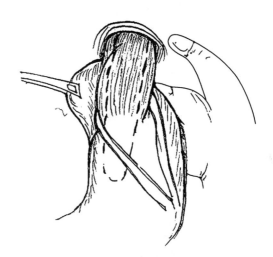

图20-2　完成胃食管连接部的包绕

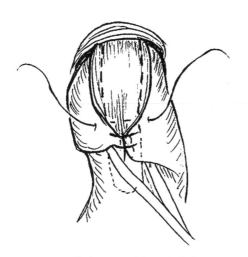

图20-3　缝针线中间穿挂一点食管肌层

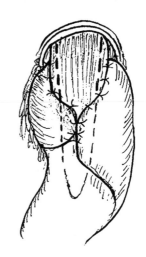

图20-4　胃顶部膈肌裂孔缝合固定

2. 经胸入路　有以下情况的患者用此法:①有上腹部手术史或失败的抗反流手术史;②食管狭窄短缩者;③有胸内情况须经胸处理,如食管溃疡狭窄或膈上憩室;④极度肥胖者,经腹操作术野困难;⑤同时合并有肺部疾病须外科处理者。

（1）经左胸外侧切口第7肋间进胸。

（2）游离食管与胃底结合部，切断下肺韧带并将左肺向上牵拉，游离食管下段并套牵引带。从食管裂孔处行放射状切开膈肌，注意保护膈神经，处理胃短血管使胃底充分游离（图20-5）。

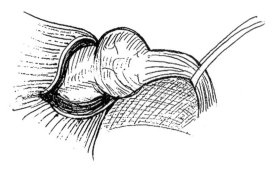

图20-5　充分游离胃底

（3）胃底折叠，将胃底提入胸腔，胃底包绕食管下段后缝合，缝合完毕后将包绕部分用细丝线固定在食管上，如裂孔过大，可在膈肌脚缝合3针，暂不打结（图20-6、图20-7）。尽量将已折叠部分放回腹腔内，如张力较大可将部分固定在膈肌上。关闭膈肌时不要太紧，否则可造成术后吞咽困难。最后结扎膈肌脚的缝线（图20-8）。

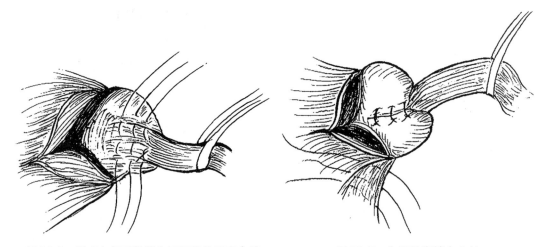

图20-6　胃底包绕下段缝合用细丝线固定食管　　　　图20-7　在膈肌脚缝合3针

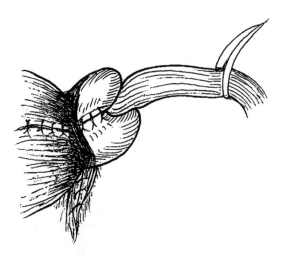

图20-8　关闭膈肌结扎膈肌脚缝线

【术中注意要点】

1. 胃底部要游离充分,以避免折叠缝合时产生张力。

2. 游离胃及贲门的过程中注意保护双侧迷走神经。

3. 胃底包绕食管切忌过紧,也不能过松,否则可产生吞咽困难或致贲门无关闭作用。缝完后以术者拇指较容易通过食管胃包套为宜。当移去牵引带,拔除食管内支撑管,勿忘再置入普通胃管。

4. 如术中测定贲门关闭功能,可在术前随胃管放食管测压器,缝合完毕后测定贲门胃底的压力。

5. 胃底折叠的长度,传统 Nissen 手术要求是 3~5cm,但目前多数学者趋向于缩短包绕的长度为 1~2cm,有学者称为"一针"Nissen 手术。目前这种术式应用最广,效果最佳,尤其是对术前食管测压证明食管功能正常的患者更为适宜。

【术后处理】

1. 保持胃肠减压 4~6 天。

2. 胃肠减压期间给予静脉高营养。

3. 防止呼吸道炎症。

4. 注意肠蠕动的恢复,避免发生肠胀气和肠梗阻。

5. 经腹入路应防止腹部切口的裂开,如肥胖者应加强腹带的管理。

6. 注意胃胀气综合征的发生,临床表现为胃胀气、嗳气困难或呕吐,其发生率约为 10%。保持胃肠减压通畅,一般能逐渐自愈,但也有难以自愈者,严重者影响生活质量。

二、Belsey 4 号胃底折叠术

Belsey 4 号胃底折叠术被认为是治疗食管裂孔疝引起的反流性食管炎的经典手术方法。

【适应证】

1. 检查证实有食管裂孔疝,食管炎为裂孔疝所引起。反流性食管炎较重,又有溃疡、出血、狭窄或吸入性肺部并发症者。

2. 经内科治疗无效者。

3. 估计食管壁较硬,周围有较多的粘连者。

4. 反流性食管炎虽不重,但并有巨大食管裂孔疝者。

5. 患者较肥胖者。

【禁忌证】

1. 有严重的心肺功能障碍者。

2. 营养状况差,血色素过低。

3. 其他不宜开胸手术的严重疾病。

【术前准备】

1. 纠正贫血及低蛋白血症等营养障碍。

2. 吸烟者应停止吸烟,治疗或控制呼吸道炎症。

3. 应用饮食疗法,碱性药物,床头抬高 20cm。

4. 治疗使急性炎症及溃疡出血呈静止状态。

5. 术前置放胃肠减压管。

【麻醉与体位】

气管插管,静脉麻醉。右侧卧位。

【手术步骤】

1. 左胸后外侧切口,经第 7 肋或第 8 肋间或肋床进胸腔。

2. 显露食管下三角,切断下肺韧带,将肺下叶向上方推开,使患者的胸骨位于心包、膈和胸主动脉的食管下三角区内。游离食管下段和胃底、贲门。

3. 牵出食管　从裂孔疝上方正常食管部分打开纵隔胸膜,并向下直达膈缘,再沿裂孔向前后延伸,充分游离下段食管和贲门、胃底,切断 1～2 支胃短血管,清除食管下段的脂肪组织。如遇有食管周围炎或食管瘢痕狭窄而导致的缩短,应向上游离到正常食管。

4. 缝合加固膈肌脚　在贲门后方显露食管裂孔两缘的左右两股肌束,将肌束(包括肌纤维缘)以 1 号线缝合 3～6 针,暂不打结(图 20-9),清除贲门周围的脂肪组织(图 20-10)。

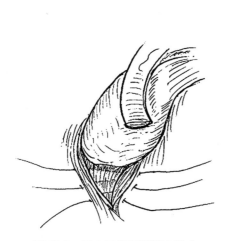

图 20-9　用 1 号线间断缝合肌束

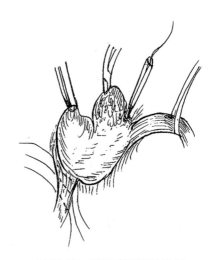

图 20-10　清除贲周脂肪组织

5. 在胃底与食管交界处做第一排褥式缝合,其目的是将胃底折叠在食管下端 3～5cm 处包绕食管周径的 2/3,用 2-0 丝线由胃进针,再由食管连接处上方 2cm 处斜行经食管壁将针由相反向折回,即经过食管壁再经胃底出针(图 20-11),缝合 3 针后打结(图 20-12)。食管层的进针要缝到肌层,避免单纯缝合食管外膜或深达黏膜,在第一排缝线打结后,将第二层折叠缝线固定于距食管裂孔 2cm 处的膈上面,用 0 号丝线,缝合方向是从膈上穿至膈下,再缝合胃-食管-胃,最后由膈下穿至膈上至开始缝合点的附近(图 20-13)。

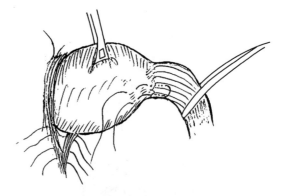

图 20-11　第一排褥式缝合

6. 第二排也缝合 3 针,此排在胃-食管的缝合点应距第一排缝线 1.5～2cm。缝合完成后,用手将第一排的缝线处送至膈肌的下方,将第二排的 3 针全部打结,此时的胃食管连接部移降到膈下,最后将膈肌脚的缝线打结(图 20-14)。Belsey 4 号胃底折叠术完成。

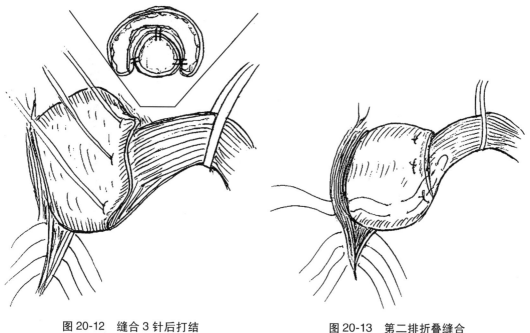

图 20-12　缝合 3 针后打结　　　　　　图 20-13　第二排折叠缝合

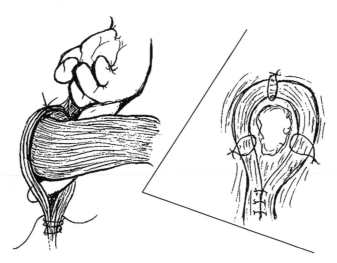

图 20-14　将胃食管连接部移降到膈下、膈肌脚的缝线打结

【术中注意要点】

1. 游离、松解食管时,注意保护食管以避免损伤,尤其是合并食管周围时更应注意游离食管,要以食管腔内的胃管做引导,保护食管肌层,并避免伤及迷走神经,胸导管及右侧胸膜。

2. 游离松解贲门胃连接部时,要彻底止血,以免损伤血管回缩至腹腔继续出血。

3. 缝合膈肌脚时注意不要损伤膈下的腹腔脏器降主动脉及膈神经后支。

4. 做胃底折叠时,缝合不能太深或结扎过紧,避免引起食管或胃壁穿孔或坏死。

5. 当结扎膈肌脚最后一针的缝线时,要使食管裂孔的深浅度合适即松紧度要适当,过紧会引起狭窄;过松裂孔疝易发生。

【术后处理】

1. 按胸部术后的常规处理。

2. 保护胃肠减压 4~6 天。

3. 胃肠减压期间给予静脉高营养。

4. 防止呼吸道炎症发生。

5. 继续进行饮食治疗和食管炎的治疗。

6. 注意胃肠减压期间,要辅助胃肠功能的恢复等。

三、Collis 胃切开成形术

Collis 胃切开的基本原理是沿食管方向切开胃底并再次缝合,以增加 His 角并重造腹段食管。如合并食管狭窄应术前 2 周进行食管扩张。术后若无胃液反流,多能逐渐变宽,是治疗反流性食管炎较好的手术方法。

【适应证】

1. 反流性食管炎合并食管瘢痕狭窄或后天食管缩短者。

2. 体型肥胖的反流性食管炎者。

3. 复发性发应性食管炎。

4. 其他术式失败者。

【禁忌证】

1. 营养状况低下并未获得矫正者。

2. 有活动性食管下段出血者。

3. 腹段食管严重瘢痕狭窄,可能须行食管部分切除者。

【术前准备】

1. 进行饮食疗法,抗酸治疗,睡眠时床头抬高 20°,以使反流性食管炎处于稳定状态。

2. 术前纠正贫血及低蛋白血症。

3. 控制呼吸道炎症,停止吸烟。

4. 术前下胃管等。

【麻醉与体位】

气管插管全身麻醉。右侧卧位。

【手术步骤】

1. 麻醉插管前,先用 50F 食管探子扩张食管,并将此探子留置,或拔除探子另插一导管作为食管的标志。

2. 经左胸后外侧切口第 7 或第 8 肋间进胸。切断下肺韧带,将左下肺叶牵向上方。于下肺静脉水平切开纵隔胸膜,打开膈食管膜,游离食管下段并套带牵引。

3. 暴露膈肌及食管裂孔部位,分别离断胃短血管和胃左动脉分支,使得胃底完全游离。

4. 将胃提入胸腔(图 20-15),紧贴食管探子放置切割缝合器(图 20-16),缝合成形后的小弯胃管与食管的粗细大致相等(图 20-17)。

5. 用 Belsey 4 号法(图 20-18、图 20-19)或 Nissen 法包绕新延长的食管下端,最后将胃底与膈顶缝合固定 2 针。

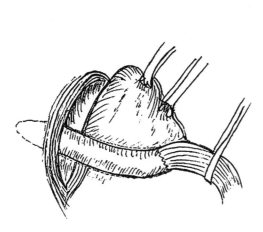

图 20-15　将胃提入胸腔

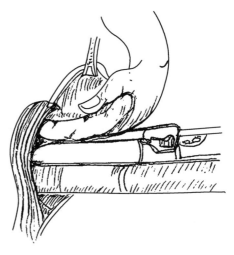

图 20-16　紧贴食管探子放置切割缝合器

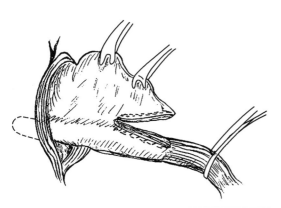

图 20-17　缝合成形后小弯胃管与食管粗细大
致相同

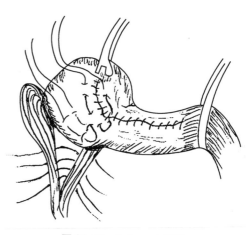

图 20-18　Belsey 4 号法

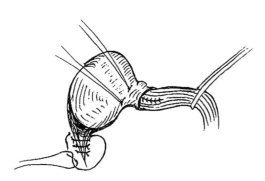

图 20-19　胃底与膈顶缝合 2 针

【术中注意要点】

1. 术中游离食管及胃底时,如食管周围粘连,应注意避免损伤食管,导致食管穿孔。

2. 游离切断胃短动脉最上 2～3 支时,由于距脾门较近,应避免损伤脾门。

3. 保护食管两侧的迷走神经。

4. 切开胃底时,一定要沿着胃小弯侧方向,胃管既不要太窄,也不要太宽,太窄容易狭窄,太宽则加大 His 角,影响手术效果。

【术后处理】

1. 持续胃肠减压。

2. 静脉高营养。

3. 肠道功能恢复,胃管拔除后继续抗酸治疗及饮食疗法,可持续到术后 2~3 周。

4. 注意预防肺部感染及并发症,鼓励患者咳嗽。

5. 按胸部术后常规处理。

6. 及时处理可能发生的肺部并发症、腹部伤口感染、膈下脓肿及术后出血等。

【手术效果】

Collis 报道手术效果优良率>81%,为确保抗反流的效果,一定要采用 Belsey 方法或 Nissen 方法包绕新延长的食管下端。

第二十一章

食管癌的外科治疗

食管癌(esophageal carcinoma)是发生在食管上皮的恶性肿瘤,是临床上常见的消化道癌肿,全世界每年有 30 多万人死于食管癌,其发病率和死亡率各国差异大,我国是世界上食管癌的高发地区之一,每年病死平均约 15 万人,男女之比约 2:1,发病年龄多在 40 岁以上。

第一节　流行病学与病因

一、流行病学

根据流行病学的调查资料显示,我国食管癌的发病率男性约为 31.66/10 万,女性为 15.93/10 万,占各部位癌症死亡的第 2 位,仅次于胃癌。

国外的食管癌以亚、非、拉某些地区的黑人、中国人、印度人和日本人以及巴西、智利等地的居民发病率较高,而欧洲、北美及大洋洲地区发病率很低,我国发病率以河南省为最高,其次是江苏、山西、河北、福建、陕西、安徽、湖北、山东、广东等地。食管癌的人群分布与年龄、性别、职业、种族、地理、生活环境、饮食生活习惯、遗传易感性等有一定的关系。

二、病因学

经研究发现食管癌与多种因素有关。

1. 化学因素　这类致病因素主要是亚硝胺。硝酸盐和亚硝酸盐,硝酸盐转变成亚硝酸盐及硝酸胺成致癌物,这类化合物及其前体分布很广,可在体内外形成,致癌性强。在高发区的膳食、饮水、酸菜,甚至患者的唾液中,测亚硝酸盐含量均较低发地区高(亚硝酸盐有较强的结合血红蛋白的能力,从而影响血红蛋白运氧的能力,可造成供氧不良)。

2. 生物性病因　真菌。在一些高发地区的膳食中,食管癌患者的上消化道中或切除的食管癌标本上,均能分离出多种真菌,其中某些真菌有致癌作用。

3. 缺乏某些微量元素　钼、铁、锌、氟、硒等在粮食、蔬菜、饮水中含量偏低。

4. 缺乏维生素 A、B_2、C 以及动物蛋白　新鲜蔬菜以及新鲜水果摄入不足,是食管癌高发区的一个共同点。

5. 烟、酒、热饮、口腔不洁等因素　长期饮烈性酒,嗜好吸烟,过热烫,进食过快,引起慢性刺激炎症;创伤、口腔不洁及龋齿等因素可能致食管癌。

6. 遗传易感因素　指遗传决定的某种因子不正常,对环境因素的刺激出现过高或过低的反应,从而使机体易患某种肿瘤。

食管癌的发生是一个复杂的过程,它涉及遗传与环境等多种因素,包括染色体脆性部位、断裂重排、癌基因激活与抗癌基因失活等分子水平的改变,要阐明它的多基因、多步骤及多阶段的发展过程,还需要做大量的研究工作。

第二节　外科解剖及病理

一、外科解剖

食管是一肌性的管状器官,上承咽部,经颈部入胸腔,穿过膈肌裂孔入腹腔,然后与胃贲门部相连。在成人其长度25cm,从门齿到贲门的长度为40~41cm(图21-1)。食管分为颈段、胸段和腹段,胸段食管又分为上、中和下段(图21-2)。

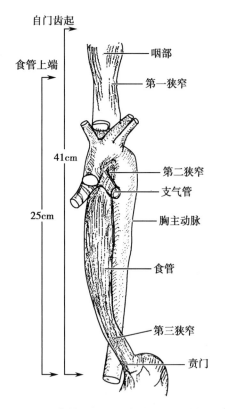

图 21-1　食管长度及三个狭窄部位示意图

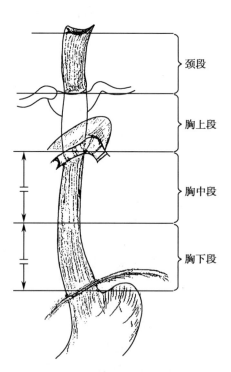

图 21-2　食管分段示意图

食管壁分为四层,即黏膜层、黏膜下层、肌层及外膜层。黏膜层由复状层扁平鳞状上皮覆盖,其下端与胃黏膜单层柱状上皮细胞相连接;黏膜下层介于黏膜层和肌层之间,结构比较疏松,含有血管、淋巴管、神经及腺体;肌层又分为内环外纵两层;外膜仅由疏松结缔组织构成,含有纵形血管、淋巴管及神经。

二、病理

按病理形态,临床上食管癌可分为四型:①髓质型:管型明显增厚并向腔内外扩展,使癌瘤的上下端边缘呈球状隆起。②蕈伞型:瘤体呈卵圆型扁平肿块状,向腔内呈现蘑菇状样突起。③溃疡型:瘤体的黏膜面呈深陷而边缘清楚的溃疡。④缩窄型(即硬化型):瘤体形成明显的环行狭窄,累及食管的全部周径,较早出现阻塞。

癌肿最先向黏膜下层扩散,继而向上、下及全层浸润,很易穿过疏松的外膜侵入邻近器官,癌转移主要经淋巴途径,血行转移发生较晚。

临床食管的病理分期,1976 年全国拟定的食管癌病理分期标准(表 21-1)。

表 21-1　食管癌临床病理分期

分期		病变长度(cm)	病变范围	转移情况
早期	0	不定	限于黏膜层	无
	I	< 3	只侵及黏膜下层	无
中期	II	3~5	只侵及部分肌层	无
	III	>5	侵及全肌层或有外侵	有局部淋巴结转移
晚期	IV	>5	有明显外侵	有远处淋巴结转移或有其他器官转移

注:值得注意的是有时病变的长度不完全与病变的范围相对应

国际抗癌联盟(the Union for International Cancer Contro,UICC)食管癌 TNM 分期标准见表 21-2。

表 21-2　国际食管癌 TNM 分期标准与我国标准对照比较

国际 TNM 分期	分期标准			我国分期
0	Tis	N0	M0	0
I	T1	N0	M0	I
IIa	T2	N0	M0	II
	T3	N0	M0	III
IIb	T1	N1	M0	
	T2	N1	M0	
III	T3	N1	M0	
	T4	任何 N	M0	IV
IV	任何 T	任何 N	M1	

T:原发肿瘤

　TX:原发肿瘤不能估测

　T0:无原发肿瘤的证据

　Tis:原位癌

T1:肿瘤侵及黏膜层或黏膜下层

T2:肿瘤侵及肌层

T3:肿瘤侵及食管外膜

T4:肿瘤侵入邻近器官

N:局部淋巴结

　　NX:局部淋巴结不能估测

　　N0:局部淋巴结无转移

　　N1:局部淋巴结有转移

M:远处转移

　　MX:远处转移不能估测

　　M0:无远处转移

　　M1:已有远处转移

局部淋巴结包括:

　　颈段:颈部淋巴结,锁骨上淋巴结

　　胸段:纵隔淋巴结,胃周围淋巴结,除外腹腔动脉旁的淋巴结

第三节　临床表现及诊断

一、临床表现

90%左右的早期食管癌患者都有胸骨后不适疼痛或烧灼感,吞咽疼痛或吞咽不畅,有时间歇出现,也可持续数年。初期时症状偶尔出现且较轻微,以后逐渐加重并转变为持续性。贲门腺癌患者常见症状为下咽困难,体重减轻,贲门腺癌特别有黑大便及贫血。Skinner 1983 年报道 Barrett 食管伴有恶性变的患者 65%左右并有疼痛及反流。

中晚期食管癌典型症状为进行性吞咽困难,先是难咽干的食物,继之半流质,最后水和唾液也不能咽下。常有黏液样痰,为下咽的唾液和食管的分泌物。患者消瘦、脱水、贫血、癌肿侵及食管外组织可出现胸前后背部疼痛,提示为晚期癌肿,当癌肿组织水肿消退或坏死组织脱落,症状可暂缓解或减轻,常误认为病变好转。如病变侵及喉返神经,可出现声音嘶哑;如压迫颈部交感神经可出现 Horner 综合征;若侵及气管、支气管可形成气管与食管或支气管与食管瘘,出现吞饮食物时的呛咳,并发呼吸系统感染。如癌肿转移到其他脏器可出现相应的临床表现。查体时要特别注意锁骨上有无肿大淋巴结,肝脏有无肿块,腹水及胸水等远处转移体征。

二、诊断

对于临床可疑的患者,应行食管钡餐 X 线双重对比造影。早期可见:①食管黏膜皱襞紊乱、粗糙或有中断现象;②小的充盈缺损;③局限性管壁僵硬,蠕动中断;④小的龛影。中晚期有明显的不规则狭窄和充盈缺损,管壁僵硬,其上方有不同程度的食管扩张。

我国常用带网气囊食管细胞采集器行食管拉网检查脱落细胞,早期病变阳性率可达90%~95%,是一种简便易行的检查诊断方法。对于临床上有症状及疑有癌肿的患者应做纤

维食管镜检查,既可明确病变的部位及范围,又可取病理活检及染色检查以明确诊断。

现在已采用超声内镜检查(endoscopic ultrasonography,EUS)来判断食管癌的浸润层次,向外扩展的深度以及有无纵隔、淋巴结转移,对估计外科手术可能性有帮助。

第四节　手术方式及径路的选择

根据病变的范围及对周围组织侵犯的程度确定是否能手术治疗,对梗阻症状严重而且肿瘤已不能切除,但全身情况好可考虑手术以缓解症状。身体状况差,梗阻症状重者可行胃造口术。

一、适应证

1. 0 期及 I 期的食管癌,患者情况好,应积极施行手术。

2. 凡肿瘤在 III 期以下,无远处转移或其他禁忌证者。

3. 肿瘤的分期不应作为考虑手术的主要因素,须要结合肿瘤对食管轴线的影响及食管病变周围软组织包块的情况等全面考虑。对于上胸段病变超过 8cm,中段超过 10cm 者,先行半量的放疗可以提高切除率。

4. 良性肿瘤有恶性变或并发食管癌者。

5. 锁骨上淋巴结转移并非手术禁忌证,如肿瘤的范围不大,切除肿瘤后一并清扫切除,术后再做放疗,部分患者可获得良好的效果。

二、手术禁忌证

1. 肿瘤已累及喉返神经,并有声音嘶哑,或已有 Horner 综合征,有远处淋巴转移,发生食管支气管瘘者。

2. 全身情况差及严重心肺功能不全者。

3. 食管肿瘤已累及到气管膜部。

4. 曾有胃切除手术史的上段食管癌,结肠经检查证实不能替代食管者。

5. 食管与胃接合部腺癌的晚期病例。

三、术前准备

1. 加强营养,给予高脂肪、高蛋白饮食,由于下咽困难,常常影响患者的全身情况,少数患者在放疗后梗阻缓解,患者的体重有增加趋势,指导患者增加活动量以增强体质。

2. 加强口腔的清洁卫生,有严重梗阻者,术前 3 天起,每晚冲洗食管,可用温盐水为宜。

3. 术前 1 天准备皮肤清洁。

4. 术前晚上灌肠 1 次,给安眠药,术晨置放胃管。

5. 准备做结肠代食管的患者应行肠道准备。

四、麻醉与体位

气管插管全身麻醉(静脉复合全身麻醉)。患者的体位应根据手术的径路而定。

（一）经左胸食管癌切除胸内食管胃吻合术

适于下、中段食管癌（包括贲门癌）。

【手术步骤】

（1）患者右侧卧位，取左后外侧切口，经第6肋床进胸。

（2）探查胸腔，按癌的位置剪开纵隔胸膜，仔细探查肿瘤的大小，活动度，与周围器官有无粘连及侵犯，注意肺门主动弓，降主动脉，隆突部，肺下韧带处有无淋巴结转移。

（3）切开膈肌顶部，向食管裂孔及肋缘扩大。在膈顶处与裂孔间有膈下动脉，先钳夹后再剪开膈肌，完全敞开裂孔，显露出贲门（图21-3）。

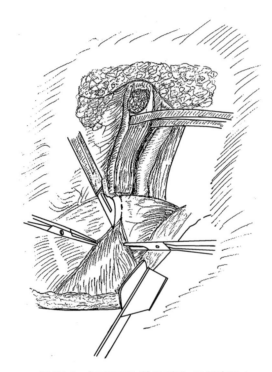

图21-3　切开膈肌，敞开裂孔，显露贲门

（4）切开膈肌后仔细探查腹部，特别注意贲门周围，肝及腹膜，大网膜及小网膜，胃左动脉，腹腔动脉及脾门等处淋巴结有无转移。

（5）沿胃大弯缘离断大网膜，保留胃网膜右血管及其血管弓，钳夹切断结扎其分支，向下游离应超过幽门，以防止幽门"痉挛"。向上分离脾胃韧带，钳夹切断胃短动脉分支，此处血管短，每钳夹切断一支血管即给予可靠结扎，以免血管钳脱落造成出血（图21-4）。

（6）将胃向前上翻，以暴露胃小弯，在胰腺上缘解剖胃左动脉，如有淋巴结转移应将其切除，注意勿伤及腹腔动脉，在靠近腹腔动脉处可靠的结扎动脉后切断，再缝扎，以防滑脱大出血，必要时可钳夹两把血管钳缝扎（图21-5）。

（7）在游离胃的过程中切忌牵拉过度，以防损伤胃壁的血管引起缺血坏死给吻合带来不利。胃游离完毕后，用两把Kocher钳夹住贲门，切断。贲门前切口用1号线缝闭，再包埋浆肌层。食管残端结扎后，再用橡皮套包扎。

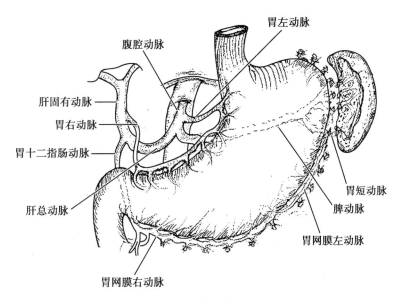

图 21-4　游离胃大弯

胃左动脉
腹腔动脉
肝固有动脉
胃右动脉
胃十二指肠动脉
肝总动脉
胃短动脉
脾动脉
胃网膜左动脉
胃网膜右动脉

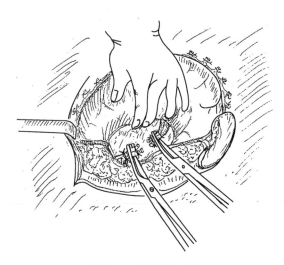

图 21-5　处理胃左动脉

（8）从裂孔向上游离食管，降主动脉有 1~3 支动脉供应食管，从主动弓平面分出的支气管食管动脉有 2~4 支，切断结扎，游离食管时，要将膈肌上、后纵隔、食管旁、气管前、左支气管旁、气管支气管及主动脉弓周围的淋巴结都予以清除。有学者统计并认为将颈部食管旁淋巴结、左右颈深淋巴结及锁骨上淋巴结清除后，能显著提高术后 5 年生存率。肿瘤常累及胸导管，其位于主动脉及奇静脉之间，紧贴食管后壁，必要时可将其与癌肿一并切除。在主动脉弓上缘，胸导管从后向前绕过食管的左侧，左锁骨下动脉的后外侧，进入锁骨下静脉与颈内静脉汇合

处，游离时勿损伤，以免造成乳糜胸。

（9）当食管游离到主动弓附近时，在食管的前后及左右侧自下向上用手指进行钝性分离，同时在左锁骨下动脉外侧切开胸膜，再从弓上内上向下行钝性分离。如癌肿在主动弓附近，也可切断 1~2 支肋间动脉，牵开主动脉弓，在直视下进行弓后食管游离，并将食管从弓上拉出（图 21-6）。

（10）在主动脉弓上做胃食管吻合，常用的吻合方法有 4 种。

食管胃吻合加包埋法：先在胃顶部前壁稍下方做长 3cm 的横切口，结扎出血点，在食管肿瘤上缘 4~5cm 处用直角钳夹食管，将食管和肿瘤一并切除。做后壁的第一层缝合，第 1 针缝在距吻合口 3~4cm 食管外侧的外膜和食管相连的结缔组织的胸膜上，然后缝经胃的浆

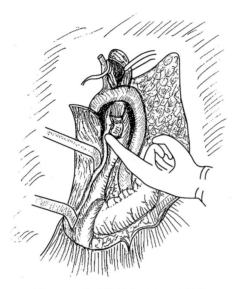

图 21-6　将食管从主动脉弓上拉出

肌层。第 2 针缝在食管后壁的外膜和与之相连的纵隔胸膜上,再缝经胃的浆肌层。第 3 针缝在食管的内侧外膜与食管相邻的脊椎前筋膜上。结扎上述缝线,缝合以上 3 针的食管一侧时,其缝线应尽量远离食管的断端,以便让其断端套入胃内(图 21-7)。打开夹闭的食管钳,吸其内容物,做胃与食管吻合。先用细丝线在吻合口的两侧做全层缝合,此时助手向两侧轻轻牵引使胃及食管切口对合好,行针距 3mm 的全层缝合(图 21-8)。缝合完毕后壁,再行前壁全层吻合,缝线可结扎在腔内,也可将缝线吻合结扎在腔外(图 21-9)。再用 4 号丝线穿过两侧胃壁,同时穿过食管上面的胸膜,切忌穿食管肌层,以防结扎缝线时因张力大而撕裂食管,影响愈合(图 21-10)。这时的吻合自然被胃壁包埋,可继续向下折叠缝合两侧的胃壁,使胃缩成管状型(图 21-11、图 21-12),将胃上部与相邻的胸膜固定 2~3 针,仔细检查吻合口无漏后,用粗丝线间断缝合膈肌的切口,细丝线缝合胃与膈肌在裂孔处固定 3~5 针。冲洗胸腔,再次检查术野后,置放胸腔闭式引流管,关胸。

　　胃食管单层吻合法:不少学者将食管癌切除后采用宽边单层吻合。手术方法是切除病变后,把胃食管黏膜及黏膜下层比肌层多留 0.3cm,然后以 0.3~0.4cm 针距做间断缝合。先缝后壁,缝完后结扎,再缝前壁,缝合时,务必使胃和食管切口对合良好,这种吻合法特别适应于颈部的胃与食管吻合术。

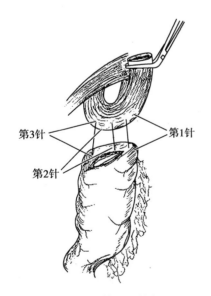

第3针　　　　第1针
第2针

图 21-7　第 1 层缝合

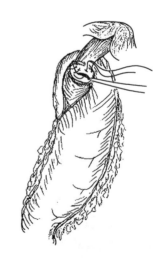

图 21-8　吻合口后壁第 2 层全层缝合

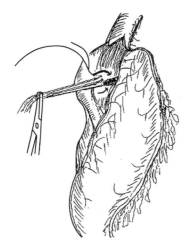

图 21-9　缝合吻合前壁

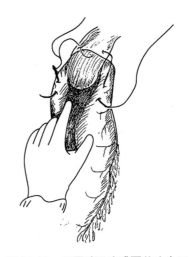

图 21-10　用胃壁及胸膜覆盖吻合口

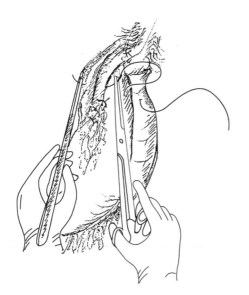

图 21-11　将两侧胃壁折叠缝合

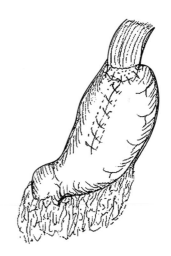

图 21-12　食管与胃吻合完毕

　　传统胃食管吻合法:由于食管无浆肌层,故愈合力不如肠道,有不少学者将此法加以改进,即将食管黏膜及黏膜下层多留 0.3cm,胃黏膜也多留 0.3cm,先缝合胃食管后壁,胃缝浆肌层,食管缝肌层,然后仔细缝合后壁内层,穿过胃与食管全层,使胃黏膜与食管黏膜对合整齐,同样方法分两层缝合前壁(图 21-13~图 21-16)。

　　吻合器胃食管吻合法:吻合器食管吻合已有 40 多年的历史,特别是近年来食管外科领域的重要进展之一,具有重要的临床实用价值。

　　用吻合器做胃食管吻合可避免吻合口瘘,但需防止术后吻合口狭窄,在选择切断食管,贲门的断端用 Kocher 钳夹,在食管癌的上缘以上 4~5cm 处,用粗丝线绕全周做荷包缝合,于缝线下纵形切开食管长 3cm,将钉槽头放入食管腔内,结扎荷包缝线(图 21-17、图 21-18)。

再用粗丝线加固结扎一道,以免食管残端滑脱,在结扎线下 0.5cm 切除癌肿,将胃上提至胸腔,在食管后壁与胃底部缝 3 针,暂不结扎(图 21-19),移去开贲门的 Kocher 钳,吸净胃内容物后,将中弯血管钳从贲门口插入,经胃底预定的吻合部位选孔穿出,以血管钳引导吻合器的中心杆由胃底造口插入,从贲门口拉出,使胃底与食管残端完全靠拢,结扎后面的 3 针缝线(图 21-20~图 21-22)。将中心杆插入吻合器的主体机内,扣紧固定螺母。注意要使标尺在对位线上,打开保险钮,握压手柄,即击发吻合器,完成食管胃吻合口的切割及机械吻合。再用缝合胃壁包埋食管下端(图 21-23~图 21-25)。

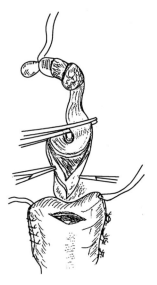

图 21-13　准备食管胃吻合

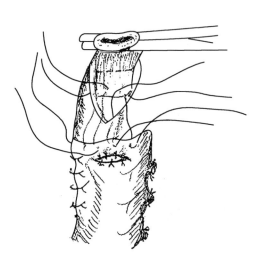

图 21-14　吻合后壁外层

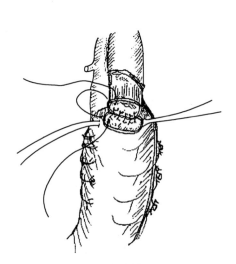

图 21-15　全层缝合后壁内层

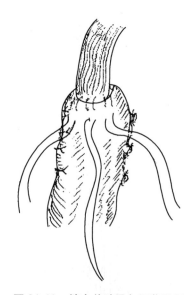

图 21-16　缝合前壁及包埋浆肌层

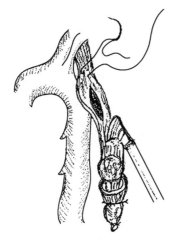

图 21-17　纵形切开食管

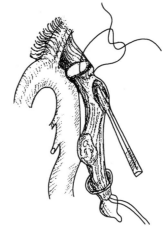

图 21-18　放入钉槽头,结扎荷包缝合

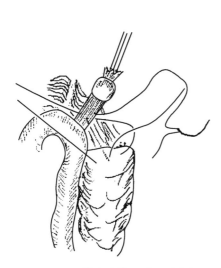

图 21-19　缝合食管后壁及胃底部

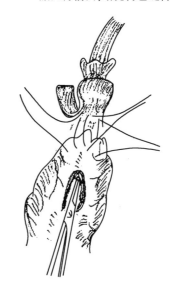

图 21-20　胃底造孔

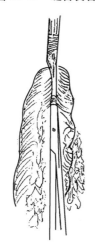

图 21-21　插入吻合器中心杆

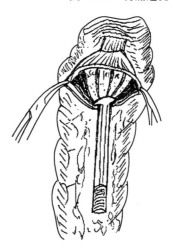

图 21-22　将中心杆自贲门口引出

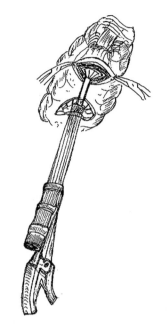

图 21-23 将中心杆插入吻合器的主体

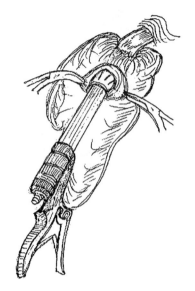

图 21-24 握压手柄完成吻合

（11）将胃与后胸壁固定 3～5 针,减轻吻合口的张力,仔细检查食管床无出血,无胸导管损伤,腹腔内无渗血,以 10 号丝线缝合膈肌,将胃壁与膈肌缝合数针,以防腹内器官疝入胸腔,冲洗胸腔,旋转胸腔引流管,关胸。

【术中注意要点】

（1）术中准确的判断对肿瘤能否切除,关系到手术能否顺利成功以及术后的恢复情况。

（2）分离食管后壁时,切断的纵隔组织均应结扎,如发现对侧纵隔胸膜破裂,应及时修补。如不能修补时,在关胸前应置放对侧胸腔闭式引流。

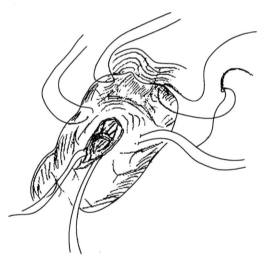

图 21-25 将食管下端埋于胃壁内

（3）分离食管时多采用锐性分离操作,手指钝性分离不仅难以彻底切除肿瘤组织,且易撕破肿瘤及其周围器官。分离操作时要作必要的结扎止血,将周围淋巴结随同肿瘤一并切除。

（4）肠吻合口以上的食管游离段不能过长,一般在 4～5cm 之内,其基层要完整,没有撕裂。不可损伤胃大、小弯血管弓,以免血运不足而影响吻合口愈合。食管与胃的吻合最好采用套入或包埋法,内层缝合时把两边黏膜对合缝好,并用间断缝合法缝合,以免造成吻合口狭窄,各层缝线不可过紧、过密等。这些都是防范吻合口瘘的重要措施。

（5）在切除肿瘤后，在不能使用胃及结肠与食管残端吻合时，可用空肠代替。在主动脉弓下食管胃吻合完毕后，缝合膈肌时，应注意不要缩窄上提到胸腔的胃体，膈肌与胃壁间的缝针不可稀疏，在肋膈角的部位缝合应严密，以避免发生内疝。

（二）经左胸食管切除

目前采用食管癌切除食管胃颈部吻合术者逐渐增多，颈部吻合不仅使食管切除的长度增加，减少了食管断端癌细胞残存的机会，即使发生了吻合口瘘也易处理，不致危及生命。该术适于中段以上的食管癌。

【手术步骤】

（1）取左胸后外侧切口及左颈部胸锁乳突肌前缘切口（图21-26）。若肿瘤位于胸廓入口以上的颈段食管，可先做左颈部切口探查。

（2）先经左胸探查，切开纵隔胸膜探查肿瘤，如肿瘤位于主动脉弓后，分离有困难时，可将主动脉弓后部及降主动脉游离并套带轻轻向前牵拉，显露主动脉弓后段食管，不仅有利于肿瘤分离切除，而且如损伤奇静脉及胸导管也易于处理。肿瘤及食管游离后切开左侧膈肌，游离胃底部以便足以上提到颈部，必要时可游离到幽门及十二指肠后腹膜。

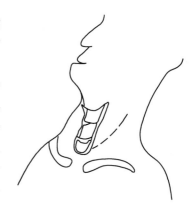

图 21-26　乳突肌前缘切口

（3）左颈部切口，上起甲状软骨平面，下到胸骨切迹上缘，切开皮肤，颈阔肌，将胸锁乳突肌向后外牵拉，切断肩胛舌骨肌和胸骨舌骨肌，甲状腺及气管向内侧牵拉，颈总动脉向外侧牵拉，显露并游离出颈段食管，术者左手经胸部，右手经颈部会合，将食管游离并从颈部引出，扩大胸廓入口，能容纳三个指头伸入为宜。

（4）将胃底部牵拉至颈部切口，可用组织钳夹住牵拉，在超过肿瘤上 4～5cm 处，用大直角钳夹住切断食管，移去切除的食管（图21-27）。

（5）进行食管胃吻合：在距食管残端约 2.0cm 处将食管的后壁肌层及胃浆肌层间断横排缝合 3～4 针（图21-28）。胃距后壁缝合的 1.5～2.0cm 处做 3.0cm 的横切口，间断全层缝合食管胃后壁及前壁。前壁浆肌层间断缝合 3～4 针包埋（图21-29、图21-30）。胃前壁与胸廓入口处缝 2～3 针使之颈胸腔分隔开，冲洗切口，置放橡皮引流物，关闭切口。胸部切口放置胸腔引流管后，再次检查胸腔无异常后，关胸。

【术中注意要点】

（1）在气管旁及甲状腺周围解剖游离食管时，勿损伤喉返神经。

（2）扩大胸廓入口时，应保护锁骨下血管。

（3）为避免术后发生胃排空障碍，可行幽门成形术。

【术后处理】

（1）颈部引流条 24～48 小时拔除，术后 1 周内探查伤口情况，发现皮下气肿及明显红肿，应拆除缝线 2～3 针，及早引流。

（2）保持胃肠减压及胸腔闭式引流管的通畅。

（3）鼓励并协助患者咳痰，每日 1～2 次雾化吸入。

（4）使用抗生素及人体白蛋白。

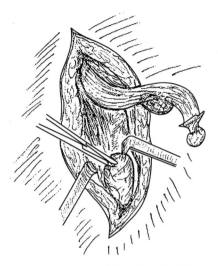

图 21-27　将胃底部牵拉至切口处

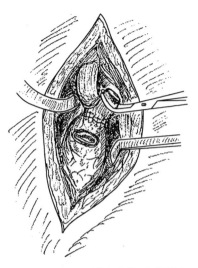

图 21-28　间断缝合食管后壁肌层

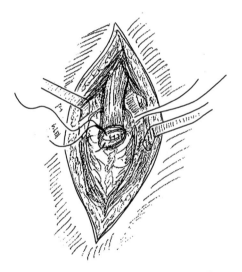

图 21-29　间断缝合食管吻合口后壁

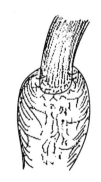

图 21-30　浆膜层间断缝合加固

（5）必要时静脉营养液或输入血浆或鲜血。

（三）经右胸食管切除

右颈部食管胃吻合术适宜于食管癌位于气管隆嵴水平以上的癌肿或中段食管癌，期望切除足够长度者。

【手术步骤】

（1）切口：行右颈、右胸前外侧及上腹正中或左上腹旁正中切口（图 21-31）。

（2）手术可分颈胸组和腹部组进行，也可一组完成手术。颈胸组先行右胸前外侧切口，经第 4 肋间进胸，探查肿瘤并确定可以切除（此时，腹部组手术开始），先结扎切断奇静脉，以利于显露食管。游离食管，并清扫纵隔淋巴结，于食管裂孔上方切断食管，结扎食管的上、下断端，并用橡皮套包盖，扩大食管裂孔，下断端食管经裂孔送至腹腔，暂停胸部手术操作。

（3）颈胸组更换手套后,行右颈胸锁乳突肌前缘切口,手术操作与左颈部径路相同,游离出颈段食管(图21-32),将胸内食管连同肿瘤牵引出,用直角钳夹住切断,移去切除的食管,扩大胸廓入口部,使之能通过3横指以到胃能引出切口。

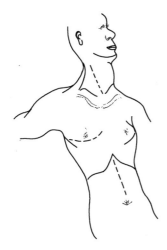

图 21-31　颈胸腹部切口位置

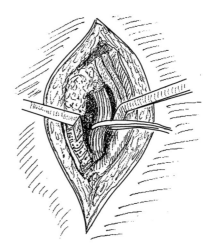

图 21-32　暴露颈段食管

（4）腹部组织上腹正中或左上腹旁正中切口进腹,胃的游离见"胸内食管吻合术"的描述,胃游离经缝合关闭贲门后,将胃经食管裂孔送入右胸,上提胃底部至颈部与食管吻合。

（5）右颈部食管吻合方式与"左颈部食管吻合术"相同,吻合术毕,冲洗伤口,置放橡皮引流物,缝合切口。

（6）胸腹腔仔细检查后,放置胸腔引流管,关闭胸腹腔切口。

【术中注意要点】

（1）因手术取左侧卧位45°左右,至使胃脾韧带位置较深,游离胃时注意勿损伤脾脏等。

（2）其他注意要点与"左颈部食管胃吻合术"相同。

【术后处理】

与"左颈部食管胃吻合术"相同。

（四）结肠代食管术

结肠由于血供丰富,对酸有一定的耐受力,口径与食管相仿,能提到口咽部,可以满足高位吻合的需要,因此常用于食管重造术。结肠代食管术(colonic interposition for esophageal substitution)适用于:①高位食管癌或高位食管良性狭窄需要在颈部或咽部吻合者。②曾做过胃切除术,已不能用于重造食管者。③中上段食管癌,肿瘤与食管紧贴气管、支气管或主动脉紧密粘连不能切除,梗阻症状严重,需要解决进食问题的患者。

【手术步骤】

（1）腹部手术组采用左上腹旁正中切口或上腹正中切口,充分显露腹腔。

（2）结肠血管的选择:结肠动脉有5条血供:①回结肠动脉供应回肠末端、回盲部及盲肠;②右结肠动脉供应升结肠;③结肠中动脉供应横结肠;④左结肠动脉供应降结肠;⑤乙状结肠动脉供应乙状结肠,其间有吻合血管弓相通(图21-33)。选择结肠段的血管方法首先要仔细检查即观察左、中、右结肠的分布及其吻合弓和搏动的情况,然后用无损伤血管钳暂时阻断结肠中动脉、静脉或结肠左动静脉3~5分钟,同时阻断结肠右动脉,观察结肠远端末梢的小血管和肠壁情况,如果其小血管搏动良好,肠壁血液循环正常,即可选用结肠左动脉或结肠中动脉段作为游离的结肠段供血血管。在切断血管及肠管之前,必须测量血管吻合弓的长度(而不是结肠的长度)是否能足以提高颈部。

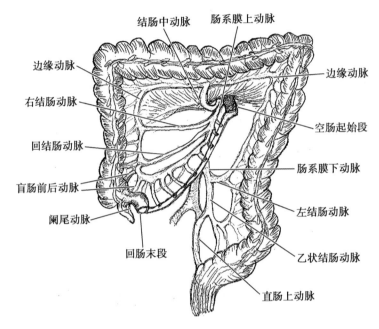

图 21-33　结肠的动脉血供图

（3）游离结肠段:选择确定供血血管后,游离横结肠、脾曲结肠及部分降结肠。利用结肠右动脉时,需利用部分并游离肝曲结肠;利用回结肠动脉时,则需游离大部分升结肠,切断回肠末段。根据患者身高及食管癌的部位,上提结肠的长度也有所不同,一般血管弓的长度应在 25~35cm。如利用结肠左动脉,则切断结肠中动脉,结肠呈顺蠕动（图 21-34）;如利用结肠中动脉,则切断结肠左动脉,结肠呈逆蠕动（图 21-35）。在适当的部位切断结肠,将移植的结肠经肝胃韧带上的造口提出备用。

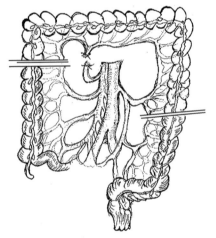

图 21-34　保留结肠左动脉,切断结肠中动脉

（4）颈胸手术组经右胸切口,按经"右胸食管切除,右颈部食管胃吻合术"描述方法游离食管,做右颈部斜切口,将食管至颈部切口拉出,两组人员分别向上、下方做胸骨后隧道,在上端切开胸骨柄的颈深筋膜,术者手指紧贴胸骨后向下及两侧分离开。下端切断附着在剑突上的膈肌,以同样方法向两侧及向上分离开胸骨后间隙,其宽度约 5cm,注意勿分破两侧胸膜。

（5）将带蒂血管的游离结肠段经胸骨后隧道上提到颈部。要避免结肠血管扭曲或受压，其上端准备与食管残端吻合，吻合为单层间断缝合，后壁吻合完时将胃管送入结肠内，继续完成前壁吻合。将结肠壁与胸廓入口处周围组织固定数针，封闭此通道，以预防吻合口漏时分泌物经此通道污染纵隔（图21-36）。

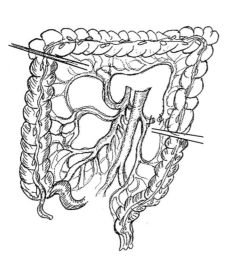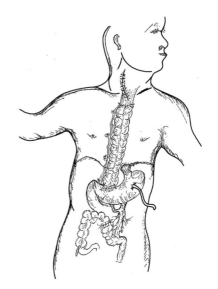

图 21-35　保留结肠中动脉，切断结肠左动脉　　　　图 21-36　胸骨后结肠代食管术

（6）腹部组将结肠下段与胃前壁做端侧吻合，在吻合口上方行胃造瘘术。结肠两端行端端吻合，缝合结肠系膜裂孔。

（7）置放胸腔闭式引流管。

（8）检查腹腔，关腹。颈部切口置放橡皮引流物，缝合切口。

【术中注意要点】

（1）颈部游离食管时勿损伤喉返神经。

（2）正确选定结肠段及确定肠段的活力是本术式的重要环节。术中注意保护肠段的血管蒂。

（3）打通胸骨后的通道动作要轻柔，防止损伤胸膜，胸骨后的结肠通道要通畅，预防梗阻。

【术后处理】

（1）禁食。

（2）常规使用抗生素，全身营养支持。

（3）保持胸腔闭式引流管通畅，胃肠减压管持续，待胃肠功能恢复后，夹闭胃造口引流管术后10天左右拔除。

【主要并发症】

（1）颈部吻合口瘘：多发生在术后4~8天，一旦发现，拆开切口缝线4~5针，分开显露吻合口，更换敷料。

（2）肠梗阻：多为粘连所致，尽可能保守治疗。

（3）气胸：多由打通胸骨后结肠通道引起，闭式引流保持通畅，易愈合。

（4）声带麻痹：为游离食管颈段引起，应积极保守多项措施治疗。

（五）不开胸食管内翻拔脱术

该术式适用于0-Ⅰ期（早期）的贲门癌，胸段食管及颈段食管癌，心肺功能差，不能耐受开胸手术的患者，该手术不能清扫胸部淋巴结，属于非根治性手术，严格掌握手术的适应证。

1. 患者仰卧位，做上腹部及颈部切口，从颈部将食管解剖游离出，切断，上端用 Allis 钳夹住。

2. 腹部切口，在胃前壁做一小切口送入金锯探条（剥脱器），探条经食管腔达颈部，将远端的食管用粗丝线结扎在食管的探条上，并拴上长纱布条，将食管的残端翻入食管腔内，从食管床将食管整个撕脱下来，同时所系上的纱布条带也被带入食管床以压迫止血。

3. 切除食管，将游离的胃系在纱布条带的丝线上，上提到颈部，与食管残端做端侧吻合，若胃不能采用，也可利用结肠段代食管上提至颈部吻合。

（六）晚期食管癌的减症状手术

晚期食管癌已不能（不宜）手术切除者，患者期望解决进食问题。

1. 胃造口术。

2. 食管胃转流术　适应于食管下段或贲门癌，做旁路吻合，以解决梗阻，术后可进行化疗或放疗（图 21-37）。

3. 结肠代食管术　中段以上的食管癌，全身情况能耐受该手术，只做颈部及腹部切口，在胸骨后做一隧道，将游离出带血管蒂的结肠经隧道上提至颈部与食管行端端吻合，食管切断之远端分别将黏膜和肌层缝闭。

有关并发症及处理见前描述。

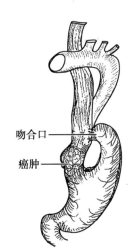

吻合口

癌肿

图 21-37　食管胃转流术

第二十二章

经膈肌裂孔食管切除术

经裂孔食管切除术(transhiatus esophagectomy,THE)在过去的 30 年已得到了广泛认同,1978 年 Orringer 和 Sone 重新关注这一术式将其作为传统的经胸食管切除术的备选方案。THE 无需开胸,对人体生理功能影响小,可降低并发症的发生率和死亡率。

【适应证】

拟行食管切除术的患者都应考虑为 THE 备选患者。经裂孔食管切除术已被用于切除食管任何部位的肿瘤。但最适于远离气管膜部的下段食管肿瘤和位于食管交界处的肿瘤,这一术式允许在不开胸的情况下完全切除食管。至于那些放疗后和多种原因(例如腐蚀性损伤、贲门失弛缓症、既往有开胸手术史)引起的食管周围粘连的患者可行 THE 手术;但对于那些伴有局部主要结构受侵犯或是有远处转移的患者(Ⅳ期)是不可手术切除的,因为这部分患者的手术风险远大于手术获益。在进行 THE 手术前应辨认食管解剖学的主要解剖结构(图 22-1)。

【术前准备】

1. 有效的术前评估包括对患者心肺储备功能和手术风险的全面评价,以及运动负荷试验,肺活量测定,动脉血气分析。

2. 术前应进行食管超声内镜检查,对于初诊者还应行吞钡造影检查。

3. 吞钡造影有助于确定肿瘤的位置,评价肿瘤是否扩展至近端胃。食管检查可直接对食管黏膜进行观察评价,并可进行细胞学或组织学评价。超声内镜检查可进行食管周围结构成像和腹腔淋巴结的针刺细胞学检查,从而完成术前分期。胸腹 CT 用来评估食管壁增厚的范围,腹腔或纵隔淋巴结肿大以及肿瘤是否向外侵犯气管支气管树和主动脉。

4. PET 检查结果阳性有助于确定远处转移,而结果阴性则可排除远处转移。良好的口

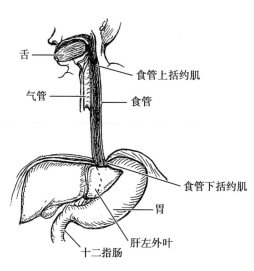

舌
食管上括约肌
气管
食管
食管下括约肌
胃
肝左外叶
十二指肠

图 22-1　食管的主要解剖结构

腔卫生有利降低术后感染的风险。术前两周戒烟可减少肺部并发症的发生并利于术后早期活动。

5. 对于因严重食管的梗阻而脱水及营养不良者，术前应进行完全肠外营养支持，如应用空肠造瘘或胃造口术都会增加手术时胃游离的难度。

6. 术后可能发生吞咽困难、倾倒综合征、反流、反胃和易产生饱胀感等并发症。应与患者讨论这些手术并发症是十分重要的，可帮助患者做出合理的决定，并可使患者对于手术效果有更实际的预期。

【麻醉与体位】

1. 气管插管全身麻醉。手术应采用标准的单腔气管插管。当切除肿瘤的过程中出现气管后膜部撕裂时，单腔插管可进入气管的远端或左主支气管内，以保证气管修复时单肺通气，因此，尽可能避免使用双腔气管插管。

2. 体位　一般平卧位，左胸背或右胸背部可根据术式要求调整。

【手术步骤】

经裂孔食管切除术由三个主要的步骤组成：腹部游离、颈部游离、纵隔游离。

1. 腹部游离

（1）切口采用剑突延伸至脐的脐上切口。进腹腔检查后，向右牵拉肝左叶，切断三角韧带（图 22-2）。

（2）在手术早期确认并保护胃网膜右动脉，特别是对于腹部手术史的患者更要注意。沿胃大弯游离大网膜，此处右侧胃网膜血管终止并穿入胃壁。距胃网膜右动脉 2cm 游离大网膜。

（3）胃网膜左动脉和胃短动脉予以分离结扎。注意保护胃壁和脾，避免损伤。切开覆盖裂孔的腹膜，游离胃食管连接部并套一根乳胶管牵引。

（4）游离肝胃韧带，由胃小弯中点开始游离直至裂孔处。定位、结扎、切断胃左静脉后，将胃左动脉在腹腔动脉干的起始段予以结扎切断。对于肿瘤患者，腹腔淋巴结应送病理检查以进行分期。大的腹腔转移结节是预后不良的表现，应进行病理活检。

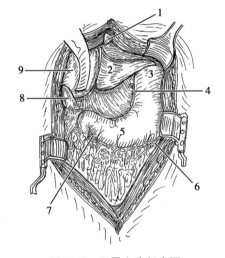

图 22-2　显露上腹部术野

1. 剑突；2. 肝左外叶脏面；3. 近胃底贲门部；4. 胃左动脉；5. 胃体部；6. 胃网膜左动脉；7. 胃网膜右动脉；8. 胆囊；9. 肝右叶脏面

（5）运用 Kocher 手术法进行幽门部游离。行幽门肌切开术，用电刀和尖嘴蚊式钳将胃和十二指肠与黏膜下层分离。部分学者更愿意采用 Heineke-Mikulicz 幽门成形术，特别是当长度足够时。在幽门肌切开的位置留置金属夹作为标记，以便术后行影像学检查。

（6）将留置在食管胃连接部的乳胶管向下牵拉，通过膈肌裂孔游离食管下段 5~10cm。

（7）食管在后纵隔的活动度用来评估确定食管未侵犯主动脉、椎前筋膜或纵隔周围等结构。三种技巧可用于食管游离：①沿椎前筋膜的钝性剥离；②直视下扩大食管裂孔；③胸腔镜游离胸内食管段。

（8）若无禁忌证，应留置空肠造瘘管。

2. 颈部游离

（1）切口：沿左胸乳突肌前缘做 5~6cm 的"曲棍球棒"样切口（图 22-3）。

（2）分离颈阔肌，显露肩胛舌骨肌，钝性分离胸锁乳突肌和颈动脉鞘并向两侧牵拉，钝性分离颈前胸膜。如有必要可结扎甲状腺中静脉和甲状腺上动脉。

（3）喉返神经位于血管深部，以术者手指置于气管食管沟，以避免损伤这些结构（图22-4）。

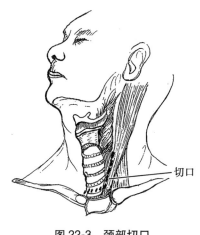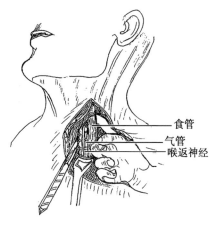

图 22-3 颈部切口　　　　　　　　图 22-4 游离颈部食管

3. 纵隔游离　三种基本方法可用于纵隔游离。

胸腔镜：采取右侧入路的电视胸腔镜技术，由胸廓入口至膈肌裂孔游离食管，可直视下游离奇静脉弓、主动脉、气管腹部等结构，避免损伤。以内镜切割缝合器切断闭合奇静脉弓，这一手术入路易于定位和切除淋巴结。一旦胸段食管被游离，颈段和腹段则更易于游离。这一术式已得到广泛的应用。

直视下经裂孔：起初在裂孔处游离食管胃连接部，左右膈肌脚处各切除 1~2cm 以使膈肌脚扩大。膈静脉直接走行于膈脚上方，应将其结扎或避免损伤。一旦膈脚扩大，可暴露下纵隔和中纵隔术野，从而便于游离食管。但奇静脉弓和气管膜部很难得到良好的显露。至少应部分采用钝性分离技术进行游离。

经裂孔钝性分离：一只手于食管背侧穿过膈肌裂孔，同时另一只手或半海绵棒通过颈部切口插入，并沿椎前筋膜向下进行钝性分离（图 22-5）。术者在分离的过程中应当保持手向后伸平，以避免手向前抬高引起左心房受压导致低血压。从颈部至腹部切口，食管予以彻底游离，在游离食管过程中应仔细操作，避免损伤气管膜部。将一只手从裂孔插入，在上纵隔内以中指和示指夹持食管，向下移动会使组织彻底游离（图 22-6、图 22-7）。

（1）可用窄拉钩放入膈肌裂孔从而有利于游离食管的侧部连接部。向上牵拉留置于食管的乳胶管，在胸廓入口水平游离食管并紧贴食管操作，以免损伤奇静脉。食管游离完后，将食管轻柔的拉入颈部切口，以切割缝合器在颈部食管远端距环咽肌 5~6cm 处斜行切断食管（图 22-8）。

（2）密切注意血压的变化，因为在游离时纵隔的挤压和短暂回心血量的减少可导致低血压。如果发生低血压，首先调整拉钩的位置或移开分离操作的手，多数情况下血压可以恢复正常。

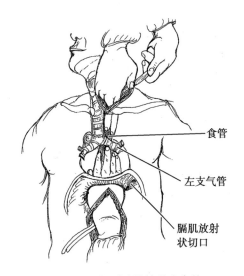

食管

左支气管

膈肌放射
状切口

图 22-5　经裂孔钝性分离食管

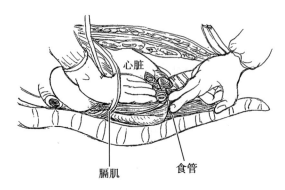

心脏

膈肌　　　食管

图 22-6　避免损伤气管膜部

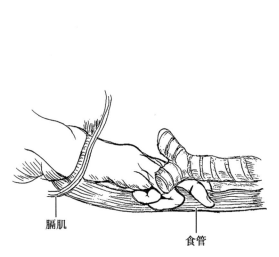

膈肌

食管

图 22-7　中指和示指夹持食管向下移动

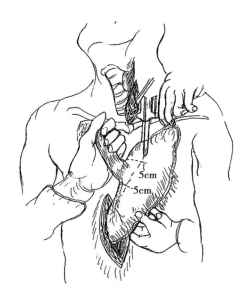

5cm

5cm

图 22-8　切割缝合器斜行切断食管

（3）可将深部的拉钩置入膈肌裂孔，估计后纵隔有无出血。检查有无清亮的液体或混浊的液体以提示有无胸导管损伤造成的淋巴漏。为控制轻微的出血，可将大纱布垫放入后纵隔以填塞小出血点。

（4）将全部游离的胃和与其连接的食管放置在患者的胸前方，抓住胃底，沿胃的长轴轻柔牵拉，切缘距食管胃连接处 4~6cm。将胃底向上牵拉，用 50mm 闭合器从胃底方向横断胃。为了使管状胃尽量长一些，在用闭合器的过程中必须将胃维持一定张力，且每次闭合都将胃向头侧方向牵拉，这一处理方式可有效地将胃从丁形变为直管形态。

（5）位于上中段食管的肿瘤和需要行食管切除的良性病变，重要的是要尽可能保留足够多的胃，以保证胃有持续的侧支循环。胃完成闭合后，闭合器闭合创面应用 4-0 聚丙烯缝线进行连续浆肌层缝合覆盖,或至少在闭合器与闭合缝线交接部位进行 Z 形缝合(8 字缝合)。食管探头移除后,应将远端切缘送冰冻病理检查。取出手术时放入的后纵隔大纱布垫。固定胃以保持胃大弯转向患者左侧(图 22-9)。避免扭曲以免影响手术效果。

（6）术者将手掌面向下置于胃表面,将手插入穿过后纵隔,手和前臂进一步向前伸,直至三根手指从颈部切口露出,这样可以保证后纵隔有足够的空间可以容纳管状胃。用一只手指尖夹持胃底,引导其穿过膈肌裂孔,向前上方至脾,继续通过主动脉下方,最终进入上纵隔(图 22-10)。胃被拉入颈部切口 4~5cm(图 22-11)。此时,可将湿纱布垫从胸廓入口处插入胃后或与皮肤缝合以防止胃滑回后纵隔。观察胃的色泽是否正常,以此判断胃的活力。用 2-0 丝线行"8"字缝合膈肌裂孔,以胃旁

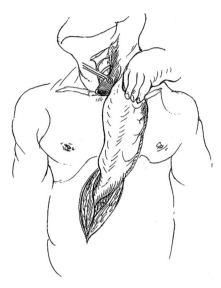

图 22-9　保持胃大弯转向左侧

容纳二指为宜。用 3-0 丝线间断缝合将胃前壁固定于膈肌裂孔,以防止腹腔脏器由胸胃旁疝入胸腔。

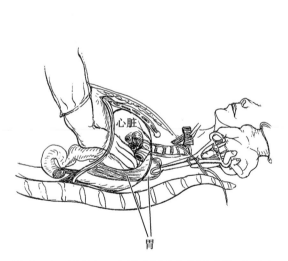

图 22-10　用 Babcock 钳夹胃底向颈部牵拉,左手尖协助向上推移

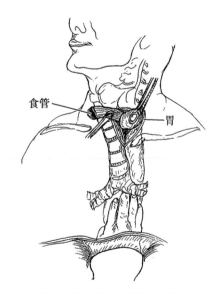

图 22-11　胃拉入颈部 4~5cm

（7）胃食管重造:胃前壁造口的位置应选在胃小弯闭合缝线至胃底部胃大弯的中点。胃短血管末端的结扎端可作为确认胃底部胃大弯的标志。在直角钳的引导下锐性切开颈部食管的闭合缝线。用 2 根 4-0 缝线于两处进行缝合;一处位于食管前缘的中点,一处位于对应的食管后切缘的相同位置。后切缘的缝线从食管腔内进针缝合,缝针不取走待继续缝合用(图 22-12)。用电刀做一个 2~3cm 的胃全层切开(胃造口),取横切口,将之前的食管后

壁缝线的缝针在胃造口的 6 点钟位置进针,全层
缝合穿过胃造口的头侧部通过牵引线将食管拉回
胃,食管吻合口的后部用长 3cm、高 3.5mm 钉的内
镜切割缝合器闭合。缝合器钉夹应朝向头侧伸向
胃腔,而闭合器钉砧应放入食管腔(图 22-13、图
22-14)。闭合器尖端指向患者的右耳方向,牵拉
缝合胃与食管的预留缝线。尽量使食管胃缝合端
靠近闭合器开口的近端。要确保闭合器的闭合缝
线与之前胃小弯的闭合缝线没有交叉是非常重要
的,因为两条缝线的交叉点易出现缺血表现。关
闭切割缝合器,但不击发。击发闭合器,闭合吻合
口后部。吻合口的前部用 4-0 的 PDS 缝线单纯间
断全层缝合(图 22-15、图 22-16)。吻合口完成前
插入胃管,使胃管尖端直接通过吻合口。应注意

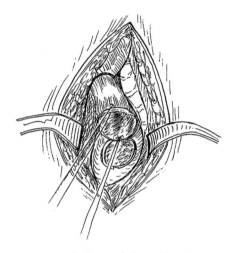

图 22-12　胃食管开始重造

内外侧角,这些位置上手工缝合与闭合器缝合交接,过度牵拉会造成吻合口沿闭合器的缝合
口裂开,使手术复杂化,需要重新闭合处理。胃管放置到幽门肌切开部位上方 4~6cm 即可。

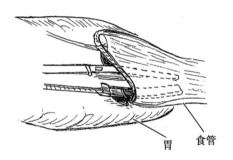

图 22-13　胃食管缝合器闭合

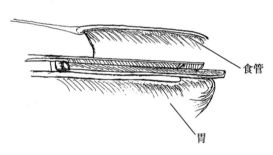

图 22-14　闭合器钉砧放入食管腔

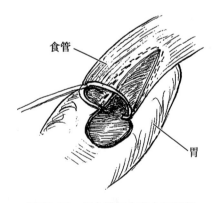

图 22-15　闭合器闭合吻合口后部

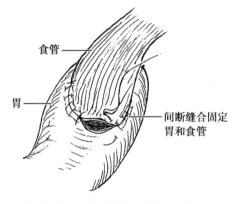

图 22-16　吻合前部全层缝合进行吻合

　　(8)关闭切口与引流:在胸廓入口低于吻合口平面的位置放置 Jackson-Pratt 引流管并
从颈部切口的下端引出。用 4-0 缝线间断缝合 2 针将颈部带状肌疏松地固定在胸锁乳突肌

的下方。4-0 缝线间断缝合将颈阔肌固定回原位置,缝合颈部切口皮肤。关腹。

【术后处理】

1. 术后尽可能即刻行胸部 X 线检查,以确认引流管位置并评估是否有血胸、气胸或有无纵隔增宽以排除术后出血。

2. 鼓励使用诱发性肺计量以改善和维持气道通畅,防止肺不张。

3. 一般情况下,术后第 1 天开始下床活动,每天 2~3 次。

4. 术后 2 天起开始从空肠造瘘给予肠内营养,空肠营养应包含 5% 的葡萄糖,以 30ml/h 的速度灌注。如果耐受良好,12 小时后可将速度增快至 60ml/h。

5. 术后第 4 天,可开始半量营养支持,1 日后可转换为足量营养支持。

6. Foley 管、胃管、硬外置管和动脉置管手术后 3~5 天拔除。胃管拔除 24 小时后,空肠营养减量,开始经口流质饮食。如果患者不能耐受经口进食,可夜间经十二指肠营养管给予肠内营养支持。

7. 术后 7 天行钡餐造影评估吻合情况,同时钡餐还可用来评价胃排空的情况。

8. 术后 4 周可拔除空肠营养管。

9. 术后并发症多发生在术后前 10 天,应注意观察并及时处理。

【操作要点和注意事项】

1. 经膈肌裂孔的食管切除术使患者免于开胸手术。THE 的患者有更好的耐受性,与开胸手术相比降低了肺部并发症的风险。

2. 吻合部位于颈部,一旦发生吻合口瘘,可避免了发展为致死性的纵隔炎。

3. THE 手术对于纵隔的暴露不充分,多采用胸腔镜经胸游离食管。

4. 要重视在进行闭合器闭合创面的缝合覆盖时,必须沿长轴牵拉胃并维持一定张力,以此防止胃缩短或沿胃小弯皱缩,否则将会影响胃上提所能达到的高度。

5. 患者可出现术后正常进食困难,可能需要采取少食多餐的方式。

6. 吞咽困难很常见,患者可能需要饭后立位 1~3 小时,反流症状术后也很常见。

第二十三章

贲门癌的外科治疗

贲门癌（carcinoma of cardia）是胃贲门部的恶性肿瘤，胃癌的发病率在我国消化道肿瘤和全身肿瘤中占第一位，这些年来的研究调查表明，贲门癌已占胃癌的50%左右，跃居第一位。

第一节　病理解剖及临床诊断

一、病理解剖

贲门癌多为腺癌，极少数为腺角化癌及恶性程度较高的黏液癌。临床上可分为早期及中晚期癌：

1. 早期贲门癌是指癌组织未侵及肌层，无淋巴转移，包括黏膜内癌与黏膜下癌。黏膜内癌即原位癌，通过普查及内镜检查可早期发现，黏膜下癌，癌组织不仅发生在黏膜层而且侵及到黏膜下层，在早期的浸润癌中常伴有炎性细胞浸润。

2. 中期贲门癌在肉眼下可分为三型：①凹陷型：在病变区黏膜凹陷，糜烂，偶尔可见浅表溃疡。②隆起型：黏膜略呈现不规则的隆起，表面粗糙，呈颗粒状，扪之较硬，偶尔呈结节状或息肉状突起。③平坦型：病变区稍微粗糙，但肉眼下无异常，病理切片在显微镜下可见有癌细胞。

3. 中晚期贲门癌肉眼下分为四型：①蕈伞型：肿瘤呈结节状，蕈伞状，菜花状或息肉状，向肠腔突起，常有不规则的边缘，偶有虫蚀样溃疡形成。②局限溃疡型：肿瘤直径一般在5cm以内，溃疡较深，其边缘突起。③浸润溃疡型：肿瘤的边界不清，呈现浸润型生长，浸润的范围较广，直径一般超过5cm。④浸润型：癌细胞弥漫性浸润累及到胃的全层，胃壁明显增厚，表面多有糜烂，多无溃疡或浅表性溃疡，胃黏膜呈放射状的收缩。

淋巴转移：贲门癌常侵犯到贲门旁、胃左动脉旁、脾门、胃大弯、腹腔动脉旁、腹主动脉旁及肝总动脉旁淋巴结。也可向上转移到膈旁、食管旁、纵隔旁及锁骨上淋巴结（图23-1）。

病变的晚期通过血行转移到全身重要器官。

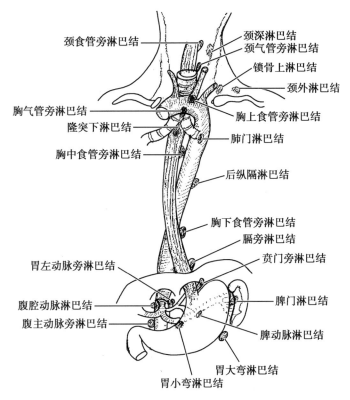

颈食管旁淋巴结
颈深淋巴结
颈气管旁淋巴结
锁骨上淋巴结
颈外淋巴结
胸气管旁淋巴结
隆突下淋巴结
胸上食管旁淋巴结
肺门淋巴结
胸中食管旁淋巴结
后纵隔淋巴结
胸下食管旁淋巴结
膈旁淋巴结
贲门旁淋巴结
胃左动脉旁淋巴结
脾门淋巴结
腹腔动脉淋巴结
腹主动脉旁淋巴结
脾动脉淋巴结
胃大弯淋巴结
胃小弯淋巴结

图 23-1　食管癌及贲门癌淋巴结引流分组名称图解

二、临床表现及诊断

贲门癌与食管癌相比,前者的临床症状出现较晚,一旦出现较明显的症状几乎都属中晚期。早期患者仅有上腹部胞胀不适,较轻微的疼痛或烧灼感,胀气,食欲下降,往往不引起重视,当肿瘤阻塞贲门口时,出现吞咽阻挡感,食欲明显减退,消瘦、呕血、便血,已是明显的晚期贲门癌肿表现。

1. X 线检查　对早期病变的诊断用双重对比 X 线造影方法优于常规的钡餐检查。肌注东莨菪碱(654-2)后服发泡剂,8～10 分钟后开始检查,患者取站立右前斜位,在透视下服稀钡剂,观察食管下段及胃贲门黏膜皱襞,然后取俯卧左后斜位,仔细检查贲门黏膜皱襞及胃底,注意其柔软度及扩张情况。再观察胃小弯及胃的前后壁。让患者取右侧卧位,观察食管胃连接处的轴位,检查贲门及胃底。再取左前斜半立位,观察贲门的轴位影像,显示贲门癌的全貌及胃小弯部。最后取站位显示贲门胃底双重对比影像。给患者大量口服钡剂,观察钡剂通过贲门、胃体、胃小弯及胃的前后壁的情况,以明确病变的范围。

早期贲门癌的 X 线表现为黏膜皱襞变粗、中断、扭曲,甚至消失,也可见小的龛影,小的充盈缺损或局部痉挛导致的狭窄。

中晚期可见软组织肿块影向胃腔内突出。

晚期可见食管黏膜破坏及不规则充盈缺损,严重时可造成食管下端的狭窄或梗阻。

2. CT 检查　可显示癌肿的大小部位,向外扩展的情况,有无侵及到邻近器官如肝、胆、胰、脾及膈以及淋巴结转移情况,有无腹腔积液,有助于术前预计切除的范围。

3. 细胞学检查　用拉网的方法将脱落的细胞染色,在显微镜下寻找癌细胞,阳性率可达 85% 左右。

4. 吞水音图检查　灵敏度达 96% 左右,特异度为 98%,这种检查法无创伤,方便,对于诊断早期贲门癌是一种理想的普查筛选方法。

5. 纤维胃镜检查　近些年来已常规用于检查食管、胃及十二指肠,诊断率可达 98% 左右,但有学者认为纤维胃镜检查贲门癌的诊断率比胃癌要低,可能与患者的检查体位有关,有待进一步研究。

第二节　外科手术治疗

一、手术适应证

1. 分期为 0~Ⅱ期及Ⅲ期的一部分(见第二十一章食管癌的临床病理分期)。
2. 患者一般情况良好,心肺功能及重要脏器均能耐受麻醉及手术。
3. 如有外侵 T4 期的患者,如患者能耐受手术,可考虑行姑息性切除,要充分的评估手术的安全度,否则仅考虑保守性的综合治疗。

二、术前准备

1. 根据术前的检查情况,全面衡量手术切除病变的可能性。
2. 有脱水者,应纠正水及电解质紊乱。
3. 有低蛋白血症,营养不良,贫血者,应输血浆,白蛋白及鲜血,做好术前备血。
4. 注意口腔卫生,术前两周戒烟。
5. 术前两天给予抗生素。
6. 可常规给予肠道驱虫药。
7. 如有胃病史及胃大部切除史,应做结肠准备,术前 3 天进无渣饮食,给予肠道灭菌药(如新霉素、甲硝唑每日 3 次,每晚清洁灌肠)。
8. 术晨安置胃管,尿管及清洁灌肠 1 次。

三、麻醉方法

气管插管,静脉复合全身麻醉。

四、手术方式

(一) 贲门癌切除胸内食管胃吻合术

【手术步骤】

(1) 取右侧卧位,左胸后外侧切口,经第 7 肋或第 7 肋间进胸腔。

(2) 撑开肋骨,剪开结扎下肺韧带,将肺向上牵拉,探查食管旁及隆突下淋巴结有无转移,食管有无侵犯。

(3) 在膈顶部剪开膈肌,将切口分别向前外及后内延长到肋缘和食管裂口处,结扎膈下血管。探查腹部,肝、胆、胰、脾门、网膜有无转移,贲门周围淋巴结有无转移,再剪开大网进入小网膜腔,将胃向前上翻起,仔细检查胰腺,胃左动脉,腹腔动脉等处淋巴结有无转移,能否切除。同时还要检查脾门及胃小弯、胃大弯等处淋巴结情况,若癌肿侵及部分胰体及胰尾,仍可切除时,但预后不佳。

(4) 如探查肿瘤可以切除,沿胃大弯游离,切断胃结肠韧带,胃脾韧带及胃短血管,此处的血管短小,应先将网膜切开,用胆囊钳边钳夹,边结扎切断。大弯分离后,将胃向上翻,再分离胃小弯,胃大小弯游离应超过幽门,应注意保留胃右及胃网膜右血管及其血管弓,以保证胃的血供,分离时应轻柔,以避免损伤胃壁及其胃的血供血管。

(5) 清扫淋巴结 仔细解剖胃右动脉处,清扫其周围淋巴结和脂肪组织及腹腔动脉旁的淋巴结,用长胆囊钳(扁桃钳)带双 7 号丝线绕过胃左动脉根部结扎,在动脉的远侧分别钳夹切断,务必保留较长的远侧端血管以预防滑脱致大出血,缝扎血管一定要可靠。向上经食管裂孔分离出食管,切断周围膈肌,清扫贲门及食管周围的淋巴结。

(6) 切除肿瘤 原则上距癌肿边缘上下各 5cm 切除肿瘤(图 23-2)。在大弯侧放置一对 Kocker 钳,小弯侧则用 GIK 钳夹住切断,小弯侧断端间断全层缝合,外加 Lembert 荷包缝合。食管侧用有齿钳夹住,其上端用直角钳夹,然后切断,将肿块及其组织移去。在肿瘤已累及胰尾及胰体,可一并切除(图 23-3)。如癌肿累及到脾门,可切除脾脏。

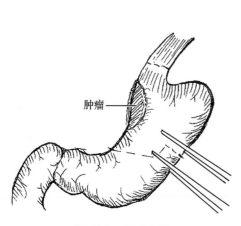

图 23-2 断胃范围

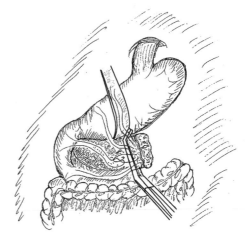

图 23-3 切除部分胰腺

(7) 胸内胃食管吻合 将残胃与食管断端吻合,把胃小弯侧逆时针方向向后旋转 90°,在距切缘 3cm 处,将胃肌层与食管肌层用 1 号线做褥式缝合 4~5 针,结扎后剪去中间两针缝线,保留两端缝线做牵引用(图 23-4)。将食管后壁切开,吸净内容物,做后壁内层间断全层缝合(图 23-5)。

将带有糖球的塑料管放入十二指肠内,胃管放入胃内,然后缝合前壁内层,结扎线可在管腔外,在前壁的外层可在距前壁缘 3cm 处,做褥式缝合 4~6 针,结扎时将吻合口向内下压,使胃上提呈套式包绕吻合口(图 23-6)。再将纵隔胸膜与胃固定两针。

另一种吻合的方法是将胃切缘全部缝闭,在残胃前壁后壁做一造口,使其略大于食管直径,造口部位应距胃断端和大弯 2cm 左右,以保证血运。吻合方式同食管癌手术(见第二十一章)。

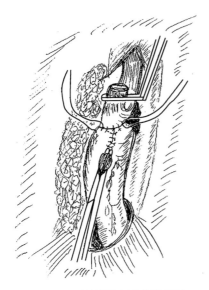

图 23-4　间断缝合后壁浆肌层

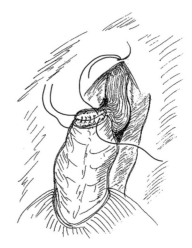

图 23-5　缝合后壁内层

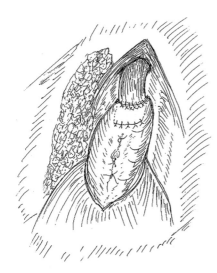

图 23-6　胃套叠包绕吻合口

（8）清理胸腔,用 1 号丝线将膈肌与胃壁固定 3 至 5 针,以免发生膈疝,冲洗胸腔,放置闭式引流管,关胸。

【术中注意要点】

同第二十一章"食管癌的外科治疗"第四节的"经左胸食管癌切除胸内食管胃吻合术"。

（二）胃切除空肠代胃术

本术式适于贲门癌已侵犯到胃体或胃窦,或病变呈皮革样胃,而癌肿仍局限于胃,可行全胃切除。

【手术步骤】

（1）体位与切口,同本节贲门癌切除胸内食管胃吻合术。

（2）游离胃并切除全胃,同前述方法将胃及食管下段游离。但在游离幽门时应将胃网膜右动静脉和胃右动静脉结扎切断,缝扎。在幽门远侧用两把有齿直血管钳钳夹,于两钳间切断十二指肠,用酒精或碘伏棉球拭净残端,近端用干纱布包好,将胃上提,以显露出食管下段,备食管与空肠吻合。

（3）缝闭十二指肠残端,第二层做 Lembert 包埋缝合浆肌层,可用附近网膜包盖残端。

（4）食管与空肠端侧吻合　先行十二指肠末端和空肠上段的游离,剪断三角韧带,在结肠中动脉的左侧无血管区的横结肠系膜上做一小切口,将空肠上段经该切口上提至膈上,准备与食管下端吻合。上提的空肠不能有任何的张力,如空肠段张力大,可切断 1~2 支肠系膜上动脉的分支,但一定要保证良好的血供。将空肠袢上提到胸腔,用 1 号丝线间断缝合食管后壁和前壁 4~6 针。在距缝线 1.0cm 处切开食管后壁和空肠前壁,使空肠的口径与食管口径大致相等（图 23-7）。切口止血后,做食管与空肠全层间断缝合

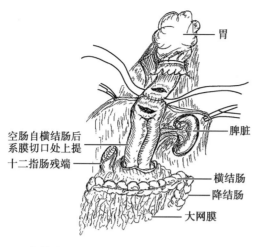

图 23-7　食管空肠吻合,先行间断缝合食管后壁及空肠前壁

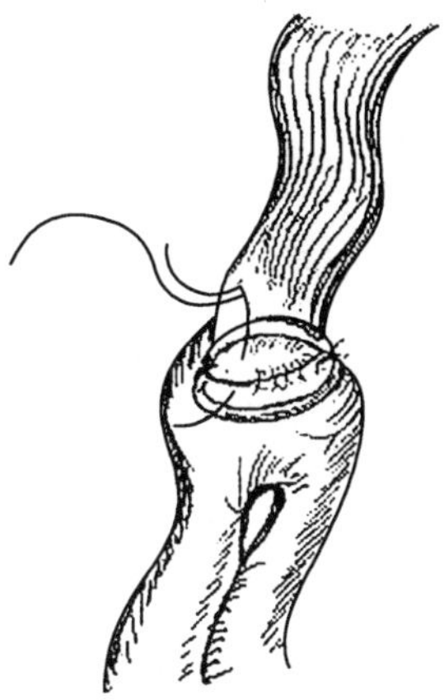

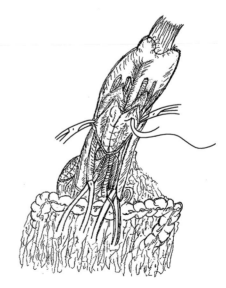

图 23-8　全层缝合后壁

(图 23-8)。

(5)斜行剪除食管后,全层缝合食管和空肠吻合口的前壁内层。前壁缝合一部分后,将带糖球的塑料管送至距吻合口 20~25cm 段的空肠内,将内层缝合完,再缝合前壁的外层,即食管外膜肌层与空肠浆肌层(图 23-9)。为保证不发生吻合口瘘,以促进吻合口的愈合,可将空肠的近端与食管前壁固定几针以覆盖吻合口(图 23-10)。在距食管空肠吻合口下约 10cm 的横结肠之间行空肠袢的侧侧吻合,使十二指肠内液和进入空肠近端的食物顺利排至远段空肠(图 23-11)。

(6)食管与空肠 Roux-en-y 吻合　在离三角韧带 8~12cm 处切断空肠,将空肠系膜上的动脉切断 1 至 2 条分支,但要注意保持动脉弓的完整以维持空肠段的血运(图 23-12),将空肠远端经结肠系膜孔上提至胸腔与食管下端做端端吻合,缝合方法与贲门癌切除胃食管吻

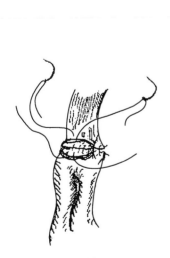

图 23-9　缝合前壁

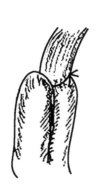

图 23-10　空肠近侧端覆盖吻合口

图 23-11　空肠侧侧吻合

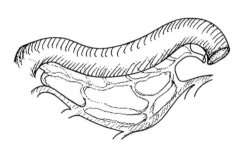

图 23-12　游离空肠段保证良好的血供

【术中注意要点】

（1）要有良好的全身麻醉。

（2）手术仔细探查肿瘤大小、部位、与周围器官的关系、淋巴结转移情况等，以决定是否能行根治性手术。

（3）膈肌的切开止血要彻底可靠。

（4）手术全过程必须在直视下进行操作，以利根治并减少出血。

（5）食管与胃吻合口，无论术者选用哪一种方式，要求血供良好而无张力，各缝针间距务求均匀。

（三）贲门癌切除术

结肠代胃术贲门癌全胃切除后如空肠因各种原因不能利用，可用结肠代胃，术前常行软结肠准备。

【手术步骤】

（1）取左胸前外侧切口，切除第 8 肋或经第 8 肋间进胸。

（2）显露胸腔，检查下段食管有无癌肿侵犯。剪开膈肌，仔细探查贲门癌能否切除，空肠不能利用时，可探查结肠系膜的血管弓，如能利用，可延长手术切口为胸腹联合切口，但可不需切断肋弓以减轻术后患者疼痛。也可另做一腹部的旁腹直肌切口供施行手术。

合相同。

（7）将空肠的近侧端与空肠的远侧段做端侧吻合，食物经食管进入空肠，十二指肠内液也回流到空肠的远段（图 23-13）。

（8）吻合完毕，缝合膈肌，其裂孔与空肠周缝合固定几针，将横结肠系膜孔与空肠固定几针，以防内疝，清洗术野，置放胸腔闭式引流管，关胸。

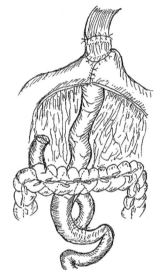

图 23-13　食管与空肠 Roux-en-y 吻合

（3）游离横结肠：先以前术方法将贲门癌及胃游离，暂不切除。然后游离结肠，利用中结肠动脉作为血供，切取 10～15cm 长的结肠段，保护好该段的血供。

（4）结肠的近侧段端与食下段端行端端吻合：结肠的远侧端与距屈氏韧带 10～15cm 处远侧端空肠端端吻合，近端空肠与输出袢距空肠与结肠吻合口处远段 15～20cm 处行端侧吻合。结肠近端与远端行端端吻合（图 23-14）。冲洗胸腔放置胸腔闭式引流管，关胸腹切口。

【术中注意要点】

（1）参阅本节"胃切除空肠代胃术"的注意要点。

（2）游离、切取结肠段时勿损伤肠管浆膜及黏膜，确保结肠中动脉的血供，选用可吸收缝线，各吻合口及止血均可靠。

（3）结肠具备容积较大的优点，截取一段结肠间置于食管与十二指肠之间，则既具有改良式空肠间置术的优点，又避免了各种改良式空肠间置术的复杂性。但是与小肠相比，

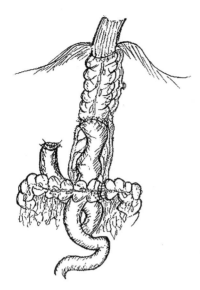

图 23-14 结肠代胃术

结肠的血运差,肌层薄弱且愈合能力差,加之结肠内细菌含量多,术中易污染手术野而造成感染。因此,术前应作充分的术前准备,术中操作时要注意防范污染。

【术后处理】

(1) 同第二十一章"食管癌的外科治疗"。

(2) 术后 3~5 天,胸部透视或拍片,了解有无胸腔积液,及时处理。

(3) 术后 7~10 天吞服钡剂检查有无吻合口狭窄,得以再次证实狭窄后,待术后 3 周行吻合口(食管结肠吻合口)扩张。如狭窄重,应考虑再手术行狭窄处纵切横缝成形术。

【治疗结果】

贲门癌手术切除率较低,国内报道为 80% 左右,5 年的生存率为 25% 左右,生存率与肿瘤的大小,有无外侵及淋巴结转移有密切关系。年龄也与预后有关系,50 岁以后的患者预后差。

第二十四章

膈疾病的外科治疗

第一节　膈　肌　解　剖

膈肌为胸腔与腹腔之间解剖学的分界,膈肌是参与呼吸的主要肌肉,也是形成胸腔低压系统和腹腔高压系统间的界线,膈为一薄片状肌腱性结构,腹膜覆盖,中央为马蹄形腱膜部分,称为中心腱。膈肌由起源于胸腔底部四周的几组肌肉和胸膜组成,呈穹隆状突起进胸腔,膈肌按起始部位不同分为三部分,即胸骨部分、肋骨部分和腰椎部分,各部分的肌肉的肌纤维向中心集中,移行为中心腱(图24-1)。

膈有主动脉、食管和下腔静脉穿过形成三个裂孔(图24-2)。①主动脉裂孔:在膈左右脚与脊柱之间,平第12胸椎的高度,有降主动脉和胸导管通过。②食管裂孔:在主动脉裂孔的左前方,平第10胸椎高度,有食管和迷走神经前后干,来自肝后部的淋巴管和胃左血管的食

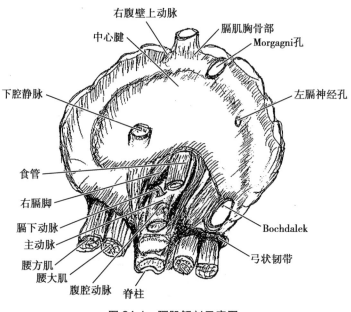

图 24-1　膈肌解剖示意图

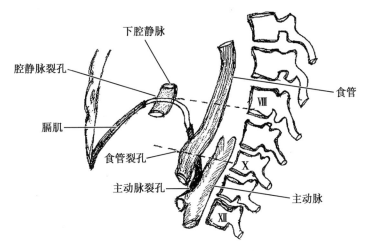

图 24-2 膈的裂孔与椎骨的对应关系

管支通过,此裂孔是膈疾病的好发部位。③腔静脉裂孔:在食管裂孔的右前方,平第 8 胸椎高度,有下腔静脉通过。

膈肌左右半各受同侧来自第 3 至 5 脊神经支形成的膈神经支配,膈神经在距穿过膈肌点上方 2~3cm 处发出分支;即前干和后干,前干支发出胸骨支和前外侧支,前者伸向膈肌的胸骨部,后者走向腋前线。后干也发出两个主要分支:后外支横过中心腱向后伸延至腋后线;膈脚支向下走向膈脚和腰肋部(图 24-3)。临床上要注意,在行膈肌切口时,一定要意识到膈神经主要分支的走向,应尽可能做环形切口或放射状切口,环形切口应平行于中心腱的边缘,距胸壁附着处的 2~3cm 处,放射状切口则由中心腱伸向胸壁。这样的切口可以减少膈神经的主要分支损伤即保护好膈肌的功能。

膈肌最大的血供是成对的膈下动脉(图 24-1),该对动脉位于膈下,紧贴膈肌走行,供应膈肌的中部和后部。膈上动脉较小,在主动脉裂孔的上方发自主动脉,供应膈肌脚,上述的每一支动脉均有相应的静脉。膈上面的静脉汇入奇静脉或半奇静脉,与膈动脉伴行的静脉汇入肋间静脉。

膈肌在膈神经的支配下自主性的活动或产生不自主的节律性运动。成年人正常情况下

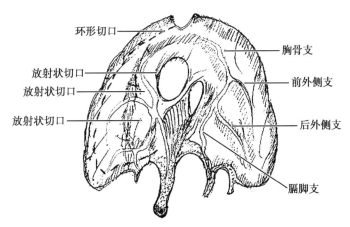

图 24-3 膈神经走行及膈肌切口

的平静呼吸时,膈肌的上下移动约 1~3cm;用力深呼吸时,上下移动范围可达 5~10cm,膈肌的总面积 250~270cm^2,运动时每下降 1cm,可增加胸廓容积 250~280ml。

在膈的胸骨部与肋部之间有一小三角区域的缺损,称为胸骨后裂孔(morgagni 孔),发生在此处的疝称为胸骨后疝,有疝囊(图 24-4)。在膈肌腰部和肋部之间有一小三角区域,缺乏膈肌纤维,称之为胸腹膜裂孔,在此孔形成的疝称为胸腹膜裂孔疝,这种疝入胸腔的脏器往往很多(图 24-5)。在胚胎发育时,如膈的部分缺损,其上下的胸、腹膜未完全闭合,则余留大小不等的膈肌缺损。其缺损部位多发生在左侧,胃、结肠、小肠和脾均可经缺损处疝入胸腔(图 24-6)。食管裂孔处先天发育薄弱亦可形成缺损,是食管裂孔疝形成的原因之一(图 24-7)。

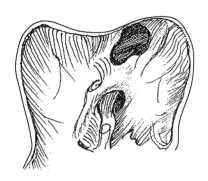

图 24-4　胸骨后裂孔

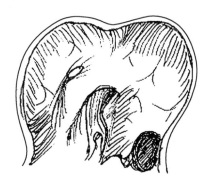

图 24-5　胸腹膜裂孔

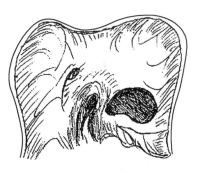

图 24-6　先天性膈缺损

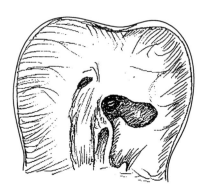

图 24-7　食管裂孔处缺损

当大量的腹内脏器疝入胸腔,可以引起严重的病理生理改变,新生儿的呼吸主要靠膈肌活动,膈疝能影响严重的换气功能。肺受压产生明显缺氧,使患儿呼吸的频率增加,耗氧量增加,进一步加重缺氧,并产生呼吸性的酸中毒。纵隔移位使大血管扭曲,使回心血量及心排出量减少,发生代谢性酸中毒。若不及时纠正,导致死亡。

症状较轻者无明显临床表现,但在查体时可发现患侧的呼吸音减低或消失,并可听到肠鸣音。当症状重者可有心慌气短、呼吸困难、咳嗽、胸痛,肺部受压严重者可出现肺部感染,消化道症状如恶心、呕吐、幽门梗阻及肠梗症状。

胸部 X 线片检查可见形态改变的阴影。如胃病入胸腔可见膈上有一大液平面;如小肠病入胸腔,则显示有多个液平面,应与胸腔积液和先天性肺囊肿相鉴别,钡餐检查可明确疝入胸腔的脏器及疝的部位,多能明确诊断。

第二节　膈疝修补术

膈疝分为非创伤性和创伤性两大类,非创伤性膈疝又可分为先天性和后天性两种类型。

一、先天性胸腹裂孔疝修补术

【术前准备】

（1）由于膈疝引起反复呕吐,术前应纠正脱水,电解质紊乱和酸碱失衡等。

（2）术前置胃管行胃肠减压,减轻腹胀。

（3）新生儿应行脐动脉或桡动脉插管,以利于血气监测及输液,用药。

（4）若心脏功能不好,可用多巴酚酊胺支持,为改善肾脏的灌注,可用小量的多巴胺,吸氧。

（5）如有低血压则输入鲜血或人体白蛋白,血浆。

【麻醉与体位】

如重症新生儿应连接高频通气机一起从监护病房移到手术室,行气管插管全身麻醉。该手术者取仰卧位。

【手术步骤】

（1）切口:左上腹横切口或旁正中切口（图 24-8）。但如为右侧膈疝宜选用胸部切口。

（2）显露出膈肌的缺损:由于腹腔脏器大部分疝入胸腔,腹腔内容积减少（图 24-9）。回纳疝内容物时,应轻柔地将疝入胸内的脏器拉回腹腔,此时即可找到缺损的后缘,一般情况下,缺损的后缘发育不良,位于左肾及肾上腺的上方,与后腹壁相连（图 24-10）。

（3）修补疝孔:清楚解剖疝周围的残余膈肌,以 7 号丝线做间断褥式缝合一排（图 24-11）,后结扎缝线,在结扎最后 1 至 2 针时,用血管钳撑开疝孔,请麻醉师张肺排气,结扎缝线

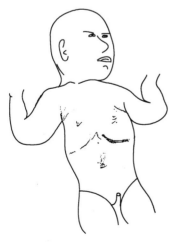

图 24-8　左上腹横切口

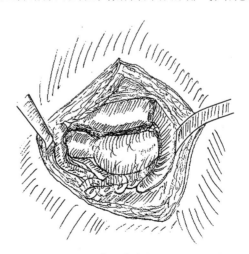

图 24-9　腹腔内容物疝入胸腔

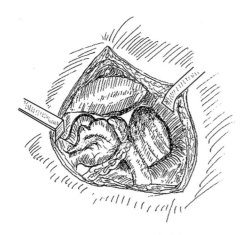

图 24-10　回纳疝内容物

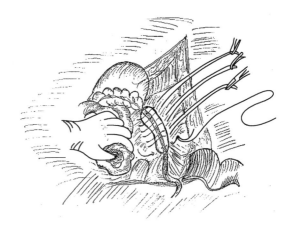

图 24-11　修补疝孔

以封闭胸腔。在同侧腋中线的第 8 肋间放置胸腔引流管,做闭式引流。

（4）清理腹腔术野,关腹,宜行张力性缝合 3~4 针,以防切口裂开。

【术中注意要点】

（1）回纳疝入胸腔的内容物时,要轻柔,如疝孔小,可适当剪开扩大,以利回纳。

（2）如缺损的后缘缺损,则应将缝线缝在缺损后缘的肋骨,以保证修补牢固、可靠。

（3）术中发现有畸形的脏器,如肠道转位不全,腹膜纤维带压迫引起幽门梗阻或十二指肠梗阻及肺外隔离症,术中都应一并矫治。

【术后处理】

（1）术后在一定的时间内应继续机械通气,使过度通气成为轻微的呼吸性碱中毒,当病情突然恶化时,应注意是否有张力性气胸。

（2）保持胃肠减压的通畅。

（3）监测生命体征。

【主要并发症】

（1）出生后 3 天内的新生儿,手术死亡率高达 60%,死亡原因为肺发育不全导致肺部感染。

（2）较大的儿童及成年人术后恢复较平稳,顺利。

二、先天性胸骨旁疝修补术

起自剑突和第 7 至 12 肋骨内侧面构成膈肌的两组肌肉,在其交界处有一潜在的孔隙,称之 morgagni 孔（图 24-1、图 24-4）。右侧占 90%,儿童时期很少出现症状,40 岁以后或腹内压增高时,特别是肥胖并有创伤时才有明显症状,如上腹隐痛,有肠梗阻及狭窄症状。

【术前准备】

常规术前准备。

【麻醉与体位】

气管插管全身麻醉或硬膜外麻醉,仰卧位。

【手术步骤】

（1）切口：右肋缘下斜切口或腹直肌切口（图24-12）。

（2）显露疝孔：进腹后，轻轻将疝入胸腔的内容物还纳回腹腔，此时可见疝孔的边缘（图24-13）。

（3）修补疝孔：用7号丝线间断褥式缝合，缝合时，一般应向前牵拉膈肌，使之向胸骨后及腹直肌靠拢（图24-14）。

（4）关腹：关腹前，根据情况考虑是否放置胸腔引流管。

【术中注意要点】

如疝孔过大，又不能直接缝合关闭，可用人工或自身材料修补。

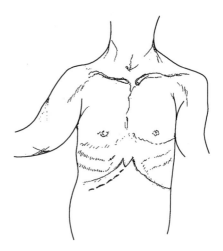

图24-12　右肋缘下斜切口

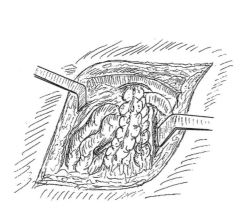

图24-13　结肠疝入胸腔

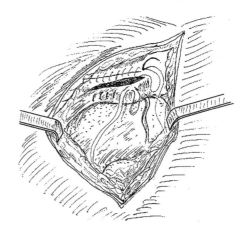

图24-14　修补疝孔

【术后处理】

待胃肠功能恢复后拔管，进食。

三、食管裂孔疝修补术

食管穿过膈的孔称为食管裂孔。食管裂孔疝是指胃的一部分或其他腹腔脏器经食管裂孔进入胸腔内称为食管裂孔疝（hiatal hernia），临床上并不少见。

（一）食管裂孔的解剖

食管经膈肌上的食管裂孔进入腹腔。裂孔边缘由左膈脚的肌纤维围绕而成。右膈脚较粗大，起自第1腰椎，紧密附着在椎体外侧和坚韧的正中弓状韧带，内后向前在分为左右两翼之前相互重叠，如围巾绕颈而形成食管裂孔。左脚较小，不参与裂孔构成。裂孔纵径为3~5cm横径约2cm，主动脉位于旁后（图24-15）。

多数学者认为形成食管裂孔疝必须有以下因素：①膈肌脚的结构改变：即膈肌纤维萎缩

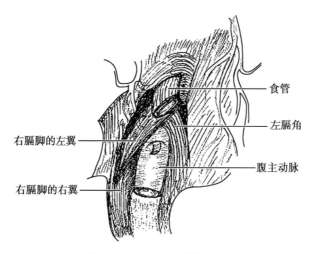

图 24-15　食管裂孔的解剖

薄弱,肌张力减弱,造成的食管裂孔过大。②支持结构的萎缩变弱:即膈食管膜松弛薄弱,支持食管的机械力下降,食管上移胃食管的狭角变钝。③腹腔压力增加及胸腹压力梯度失去平衡:老年人多因裂孔肌肉萎缩,固定结构松弛无力以及肥胖有关;幼儿食管裂孔疝多因先天性膈肌裂发育不全。妊娠、肥胖、脱水和腹腔肿瘤时因腹内压增加而引起食管裂孔疝。

该病在国外是一种常见的食管良性疾病,平均发病率为 5.8% 左右,国内报道为 3.3% 左右。食管裂孔疝多发生于女性,在 50 岁后发病率增高。

(二) 食管裂孔疝的分型及治疗

临床上常将食管裂孔分为以下三型(图 24-16)。①滑动型食管裂孔疝:简称滑疝或 I 型疝,是临床上常见的类型,据统计约占食管裂孔疝的 90% 左右,该型是指食管连接部疝入膈上胸内,又有部分胃底通过食管的裂孔进入纵隔,胃食管的锐角消失。②食管旁疝:又称为 II 型,临床上较少见,约占食管裂孔疝的 5%~10%。指食管胃连接处仍在腹腔的位置,但胃底乃至全胃经食管裂孔进入胸腔,未移位的胃与食管连接部左方粘贴较紧,严重时可发生出血坏死等并发症。③混合型食管裂孔疝:指滑动型食管裂孔疝和食管旁疝共同存在,有学者

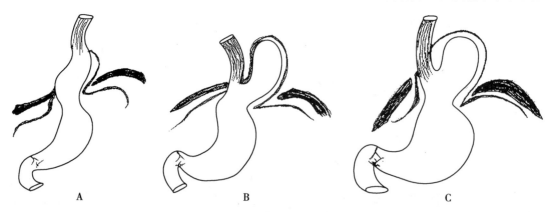

图 24-16　食管裂孔疝分型
A. 滑动型疝;B. 食管旁疝;C. 混合型疝

认为是滑动型疝的晚期表现。也有人将食管旁疝由大肠、小肠疝入疝囊的情况,列为第四型裂孔疝。

食管裂孔疝的治疗视情况而定,无症状的滑动型食管裂孔疝无须任何治疗,有症状者约90%以上采用内科保守治疗可缓解症状,能维持正常的工作和生活。内科的治疗主要包括以下几个方面:①降低腹压;②防止反流;③药物治疗。外科手术在治疗食管裂孔疝中占重要的地位。

（三）食管裂孔疝的外科治疗

【治疗原则】

（1）贲门复位,使腹段食管恢复到膈下正常位置,能对抗腹腔压力,这也是贲门关闭机制的重要因素之一。

（2）胃固定在腹腔,防止疝入胸腔。

（3）恢复贲门关闭机制,防止反流,使膈下食管有适当的长度和税利的 His 角。

（4）将扩大的裂孔缩窄,修补松弛薄弱的食管裂孔。

【适应证】

（1）经内科治疗症状无缓解者。

（2）食管裂孔疝并有以下症状者:①严重的反流性食管炎。②合并有出血、贫血逐渐加重者。③反复发生吸入性肺炎及支气管炎者。④合并有幽门梗阻、十二指肠溃疡、食管狭窄等。⑤Barrett 食管。

（3）巨大的滑动型疝和食管旁疝引起呼吸循环功能障碍者。

（4）食管裂孔疝不能排除并有食管恶性病变者。

【手术步骤】

手术经左胸切口显露食管裂孔,将疝内容物复位后,行食管后方构成裂孔的膈肌脚缝合,重造膈食管韧带,以恢复其牵拉功能。这种手术远期复发率高,据有关文献报道约有40%的术后患者在 5 年内复发,20%左右的食管炎症状持续或复发,因此近年已少用该手术式。现在外科治疗食管裂孔疝的重点已经从单纯的对疝解剖的修复转移到恢复食管下段括约肌的功能上,即主张对食管裂孔疝采用"综合性手术",包括疝修补术,抗反流手术和减酸手术;如 Nisen 胃底折叠术,Belsey 4 号胃底折叠术等。

四、创伤性膈疝修补术

胸部下及上腹部的闭合性或开放性损伤,前者如严重的钝挫伤,从高处跌下或交通事故都可致使膈肌破裂,其发生率在 3%~5%,并多发生在左半膈的中心腱部位;后者如火器及锐器伤及膈肌,并可同时伤及邻近器官,如脾破损致腹腔大出血,可进入胸腔内。膈肌破损小,右侧膈肌破裂产生的症状不像左侧明显,容易造成漏诊。这是因膈肌破口小,疝入的脏器不明显,加之右侧膈肌破损被肝脏暂时的堵住所致。

膈肌破裂,无论是穿透性或非穿透性,一旦确诊,应及时手术治疗。

【术前准备】

1. 伤后行影像学等辅助探查,综合分析外伤的范围和程度。

2. 积极抗休克治疗,恢复呼吸循环功能,病情稍有稳定应积极手术。

3. 同时伴有腹脏出血,应边纠正休克,边手术抢救治疗。

4. 安置胃管及胃肠减压等。

【麻醉与体位】

气管插管全身麻醉。

经腹径路者,仰卧位;经胸径路者,侧卧位;经胸腹联合径路者、斜卧位。

【手术步骤】

1. 切口　经胸者行胸部后外侧切口,经腹者行左上腹旁正中切口;经胸腹者,行胸腹联合切口。

2. 暴露膈肌裂口及缝合裂口　在受损伤的腹内脏器处理后,还纳疝入胸腔的脏器向右下方牵拉,脾、胃及左结肠脾曲,以显露膈肌的破口,用 7 号丝线间断褥式缝合关闭(图24-17)。

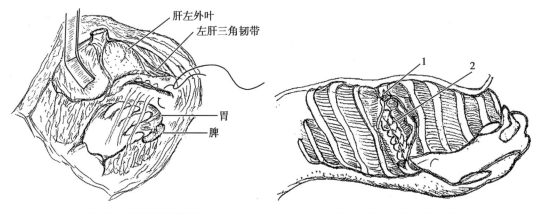

图 24-17　修补膈肌破裂口

图 24-18　经胸入路示意图

1. 疝入胸内的脏器;2. 肋骨手术切段端

3. 经胸入路　经胸修补膈肌破裂时,由第 6 或第 7 肋床进胸腔,切除损伤疝入胸内的脏器(图24-18)。

4. 分离粘连　疝入胸腔的脏器往往与肺、胸壁及膈肌粘连,应仔细分离(图24-19)。

5. 将腹腔的脏器游离后,顺利地还纳回腹腔,用 7 号丝线间断褥式缝合修补膈肌的破口,清理胸腔。

6. 经第 8 肋间置放胸腔引流管,关胸。

【术中注意要点】

1. 术中要分清主次。有休克者应先纠正休克再修补。

2. 开腹或胸腔后,仔细探查,勿漏诊膈肌的破口及其他脏器的损伤。

3. 修补破损的膈肌,如果时间过久的伤员,破损的边缘多有萎缩或变薄,缝合时不要有过高的

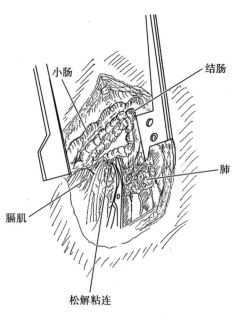

图 24-19　分离粘连

张力,必要时用人工合成材料片重造。

【术后处理】

1. 继续抗休克,补充血容量,纠正水电解质失衡和酸中毒。

2. 保持各管道的通畅,维持好呼吸及循环功能,防治肺部并发症。

3. 合理使用抗生素,防治感染。

第三节　膈肌膨出及膈膨出折叠术

膈肌膨出临床上不多见,指膈肌纤维发育不全或膈神经麻痹而使膈肌萎缩,造成某一部分或某一侧的膈肌不正常的升高,从病因上可分为先天性(非麻痹性)、后天性(麻痹性)。

一、外科解剖

先天性膈膨出的患者膈神经正常,但膈肌纤维变薄。有部分膈肌纤维缺如,膈如半透明的膈膜,由胸膜、筋膜层和腹膜层构成。后天性膈肌膨出多有膈神经麻痹,膈肌纤维萎缩及退化,变薄的部分由弹性纤维组成。先天性膈肌膨出常合并有同侧肺发育不全,胃逆转,肠旋转不良和异位高肾等畸形。成年人特发性膈神经麻痹及膈肌膨出可能是亚临床病毒感染所致。

二、病理生理

膈膨出可使同侧的膈肌升高,肺受压,使换气容量减少。呼吸时膈肌的反常运动使气流在肺内形成短路循环,造成缺氧和二氧化碳潴留,影响呼吸及循环功能,对于小儿可导致明显的通气障碍。

多数患者无明显症状。有症状者多见于婴幼儿,由于纵隔摆动,气体交换不足,心脏大血管移位等导致呼吸困难,还出现消化道症状,如嗳气,进食不顺,烧心感,上腹疼痛等。症状有时与膈疝相似,应注意鉴别。通过 X 线及 CT 检查可明确诊断。

有症状的儿童及青年人一旦确诊,应选择外科手术治疗。治疗的目的是将膈肌恢复到正常的位置以稳定纵隔,待纵隔恢复正常后才能得到更多的气体交换。常用的手术方法是膈肌折叠术。

三、麻醉与体位

气管插管全身麻醉,仰卧位。

四、手术步骤

1. 切口　取胸部后外侧切口,经第 7 或第 8 肋间或肋床进胸。

2. 膈肌折叠缝合法　先切断下肺韧带,提起膨隆的膈肌,由外向内或由前向后,用 7 号丝线折叠连续褥式缝合 3~4 行,此时要注意勿损伤膈下脏器。也不要缝到膈神经的分支(图 24-20)。最后一行缝完后一起打结,即完成膈肌折叠术(图 24-21)。

3. 清理术野,安置胸腔闭式引流管,常规关胸。

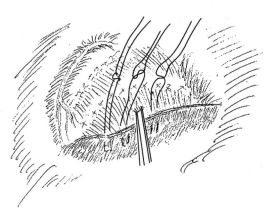

图 24-20　折叠缝合膈肌

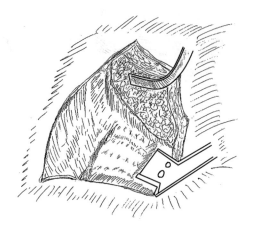

图 24-21　完成膈肌折叠术

五、术后处理

1. 保持闭式引流管通畅。

2. 常规处理。

3. 一般恢复顺利,少有并发症发生。

第二十五章

动脉导管未闭

动脉导管未闭(patent ductus arteriosus,PDA)是指出生后动脉导管未闭而形成的主动脉和肺动脉之间的异常通道,是最常见的先天性心脏病之一,约占先心病总数的15%,女性多见,男女之比为 1∶2~1∶3。

公元181年Galen首次描述。1628年,Harvey正确的描述了动脉导管在胎儿期的功能。1898年Gibson首次描述了导管杂音的特点。1938年Gross为1例7岁患儿成功地进行了动脉导管结扎术。1944年国内吴英恺首次成功施行了动脉导管结扎术。1954年国内石美鑫首次用导管切断缝合法治愈患者。1961年顾恺时用钳闭器闭合导管成功。1966年Porstmann等,首先用心导管技术堵塞PDA获得成功。

第一节　外科解剖及病理生理

一、外科解剖

动脉导管的肺动脉端:开口于左肺动脉与主肺动脉交界处的后侧壁,向后上方偏左起行,连于降主动脉,其开口与左锁骨下动脉相对应。如为右位主动脉弓患者,导管位于右无名动脉的根部和右肺动脉之间,导管的肺动脉端为心包的反折覆盖。左迷走神经在主动脉弓前方下行,发出喉返神经,绕过导管的下缘至主动脉后侧,进入食管气管间沟。

动脉导管三角,是手术寻找动脉导管的重要标志(图25-1)。该三角位于主动脉弓的左前方;前界为左膈神经;后界为左迷走神经;下界为左肺动脉。三角内有动脉韧带,左喉返神经和心浅丛。因此手术解剖时注意勿损伤左喉返神经。

未闭的动脉导管分为管状型、漏斗型、窗型及动脉瘤型。一般在主动脉端比肺动脉端的开口大,长度多在0.5~1.0cm,直径0.3~2.0cm,差异很大。

PDA常伴有其他先天性心脏畸形,如法洛四联症,室间隔缺损,大动脉转位,肺动脉狭窄等。在某些肺血减少的心脏畸形中,PDA起着维持生命的代偿作用,因此不能将其单独的关闭。

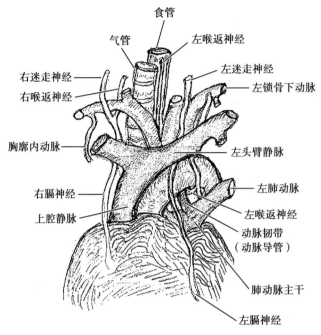

食管

气管　左喉返神经

右迷走神经　左迷走神经

右喉返神经　左锁骨下动脉

胸廓内动脉　左头臂静脉

右膈神经　左肺动脉

上腔静脉　左喉返神经

动脉韧带
（动脉导管）

肺动脉主干

左膈神经

图 25-1　动脉导管三角毗邻关系（上纵隔）

二、病理生理

由于出生后肺动脉的阻力下降,前列腺素 E_1 及 E_2 显著减少和血氧分压增高,85%的正常婴儿出生后 2 个月动脉导管闭合,成为动脉韧带,逾期不闭合者即成为动脉导管未闭。出生后主动脉压升高,肺动脉压降低,主动脉的收缩压和舒张压始终超过肺动脉压,动脉导管未闭使主动脉血持续流向肺动脉,形成左向右分流。分流量的大小与导管的粗细及主、肺动脉之间的压力阶差有关。左向右分流血量增加肺循环血量,使左心容量负荷增加,导致左心肥大,甚至左心衰竭。肺循环的血量增加使肺动脉的压力增高,可以引起肺动脉的反应性痉挛,长期可造成肺小动脉管壁增厚和纤维化,造成右心阻力负荷加重和右心室肥大。随着肺循环阻力的进行性增高,当肺动脉压力接近或超过主动脉压力时,呈现双向逆向分流,患者出现发绀,形成艾森门格（Eisenmenger）综合征,最终导致右心衰竭而死亡。

第二节　临床表现和诊断

一、临床表现

如导管较细,分流量小者无明显症状,胸骨左缘第 2 肋间可闻及粗糙的连续性机器样杂音。占据整个收缩期和舒张期,以收缩期末最响亮,并向颈部,背部传导,常能扪及震颤。由于动脉舒张压降低,常出现脉压增宽,甲床毛细血管搏动,水冲脉和股动脉枪击音等周围血管征。如导管口径粗,分流量大者出现气促,咳嗽,乏力,多汗和心悸等症状,也可有喂养困难,发育不良等临床症状表现。婴儿期肺动脉压增高或长期分流所致肺动脉高压者,仅能发现收缩期杂音或杂音消失,肺动脉处第二心音亢进。左向右分流量大时,因相对性二尖瓣狭窄,可闻及心尖部舒张中期隆隆样杂音。肺动脉压超过主动脉压所致右向左分流时,出现下半身发绀和杵状趾,称为差异性发绀。PDA 的常见并发症为肺炎,细菌性心内膜炎和充血性心力衰竭。

二、诊断

心电图提示正常或左心室肥大,肺动脉高压时则左、右心室肥大。

X 线检查显示:心影增大,左心缘向左下延长;主动脉结突出,呈漏斗状;肺动脉的圆锥平直或隆出,肺血管影增粗。

超声心动图检查提示,左心房和左心室内径增大,多普勒心脏超声可见声学的血液信号。

根据临床表现,结合上述辅助检查,多数患者诊断能确立。不典型的病例,需做右心导管探查或逆行主动脉造影检查有助于明确诊断。PDA 需与主动脉-肺动脉间隔缺损,主动脉窦瘤破裂,冠状动-静脉瘘和室间隔缺损合并主动脉处关闭不全等心血管疾病相鉴别。

第三节　动脉导管未闭的手术方法

【适应证】

1. 一旦明确诊断均应手术治疗。一般应在学龄前比较适宜。

2. 对于早产儿,婴幼儿反复发生肺炎,呼吸窘迫,心力衰竭或喂养困难者,应即时手术。

3. PDA 同时并有房间隔、室间隔缺损等畸形时,可以先闭合动脉导管后再矫治其他畸形,也可同时在体外循环下手术。PDA 合并肺动脉高压(pulmonary hypertension,PH)者只要是以左向右分流为主,仍可以手术治疗,但应慎重。如已发生 Eisenmenger 综合征时,是手术的禁忌证。

【手术方法】

1. 导管封堵术　经皮穿刺股静脉和股动脉,置入右心和左心导管。在钢丝的引导下,将右心导管经肺动脉和动脉导管放入降主动脉。逆行主动脉造影显示动脉导管的形态与位置,再经右心导管释放适当的封堵器材闭塞动脉导管。此法创伤小,适用于封堵的选择性病例。

2. 导管结扎术　适用于无合并症的绝大多数患者。

(1) 体位及切口:患者取右侧卧位左胸后外侧切口,第 4 肋间进胸,成人可经第 4 肋骨床进胸。幼儿因壁层的胸膜极易剥离,可在胸膜外施行手术。

(2) 进胸腔后将左肺向前下推开,显露主动脉弓、锁骨下动脉、肺动脉和迷走神经(图25-2)。在导管三角区扪及震颤,即可证实 PDA。

(3) 在迷走神经后方纵形切开纵隔胸膜,上端至左锁骨下动脉的起始部,下端至肺门(见图 25-2)。结扎并切断横行于降主动上的最上肋间静脉。沿正确解剖平面分离,将迷走神经与纵隔胸膜用细带向前牵拉,显露导管及其两端的主动脉及肺动脉。必要时可在降主动脉的导管上下端放置套带(图 25-3)。

(4) 游离导管应先从前壁开始,谨慎分离解剖,直到露出导管管壁到主动脉端和肺动脉端,继而开始分离导管的上、下缘。先在主动脉与肺动脉间沟处分离导管的下缘,此处是疏

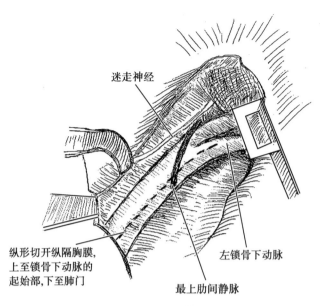

迷走神经

左锁骨下动脉

最上肋间静脉

纵形切开纵隔胸膜,
上至锁骨下动脉的
起始部,下至肺门

图 25-2　显露导管三角区

松结缔组织,很容易分离,注意勿损伤喉返神经(图 25-4)。

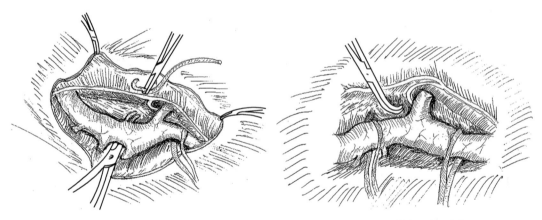

图 25-3　游离导管上下端的降主动脉,预置
放阻断带

图 25-4　游离导管下壁

(5)分离导管上缘应贴近主动脉:由于导管后壁的上方常有粘连,组织也比较致密,极易损伤肺动脉和主动脉,因此,在分离导管后壁时,可用安放的套带将主动脉弓的降部向前牵拉,显露出导管后壁,在直视下进行分离,勿损伤胸导管及食管(图 25-5)。

(6)导管游离完毕后,常规行阻断试验,用钳闭器或用粗丝线暂时阻断导管血流5分钟左右,无特殊或异常情况变化时处理导管。如果肺动脉压不降甚至有上升,主动脉压下降,心率变慢或心律失常,则不能闭合导管。结扎导管应用10号粗丝线在主动脉端和肺动脉端行双重结扎(在结扎前应暂时降低血压),用力要均匀,也可用涤纶布卷成圆柱垫,将其垫于导管前壁,缓缓扎紧,直到肺动脉端的震颤完全消失即可(图 25-6)。

(7)清理术野,充分止血,可靠缝合纵隔胸膜,放置胸腔引流管,关胸。

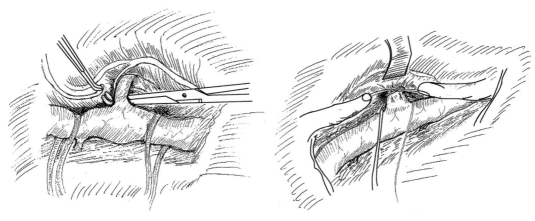

图 25-5　游离导管后壁,带 10 号丝线引出　　　　　图 25-6　结扎导管

3. 导管切断缝合术该方法　适用于各种类型的导管未闭,其优点是术后不会再通。导管充分的游离后,分别在导管的主动脉端和肺动脉端各安放置一把无创伤血管钳,但应在主动脉端放置侧壁钳,以方便缝合血管的技术操作。在两钳之间切断导管,也可在导管的主动脉端安放 Potts-smith-Gibbson 钳。也可边切边缝合的方法以防止导管钳滑脱出血,用 3-0、4-0 或 5-0 的 Prolene 线连续缝合导管断端,针距要均匀,紧松度要适当,过紧易切割,过松易渗血等。

4. 经肺动脉缝闭动脉导管术　适用于合并肺动脉高压或同时存在其他需要于体外循环下矫治的先天性心脏病,如同时合并有房间隔、室间隔等缺损的患者。

【并发症】

1. 术中大出血　是手术中最严重的意外情况,因此,应严格掌握手术的适应证,应根据导管的解剖类型及病理改变,选择合适的手术方法,一旦发生大出血,可先用手指压迫出血部位,不可用力过猛,迅速吸净术野的血液,寻找出血点。如果主动脉有预置阻断带,可暂时将其收紧阻断血流;若无,可迅速游离导管,安放主动脉钳和导管钳,阻断导管血流,切断并缝合导管。也可经左胸迅速建立体外循环,在深低温及低流量下,经肺动脉闭合未闭导管和缝合裂口。

2. 左喉返神经损伤　比较常见,常引起声音嘶哑。发生在术后 1～2 天,出现声音嘶哑者,多为术中喉返神经受到牵拉、挫伤、水肿所致,多可恢复。如术后即刻发生声音嘶哑,进水呛咳,多为神经直接损伤引起,较难以恢复。应及时给予激素及 B 族维生素药物。

3. 术后导管再通　多发生导管结扎术后,可因为结扎线不紧或松脱所致,应再次手术,但最好在体外循环下施术,以避免再手术的分离导管周围粘连或瘢痕时造成大出血的危险。

4. 假性动脉瘤　是动脉导管闭合术后的严重并发症,如果处理不及时可因破裂大出血突然死亡。其主要临床表现为发热,胸痛或咯血,于胸骨左缘 2～3 肋间隙可扪及震颤,闻及收缩期杂音。X 线检查在原导管的位置(部位)可见一球形块影,并有扩张性搏动。一旦确诊,应在体外循环下手术治疗。

【术中注意要点】

1. 术中发生出血是动脉导管手术中最严重的问题,主要是在分离导管的后侧时发生出血,其次是结扎时发生撕裂出血,或应导管钳滑脱而致大出血。因此,要正确的选择结扎术或切断术。

2. 分离导管时,特别是导管的后侧更要小心、仔细。

3. 如患者有肺动脉高压,手术中血压上升,可进行暂时性控制性低血压麻醉。

4. 如一旦发生出血,术者必须镇静,先用手指压迫止血,看清出血点后,仔细进行修复。

5. 导管手术可能发生喉返神经损伤,但不多见,如能将导管周围的软组织分离干净亦不致损伤喉返神经。

6. 结扎或切断导管之前,应先压迫导管阻断血流 5 分钟,如不发生心跳加快,肺迅速充血,血压下降或下肢发绀等情况,即证明可以结扎或切断,否则,说明并存有先天畸形,导管系代偿通道,亦不应结扎。当结扎导管时,双手必须有支持点,操作平稳而轻柔,防止失手而撕伤导管。结扎时用力要均匀,不能用暴力,结扎的松紧度主要根据术者感觉,同时检查肺动脉震颤是否完全消失。此外,结扎线应与导管垂直,如企图过分向主动脉或肺动脉靠近结扎时,由于导管的后侧分离有限,必然造成结扎线与导管不垂直,术后可因血管的搏动产生结扎线结松弛而发生结扎术后导管再通。

【术后处理】

PDA 术后在无肺动脉高压的情况下,一般恢复顺利。术后的处理应注意以下几个问题:

1. 术后血压不宜过高,应维持在术前的水平。如血压高,应给予降压药物。

2. 术前伴有肺动脉高压者,术后吸氧及辅助呼吸时间要长,并应用血管扩张药物,以降低肺动脉阻力,如硝普钠等。

3. 术后合理使用抗生素等药物。

【治疗结果】

动脉导管的手术治疗疗效显著,死亡率在 1% 以下,合并肺动脉高压者死亡率略高。导管结扎术后的再通率在 1% 左右。目前除封堵术有选择条件外,PDA 结扎术仍被胸外科医生作为首选的治疗方法。

第二十六章

上腔静脉综合征

一、概述

上腔静脉位于上纵隔内,在气管和右主支气管的前方,其周围有许多淋巴结,上腔静脉外部病变的压迫,包绕或本身的疾患可以引起头颈部和上半身静脉回流受阻,致使一系列的临床症状和体征,Hunter 于 1957 年首发描述了这种情况,并称之为上腔静脉综合征。

(一) 病因学

20 世纪的前半期,上腔静脉综合征大多由良性纵隔疾病引起,梅毒性动脉瘤几乎占一半。而现在 90% 以上的上腔静脉综合征是由恶性疾病所致。20 世纪后半期,肺癌已成为上腔静脉综合征的最常见病因,占 3%~15%,尤以小细胞癌最为常见。淋巴瘤居肺癌之后,是引起该综合征的第二病因。其他恶性肿瘤,如恶性胸腺瘤、精原细胞瘤、转移性肝癌、白血病、恶性心脏肿瘤均能引起上腔静脉综合征。良性疾病所引致的上腔静脉综合征占 5%,最常见良性疾病是胸骨后甲状腺肿和纤维性纵隔炎。头臂血管瘤在西方国家是引起上腔静脉综合征的重要原因。过去 30 年来,上腔静脉介入性诊断和治疗普遍开展,出现了一些并发症,并造成了许多上腔静脉综合征。近些年来心脏手术后发生的上腔静脉综合征也有报道。

(二) 临床表现及诊断

上腔静脉综合征的症状和体征是因头、颈、上肢的静脉回流受阻,静脉压升高引起。临床表现的轻重随阻塞发生的程度、速度以及上腔静脉阻塞的部位与奇静脉之间的解剖关系而异。最常见的症状是面部、颈部、臂以及上胸部肿胀,常伴有静脉曲张,最先受累的是眼部,主诉流泪、眼睑水肿、眼球突出、视网膜检查提示有视网膜水肿,眼静脉充血。如果奇静脉受到阻塞,则这些症状和体征更明显。不久患者可出现头痛头昏耳鸣尤其是向前低头时头部有胀裂感,面部发红或发绀。静脉高压可引起颈静脉和脑血管血栓形成,并由此引起一系列症状和体征,如出现视网膜静脉血栓可以致盲。由于多数上腔静脉综合征是由肺癌引起,故肺癌的症状也常见,如气管或右主支气管受压引起的刺激性咳嗽,呼吸困难甚至窒息;膈神经、迷走神经和交感神经受侵犯导致右膈麻痹、声音嘶哑、疼痛或 Horner 综合征。

本病的诊断在病史和体格检查的基础上,一旦怀疑上腔静脉综合征就应进一步明确阻塞的原因,阻塞的部位和阻塞的程度。后前位和侧位胸部 X 线片有助于诊断。若在右肺门有一肿块并右肺上叶阻塞性肺炎;则可能为支气管肺癌所致。恶性淋巴瘤或转移癌常有纵隔淋巴结肿大,胸部 X 线片也可以清楚显示。经 CT 特别是增强 CT 检查对比,不仅可以明确阻塞的部位,而且可以更进一步了解阻塞是肿瘤的压迫或浸润还是腔内的血栓形成,CT 扫描有疑问或静脉阻塞的程度需要进一步明确时,可考虑静脉造影或检查扫描等项检查。颈纵隔镜和纵隔活检适用于大多数肺癌患者,但这种检查是很危险的,因为扩张薄壁高压的纵隔静脉易受到损伤、出血,应小心。

(三) 治疗方法

治疗的方法取决于上腔静脉综合征的原因。恶性疾病引起的上腔静脉综合征,一旦病理学诊断明确,或即便没有病理学诊断,高度怀疑恶性疾病,就应开始内科治疗,如限制盐的食入、利尿、利用皮质激素减轻水肿等。可适当应用有一定强度的放疗,在减轻症状和体征方面是安全有效的。化疗适用于小细胞未分化癌和非霍奇金淋巴瘤。外科治疗总的来说不适用于恶性上腔静脉综合征。上腔静脉切除重造术只限于少数恶性胸腺瘤和其他前纵隔恶性肿瘤。恶性肿瘤引起的上腔静脉综合征预后不好,只有 10%~20% 的患者能存活 2 年以上。良性疾病引起造成的上腔静脉综合征应考虑手术治疗。常用有以下几种术式:

1. 上腔静脉隔膜切除术　病例多为先天性,经胸切开心包,于右心耳基底部做荷包缝合,切开心耳,用手指进入心耳并向上伸入上腔静脉内探查,触及隔膜后阻断上腔静脉及奇静脉供血,切开上腔静脉去除隔膜。其手术效果一般较好(图 26-1、图 26-2)。

2. 上腔静脉粘连松解术　由于上腔静脉周围组织粘连而导致的静脉阻塞者,可通过手术去除粘连恢复正常的血供。

3. 上腔静脉置换术　对血管阻塞无法通过简单手术解除者需考虑血管置换。一般置换血管可选择自体的股浅静脉或大隐静脉及人工血管。

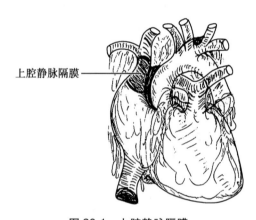

上腔静脉隔膜

图 26-1　上腔静脉隔膜

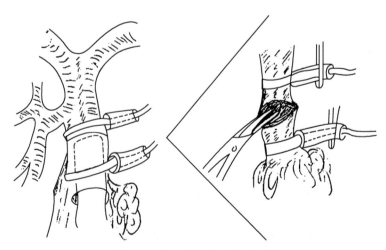

图 26-2　切开上腔静脉去除隔膜

将病变上腔静脉段切除,替代血管两端分别与腔静脉两端行端端吻合。若病变波及头臂静脉一侧者,则结扎该侧的头臂静脉,另一侧则与替代血管吻合;如双侧均阻塞严重,则切除之,做两根人工血管分别与之吻合。

本章主要介绍"上腔静脉切除人造血管重建术"和"螺旋状静脉移植上腔静脉旁路分流术"。

二、上腔静脉切除人造血管重建术

上腔静脉切除后重建上腔静脉的材料有自体静脉、自体管状心包、同种静脉或动脉以及人造血管这些材料都有自己的优缺点。近些年来,随着科学技术的发展,人造血管的质量及生物反应极轻,物理性稳定相容性好等,使得人造血管重建术后获得了较满意的疗效。

【适应证】

1. 前纵隔恶性肿瘤和右侧非小细胞肺癌侵犯到上腔静脉。

2. 肿瘤和上腔静脉均能完全切除。

3. 原发性上腔静脉肿瘤。

【禁忌证】

1. 原发性恶性肿瘤不能切除者。

2. 近端的上腔静脉壁不正常者。

3. 丰富的侧支循环已建立者。

【术前准备】

1. 应对原发性疾病做全面的检查和评估。

2. 所有的患者都应做术前静脉造影,以了解静脉阻塞的部位、范围、近端静脉有无血栓,并确定近端吻合的位置。

3. 超声检查,确定血栓是否延伸到右心房。

4. 头部 CT 检查,以评估脑组织对术中上腔静脉阻断的耐受性。

5. 常规开胸手术的术前准备。

【麻醉与体位】

气管插管全身麻醉。右侧肺癌取左侧卧位,前纵隔肿瘤取平卧位。头臂静脉经皮插管,监测头臂区的静脉压。

【手术步骤】

1. 右侧肺癌经右后外侧切口,前纵隔肿瘤经胸部正中切口。

2. 先探查原发肿瘤、上腔静脉、左右无明静脉和右心房,判断能否切除及重建上腔静脉。

3. 先完成原发性肿瘤的主要步骤,纵隔肿瘤先行上腔静脉以外肿瘤的解剖和分离。力争原发肿瘤和上腔静脉整块、完整切除,必要时先切除原发性肿瘤,遗留在上腔静脉壁上的肿瘤随后与上腔静脉一起切除。

4. 切除上腔静脉前,先要解剖和游离阻断上腔静脉的近心端(上腔静脉与右心房的连接点),以上远心端(左、右无名静脉的汇合处),然后各置放一把 Potts 钳(图 26-3)。

5. 上腔静脉切除后,选择适当人造血管与上腔静脉汇合。先吻合远心端,用 5-0 的 Prolene 线在上腔静脉的远端和人造血管之间缝两根牵引线,结扎后用连续外翻缝合法,分别缝

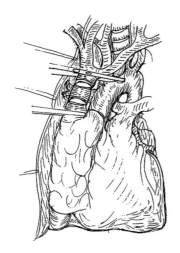

图 26-3 在上腔静脉的远近端各置一把 Potts 钳

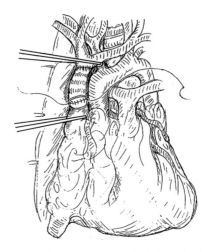

图 26-4 人造血管与上腔静脉切除段的远近心端吻合

合前后壁,打结在血管外面。同样的方式吻合近心端(图26-4)。

6. 近心端的缝线在未打结前,向移置血管内注入肝素盐水冲洗,然后放开远端的 Potts 钳,排尽移植血管内的所有空气,最后移去近端的阻断钳(图26-5)。

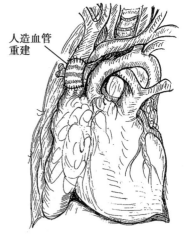

图 26-5 上腔静脉切除人造血管重建术完成

【术中注意要点】

1. 上腔静脉阻断后继续观察监测头臂区的静脉压。观察 3 分钟,若不超过 $30cmH_2O$,就可继续进行手术,争取30~40 分钟内完成置换,恢复上腔静脉血流。

2. 观察 3 分钟,若超过 $30cmH_2O$,则应放开阻断钳,先建立无明静脉至右心房的短路或无名静脉至股静脉转流。以预防颅内静脉系统高压所致的脑损伤。

3. 建立短路或转流会延长手术时间,增加手术的创伤和复杂性,并有出血及血栓形成等并发症。因此,有学者建议在上腔静脉阻断切除前,先将人造血管的近心端吻合到右心耳,然后再阻断切除上腔静脉,这样只要 20 分钟就可能完成远心端的吻合,恢复上腔静脉的血流。

4. 为防止人造血管打折,要掌握好长度,吻合口应稍有张力。

5. 当上腔静脉阻断解除后,回心血量增加,为预防心衰,应控制液体的入量,并根据血流动力学监测结果,立即给予利尿。

【术后处理】

1. 抗凝治疗 为了预防上腔静脉血栓形成,术后给予抗凝治疗,有人主张术后立即用双嘧达莫(潘生丁),拔除胸腔引流管后用华法林,将凝血酶原时间延长 1.2~1.5 倍,终身抗凝。

2. 利尿强心治疗 为减轻心脏负荷,预防心衰及使脑水肿尽快恢复,术后继续用利尿剂,必要时加洋地黄制剂。

3. 防窒息　术前有喉头水肿者,术后拔除气管插管的时间应适当延长。

4. 抗感染治疗　人造血管一旦感染,可导致手术失败,处理非常棘手,甚至可造成死亡。因此,术后抗感染治疗非常重要。

三、螺旋状静脉移植上腔静脉旁路分流术

上腔静脉旁路分流术种类很多,临床上应根据上腔静脉路阻塞部位与奇静脉的解剖关系来选择。①阻塞部位在奇静脉入口的近心端:如奇静脉通畅,可行奇静脉心包内上腔静脉、右心耳或下腔静脉吻合(图26-6、图26-7)。②阻塞位于奇静脉入口的远心端:常选用大隐静脉为替代材料行胸内或胸外的旁路分流术。胸内旁路分流术可采用无名静脉-右心耳旁路分流术,颈内静脉-心包内上腔静脉或右心耳旁路分流术(图26-8、图26-9)。胸外旁路分流术常指颈外静脉-大隐静脉旁路分流术(图26-10)。

【适应证】

1. 适用于良性上腔静脉梗阻,内科治疗效果不好,侧支循环难以建立者。

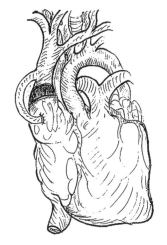

图 26-6　奇静脉与右心耳吻合

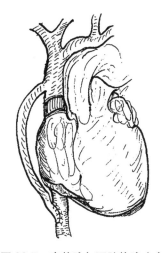

图 26-7　奇静脉与下腔静脉吻合

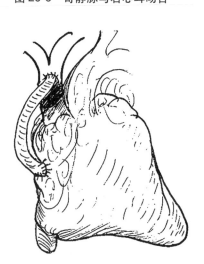

图 26-8　无名静脉-右心耳旁路分流术

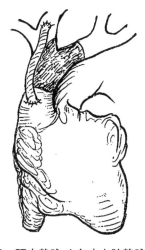

图 26-9　颈内静脉-心包内上腔静脉分流术

2. 恶性上腔静脉梗阻,保守治疗无效者。

3. 术中评估难以完成上腔静脉切除,人造血管重建术者。

【麻醉与体位】

气管插管全身麻醉,仰卧位。

【手术步骤】

1. 切口　胸部正中切口时,可向颈部延长,以显露颈内静脉,腹股沟及股部为直切口,用以游离截取大隐静脉(图 26-11)。

2. 开胸后探查纵隔病变,必要时取活检,纵行切开心包,显露右心耳、上腔静脉及左右无名静脉(图 26-12)。

3. 螺旋状静脉制作　大隐静脉截取的长度可按下述公式计算:无名静脉的直径(mm)÷大隐静脉直径(mm)×左颈内静脉与左锁骨下静脉汇合处至右心耳的距离(cm)。例如,左无名静脉直径为 15mm,大隐静脉直径为 3mm,至左心耳的距离为 8cm,则截取大隐静脉的长度为 15mm÷3mm×8cm=40cm,大隐静脉截取后注入肝素盐水,将所有侧方的分支予以结扎,然后纵形剖开。选择与左无名静脉直径相似的引流管或其他导管作为支架,把纵形剖开及展平的大隐静脉成螺旋状的缠绕在支架上,用 7-0 的 Prolene 线连续

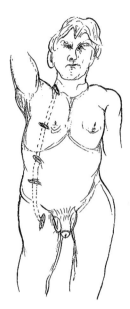

图 26-10　颈外静脉-大隐静脉旁路分流术

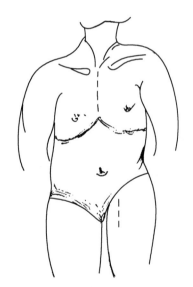

图 26-11　虚线提示胸部正中切口及股部切口

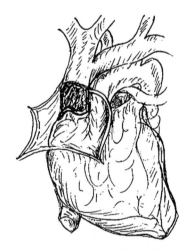

图 26-12　纵行切开心包,显露术野

缝合,大隐静脉的边缘,以完成螺旋状静脉的制作(图 26-13)。注意大隐静脉的内壁应与支架相贴,支架从中退出时应轻柔操作以保护螺旋状静脉的完整性。

4. 静脉注入肝素(100μg/kg),游离被阻塞的左无名静脉,在靠近上腔静脉处将其结扎,用无创伤血管阻断颈内静脉与左锁骨下静脉汇合处,切断左无名静脉,清除远端血管内血栓,用 7-0 Prolene 线行螺旋状静脉与左无名静脉的端端吻合(图 26-14)。

5. 用心耳钳夹住右心耳,切除心耳尖部并切断心耳内的小梁(图 26-15),用 5-0 的 Prolene 线行螺旋状静脉与右心耳吻合(图 26-16),至此,完成旁路分流术(图 26-17)。

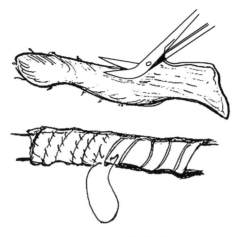

图 26-13　螺旋状静脉制作

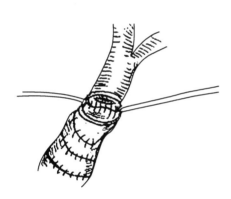

图 26-14　螺旋状静脉与无名静脉端端吻合

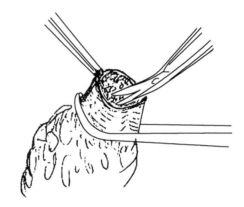

图 26-15　钳夹右心耳切断心耳内小梁

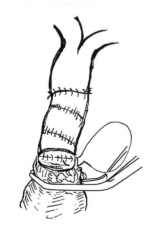

图 26-16　螺旋状静脉与右心耳吻合

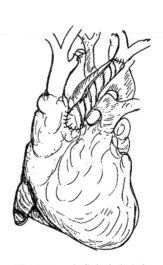

图 26-17　完成旁路分流术

6. 注射鱼精蛋白中和肝素。

四、术中注意要点

1. 手术体位尽可能采用头高足低位,以减轻上半身静脉高压状态。

2. 吻合血管时,要选择好适当的针线,细致操作,不要挤压血管,尽量减轻血管壁的损伤,以免造成再阻塞。

3. 胸外旁路手术时,注意打皮下隧道操作切忌过于粗暴,以免造成大出血或腔内脏器损伤,引导大隐静脉通过时注意不要扭曲或成角。

4. 螺旋状静脉放置时应注意静脉瓣膜的活动方向,以保证术后血流通畅。

5. 移植后的螺旋静脉不能有任何的扭结。

五、术后处理

用双嘧达莫和阿司匹林抗凝。

其他参阅"上腔静脉切除人造血管重建术"的术后处理。

第二十七章

胸部小切口手术的概述

一、小切口手术的原则

胸部外科手术需要良好的手术野显露,适当正确地选择剖胸切口与手术操作和手术效果有密切的关系。手术切口的设计必须保证能够很理想的接近手术治疗的脏器,能使需要手术治疗的脏器呈现在术者眼前是外科手术史上最早掌握的基本技能。对于不同的术式和不同的术者来说,"充分暴露"的含义虽然各有不同,但是有一点是共同的,即:手术暴露不满意,再高明的手术医生也会感到手术难以顺利进行。

常用的剖胸手术切口有后外侧切口、前外侧切口、胸骨正中切口、双侧开胸横切口和胸腹腔全切口等。这些切口对手术野显露充分,操作规范,已成为胸外科手术的经典切口。但是都有一个共同的缺点就是对患者的创伤较大,美容效果差,胸大肌背阔肌和肋间神经的损伤,对患者术后生活质量和上肢活动有一定影响,随着社会的进步,科学技术的发展和临床医生经验的积累,医生和患者都希望创立一种创伤小,痛苦轻并且和常规剖胸手术切口一样的手术方式,为此,广大外科医务工作者长期以来做出了不懈的努力。

在电视胸腔镜手术(VATS)问世以前,已有很多人进行了胸腔镜手术切口的创新和改革。例如,1973 年 Noirclerc,1976 年 Becker,1988 年 Kittle,1988 年 Bethencourt 和 Holmes 等人都分别提出了保留肌肉的剖胸手术切口,保留肌肉的剖胸切口,其中包括听诊三角切口和腋下切口等。1976 年 Baeza 和 Foster 主张用腋下直切口,由腋中线第 3 肋或第 4 肋水平横切皮肤,如果需要加宽暴露,可向前延伸至乳头水平,向后延伸肩胛骨边缘。1993 年 Ginsberg 提出腋下切口不解剖皮瓣,以防术后发生血清肿的建议。这些切口在不同程度上减少了对患者胸壁的手术创伤。1991 年 Hazelrigg 和 1992 年 Ponn 把保留肌肉切口与标准后外侧切口对肺功能的影响作了比较,他们认为保留肌肉切口术后患者疼痛轻,止痛药用量少,并且对肺功能明显减退的患者手术危险性减少。这类切口对肺、食管、胸壁和心血管等多种手术提供了足够的暴露。手术切口愈合后手术瘢痕较小,也深受患者的欢迎,同时也改善了患者的生活质量。但是手术切口越小,手术野的显露必然越不充分。而 10cm 以下的剖胸手术切口术者和助手往往不能同时看手术野。8cm 以下的切口,术者的手就不能进入胸腔操作,单靠手术器械进行解剖分离,缝合结扎给术者带来诸多不便,也给手术者提出了更高的水准和要求。

小切口开胸手术是在常规开胸手术基础上的升华和提高,而常规开胸手术是小切口开胸手术的基础和保障。①只有在熟练掌握常规开胸手术的基础上才能更好地开展小切口开胸手术。小切口开胸手术可以看做是常规开胸手术前的探查,是没有 VATS 设备的微创外科手术。当术者手术中遇到不能克服的问题时,可延长切口为常规开胸切口来完成手术。②小切口开胸手术的目的是:在完全能够达到和常规手术效果一样,保证患者安全,保证长期生成率的前提下,尽量减少手术对患者造成的创伤,减少患者的术后疼痛,减轻患者术后功能障碍和各种并发症,以最大限度的提高患者术后的生活质量和保护社会生产力。在一般情况下手术切口越大,手术野显露越充分,手术的操作越容易,对患者的创伤越大。在这种矛盾对应中,如何做到矛盾统一,正是外科医生发挥聪明才智,显示出高超技巧为患者造福的关键所在。

小切口的开胸手术虽然比 VATS 出现的要早,不如 VATS 先进。但小切口开胸手术却是 VATS 的基础。VATS 有以下缺点:①缺乏触摸感,使已习惯常规开胸手术,在触摸下操作的胸外科医生在解剖分离时感到困难,对肺实质内的小结节病灶不能通过触摸来定位;②三维立体视觉效果差,对一些精细操作如贲门失弛缓症做肌层切开时,贲门狭窄段切开要做到彻底解除粘连带造成的狭窄而又不损伤食管和胃黏膜,由于 VATS 画面立体感不强,常使术者感到困难。与食管黏膜粘连暴露的食管平滑肌瘤摘除时,也容易损伤食管黏膜。③胸腔镜狭窄的管状视野不能让术者纵观全局,眼睛的余光无用,为了看清周围的术野,时常需要退回胸腔镜或变换胸腔镜的角度才能看清目标以外的手术野,给手术操作带来不便;④仪器设备和手术器械价格贵,特别是很多一次性手术器械,增加了患者的手术费用。如果在乳腺或腋下做一个小开胸切口,即 VATS 辅助小切口手术,上述缺点就得到解决。伸手指可触摸,眼睛可直视,用普通的开胸手术器械可以完成解剖分离结扎,缝合等操作,不用腔内缝合切割器(Endo-g＝GIA)节省手术费用。可见小切口开胸手术练就的基本功,对开展 VATS 也是有帮助的。除手和眼的配合之外,一些基本手术技巧是相同的。1993 年 1 月美国得克萨斯州,圣安东尼奥市召开的第一届国际 VATS 大会上收录并发表了 Ginskerg 在胸外科手术中选用节省肌肉剖胸切口的文章。小切口开胸手术不需要更多特殊的手术器械,为患者节省手术费用,更适合没有 VATS 设备的医院开展。它虽然比单纯 VATS 创伤大,但比常规开胸手术的创伤小,也是可取的手术方法。

最后,需要提示的是:①对短时间小切口开胸手术的胸外科医生来说,可能小切口手术会限制他发挥灵巧的手术技术;②必须有一个适应和练习的过程;③不习惯小切口开胸手术操作方式会过分延长手术时间;④因术野暴露不充分,又缺乏小切口开胸手术的经验,计划不周和准确性欠佳均可造成病变切除不彻底,不正确的解剖分离,缝合结扎也会引起术后严重的并发症。各种因素均影响患者的长期生存率,那么小切口开胸手术的各种优点就会完全消失,随之而来的是失败和痛苦。因此,在手术切口的选择上永远都要以患者获得最大利益为原则。小切口开胸手术是在与常规开胸手术效果一样的前提下,尽量减少对患者损伤的一种手术。

另外,本章节仅介绍常用的几种切口,须详细描述小切口进入胸腔的各个层次。

二、小切口的类型和手术适应证

(一) 节省肌肉的腋下切口

1. 腋下直切口　根据手术类型,气管插管全身麻醉后,患者可取侧卧位或平卧位患侧垫高

45°,上肢平举 90°固定于头架上,由腋中线第 3 肋水平开始做切口,向尾端延至第 8~9 肋,切开皮肤皮下,浅筋膜和深筋膜,直到显露出前锯肌,垂直切开前锯肌,注意保护胸长神经和前内侧由第 2 肋间神经发出的肋间背神经。向后下方牵开前锯肌和胸大肌。选择适当的入胸平面剥离肋骨骨膜,经肋骨床入胸,如果手术需要增加暴露,可切除肋骨(图 27-1)。

腋下垂直切口适用于:①操作不很困难的肺、纵隔、胸膜、食管和膈肌手术;②患者心肺功能差,不能耐受常规开胸手术者;③需要美容的妇女及儿童;④需保留肌肉功能的运动员、截瘫和下肢截肢的患者。

2. 腋下水平切口　可选用侧卧位和平卧位,患侧垫高体位(图 27-2,图 27-3)。一般切口选在腋前线到后线,如果需要加以暴露,切口可以向前,后方向延伸。施术者应根据病变的不同部位和不同的手术类型,选择不同的肋间隙入胸(图 27-4)。

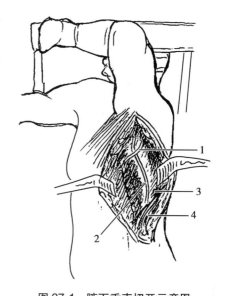

图 27-1　腋下垂直切开示意图
1. 肋间内侧背神经;2. 胸长神经;
3. 前锯肌;4. 背阔肌

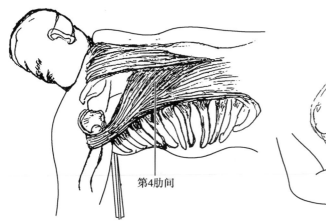

第4肋间

图 27-2　侧卧位腋下横切口

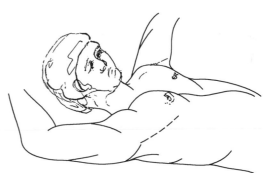

图 27-3　平卧位患侧垫高腋下横切口

腋下水平切口适用于:①类似于标准的后外侧切口,适应证较多;②可完成胸壁、纵隔、肺、食管和膈肌的多种手术;③也可完成第 1 肋骨切除,胸交感神经切除等类似手术。

(二)节省肌肉的听三角切口

患者取侧卧位或俯卧位,先用甲紫在皮肤上划出标准后外侧切口的切口线,取标准切口线中后 1/4,在肩胛骨下角附近,做长 8~12cm 的切口为节省肌肉的听三角切口,切开皮肤皮下脂肪并电凝止血,切口深度达背阔肌筋膜和斜方肌筋膜的表面,找到听诊三角(图 27-5)。

切开听三角处的筋膜,显露出肋骨和肋间肌。沿背阔肌后缘向上游离解剖,使背阔肌后缘与周围组织完全游离分开,用挂钩将背阔肌向前牵拉,解剖分离前锯肌,向后上方解剖分离斜方肌。向上方牵开肩胛骨下角。根据术前的检查,如 CT 扫描显示的病变部位选取进

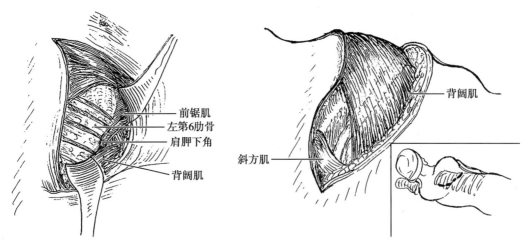

图 27-4　显露左侧第 6 肋骨　　　　　图 27-5　听诊三角切口

胸肋间隙(图 27-6)。经肋骨上缘切开肋间肌进入胸腔,放入开胸器,缓慢撑开肋骨。边牵开边用电刀头尽量向前和向后完全切开肋间肌,以减少肋骨牵开时的耗力。如果需要进一步扩大手术切口,可切断肋骨(图 27-7)。

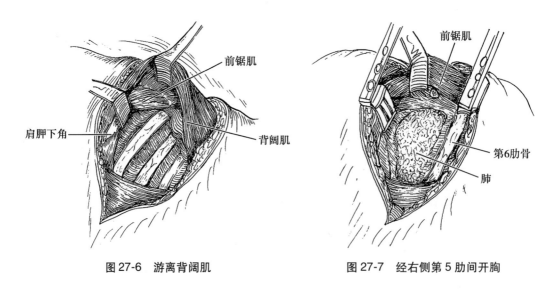

图 27-6　游离背阔肌　　　　　　图 27-7　经右侧第 5 肋间开胸

节省肌肉的听三角切口适用于:①肺下叶切除;②上叶后段病变局部切除;③食管手术和后纵隔肿瘤及囊肿切除;④胸导管结扎;⑤局限性胸膜间皮瘤切除以及内脏神经切除术等。

此切口的最大优点是:①保留了背阔肌的完整;②术后患者上肢的运动和肌力不减弱;③对下肢截肢、下肢截瘫靠上肢维持生活自理的人以及运动员,不减弱上肢肌力是十分重要的。

（三）椎旁后纵隔切口

在多数情况下,施术者喜欢全身麻醉下患者取左侧卧位,经右椎旁做后纵隔切开(图 27-8),因为左侧有降主动脉阻挡,妨碍术者的操作。除非患者为食管的最下段异物卡住或纵隔

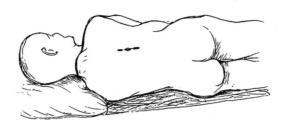

图 27-8　侧卧位椎旁后纵隔切口

内病变伸向左侧,只有行左后纵隔切口才能完成手术者做左后纵隔切开。患者因气管和支气管胸膜瘘,双腔支气管插管也不能将两侧完全隔开,或其他原因不能取侧卧位者,方可让患者取坐位,双手抬高放在手术台上,局麻下行后纵隔切开术(图 27-9)。

根据 X 线和 CT 扫描等检查,在相应水平高度,距后正中线约 4cm 做肩胛间纵切口,长度 7~15cm 完全由手术性质和病变部位确定。单纯的后纵隔脓肿引流术,7~9cm 的切口已足够。参阅第二十九章"小切口后纵隔脓肿切开引流术"。椎旁后纵隔切口适用于:①后纵隔脓肿引流术;②伸入后纵隔的脓壁肿瘤切除术;

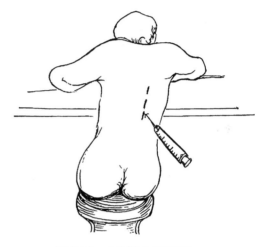

图 27-9　坐位椎旁后纵隔切口

③非哑铃形后纵隔神经源性肿瘤切除术;④食管异物取出术;⑤胸膜外食管穿孔修补术等。

(四)剑突下切口心包开窗

取平卧位或半卧位。如危重患者可先做心包穿刺,尽量抽取心包积液以缓解心脏的压塞(心包填塞)的症状。麻醉科局麻或气管插管全身麻醉。经胸骨下部、剑突和上腹部做 8~10cm 中线垂直切口(图 27-10)。切开皮肤,一直切到胸骨和剑突。用电刀将剑突从筋膜和肌肉附着中完全游离出来,并切除剑突(图 27-11)。通过检查和触摸。确定膈肌与心包膜的

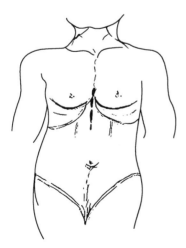

图 27-10　剑突下切口

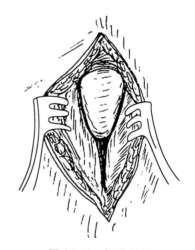

图 27-11　切除剑突

连接点。连接点的头侧端是心包膜。先用细针穿抽取心包积液定位,再用 Allis 钳夹住并轻向下牵拉,在两根 Allis 钳之间打开心包膜,然后将心包膜切口扩大,使心包膜开窗的四边形每个边>2cm(图 27-12)。伸进手指,探查心包腔,取出心包腔纤维凝块,打通包裹分隔,心包腔内放引流管 2 根,分别放在尖的后面及右心房的侧面,从腹壁另切口引出固定(图 27-13)。关闭手术切口。参阅第三十章"小切口剑突下心包开窗术"。

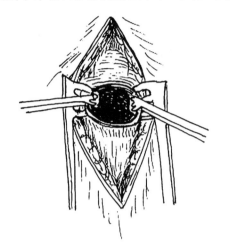

图 27-12　扩大心包膜切口

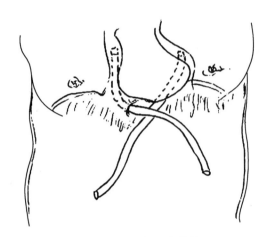

图 27-13　心包开窗引流

剑突下切口心包开窗适用于:①肺癌、乳腺癌和恶性淋巴瘤等恶性肿瘤以及其他原因引起的心包积液;②诊断性心包活检、安放体外除颤器和安放永久性心外起搏器;③剑突肿瘤切除以及腹直肌重建术等。对于红斑狼疮,胶原性疾病和尿毒症引起的心包积液,需要更广泛切除心包膜以防术后复发者不宜采用此切口。

(五) 颈部切口

1. 横切口　在气管插管或局麻下,患者取仰卧位,躯干上部垫高,在不妨碍患者呼吸的情况下,使颈部呈过伸状态。依据手术类型,在胸骨柄切迹的上方 0.5～2cm 处,两侧的胸锁乳突肌之间做长 5～8cm 的横切口,切口中心略向下弯成弧形,其两侧达胸锁乳突肌后缘。分层次进入气管前筋膜并横行切开气管前筋膜达气管前壁,手指伸入气管前方行纵隔内探查,了解气管前方及两侧有无肿大淋巴结,触摸无名动脉及主动脉弓,必要时置入纵隔镜检查(图 27-14～图 27-16)。

颈部横切口适用于:①气管切开;②颈段气管肿瘤切除;③胸骨后甲状腺切除;④纵隔镜检查;⑤胸腺切除治疗重症肌无力和胸骨柄切除等。

2. 斜切口　麻醉的体位与横切口相同。从胸骨切迹开始,沿乳突肌内侧缘斜向外上方,做 5～8cm 的切口(图 27-17)。如因食管憩室手术时,切口要向上达舌骨水平。切开皮肤皮下组织和胸锁乳突肌内侧缘的颈阔肌和术侧的肩胛舌骨肌等舌骨下肌群。结扎并切断甲状腺中静脉,将甲状腺向内侧牵拉,手

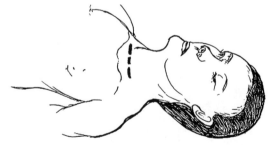

图 27-14　颈部横切口

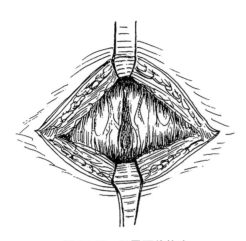

图 27-15　显露颈前静脉

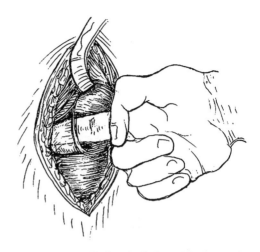

图 27-16　手指伸入气管前间隙探查,同时
为纵隔镜引导路径

指钝性分开疏松粘连并触扪颈总动脉搏动。并将胸锁乳突肌和颈动脉鞘向侧方牵拉,此时,注意保护好食管气管沟内的喉返神经的同时,在颈内静脉的内侧分离解剖,找出气管和食管(图 27-18)。

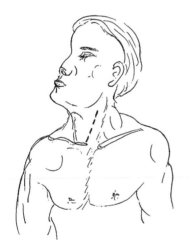

图 27-17　颈部斜切口

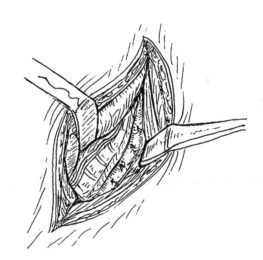

图 27-18　显露出颈段食管及气管

颈部斜切口适用于:①胸食管憩室(Zenker 憩室)切除、内翻缝合固定术;②上纵隔脓肿引流术;③颈段食管穿孔修补术;④颈段食管平滑肌瘤和囊肿摘除术;⑤食管-胃颈部吻合术和食管-结肠颈部吻合术等。

3. 锁骨上切口　患者取仰卧位,肩下垫高 15°,头转向对侧并用头圈固定,气管插管全身麻醉,插双腔支气管有利于术侧肺萎陷和进行交感神经切除。在锁骨上窝距锁骨约 2cm 处,沿颈部皮纹做横切口(图 27-19)。逐层进入手术切除病灶的部位。

颈部锁骨上切口适用于:①第 1 肋骨切除术;②胸交感神经切除术;③前斜角肌淋巴结活检和一侧淋巴结清除术以及肺上沟瘤切除术等。

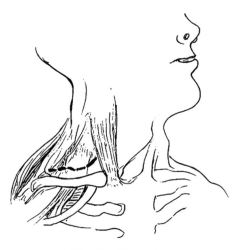

图 27-19　锁骨上切口

　　另外,有经验的胸外科医生常使用的手术切口称"随意小切口",它对于某些胸壁、胸膜和肺周边部小结节需要做局部切除者,在距离病灶最近的部位做切口,不拘泥固定的方式和切口,既方便了手术操作,又减少了患者的创伤。这对于有经验的胸外科医生依据病灶的部位及大小选择切口是可取的。

三、小切口手术的禁忌证

　　胸部小切口开胸手术的禁忌证与常规的开胸手术基本一致。因为小切口开胸可以看作是常规开胸手术的探查性手术,如果能利用小切口彻底切除病变,则减少了对患者的损伤,如果不能完成根治性切除,面临的出路有两条:①扩大延长小切口成为标准的开胸手术切口,继续完成手术;②探查结果提示,即便延长切口也不能完成手术者,应终止手术。做必要的活检后关闭胸腔。但胸部小切口手术具有其以下的特殊性:

　　1. 对每一例开胸应用小切口手术都要权衡利弊,小切口能给患者带来多大的好处？术前和术中都要意识并注意到切口过小会使手术野暴露不充分,术者和助手不能同时观看手术野,术者的手进入胸腔困难或不能伸入胸腔操作,因此给分离解剖,缝合结扎,相互配合带来一定的困难,缺乏小切口手术经验者必然会延长手术时间,手术时间延长必会增加对邻近组织损伤的概率。另外,在狭小的切口中手术,多数情况是使用较长的止血钳,长持针器和长剪刀进行操作,加上灯光照明受限,使操作的准确性受到影响。如果因此而发生血管、神经、支气管和食管黏膜损伤,造成严重的手术并发症,甚至危及到患者的生命,就失去了小切口手术的意义,小切口开胸手术必须是在与常规开胸手术效果完全相同的情况下,尽量减少对患者损伤的一种手术。因此,任何违背这一原则的情况是手术的禁忌证。

　　2. 有一些抢救性的手术,如胸外伤患者,胸腔脏器或血管损伤、心脏破裂、急性心包填塞等,尽快手术开胸止血,修补脏器是抢救患者生命的关键所在,此种情况下不宜选用小切口开胸手术。

　　3. 胸腔内肿瘤巨大者,小切口不能显露肿瘤的全方位,肿瘤与周围脏器的关系不清,搬动和游离解剖都十分困难,且肿瘤切除不易从小切口取出,如分块切出标本必然污染胸腔和切口,不符合肿瘤手术原则等,不宜用小切口开胸完成巨大肿瘤的根治性切除手术。

4. 医生无小切口开胸手术经验以及医院无小切口开胸手术的必要仪器和手术器械,是相对禁忌证。事先应做好周密的计划,选择合适病例,必要时延长切口为常规开胸手术切口。最初开展小切口开胸手术时,切口可由大到小,手术由易到难以逐渐的获取经验。如患者曾有过胸内手术史,因病变复发或其他原因需要再次开胸手术;慢性结核性全脓胸等胸膜腔出现严重粘连闭合与钙化,解剖分离需十分广泛,结扎止血很困难者,不宜用小切口。

5. 一些技术要求高的手术需要在良好的手术野显露中进行十分精细的手术操作,如血管和支气管双袖式切除术,胸导管与奇静脉吻合术等,不宜用小切口。晚期食管癌、晚期肺癌,肿瘤与周围脏器有浸润性粘连,肺门和纵隔大血管周围有肿大的淋巴结融合成团块,处理解剖肺门血管十分困难,需要做心包内肺动脉,静脉结扎切断者和淋巴结广泛清扫者,不宜用小切口。如果在小切口开胸手术中遇到血管损伤,出血难以控制,食管黏膜损伤较广泛,需要做食管黏膜广泛修补术等多种情况,使小切口开胸难以处理,此时应当机立断,扩大手术切口,从容完成手术,以确保患者的安全。

6. 有学者对小切口开胸手术与标准开胸手术做了前瞻性研究,认为小切口开胸手术,术后患者疼痛轻,对患者的心肺功能影响小,恢复快,可以扩大手术适应证。但是这种扩大是有限的,而且术后早期表现不明显。所以,对心肺储备功能较差的患者经治疗后无明显改善者,即便不适合常规开胸手术,选择小切口开胸手术也需慎重考虑。

四、小切口手术基本技巧

胸部小切口手术有一些基本手术技巧可以减少对患者的损伤,方便操作,缩短手术时间,降低患者损伤费用,VATS 也是有用的。

1. 小切口手术的深部照明　小切口开胸手术时深部照明很困难,照明不好,看不清术野内的组织结构,影响手术操作。较为理想的照明设备是纤维冷光源,可以直接进入术野,尤其是深部手术拉钩灯或头灯。但是在无上述设备的医院也可以自制深部照明设备,用无线电交直流变压器,将 220V 交流电变成 6~12V 直流电,前端连接手电筒灯泡即可,手术前用环氧乙烷或甲醛溶液蒸汽消毒后直接放入手术野中也可达到理想的照明效果。

2. 深部结扎法当手术切口<8cm 时,手是难以进入胸腔,如果不能使用 ENdo-GIA 或其他器械夹闭血管时,则必须用器械进行胸腔内深部结扎。熟练掌握深部结扎方法,对保证手术顺利进行和节约 Endo-GIA,降低手术费用十分重要。

深部结扎的方法有很多种,可以用 VATS 介绍的圈套导引器,将滑结推入胸腔进行结扎,也可以用器械打结,结扎深部的血管。但是胸部小切口手术中更实用、方便、有效的方法是:①用止血钳夹住丝线的一端挂在已夹住血管断端的血管钳上,然后用手在胸腔外面打结。如果是助手协助术者打结,结扎线的另一端,用带凹槽的直角钳将线结扎入胸腔,当线结接近需要结扎血管断端时,助手放松结扎线,术者用直角钳夹住结扎线一端,用手拴紧另一端,在适当的结扎部位,将线结打紧。如此反复 2 次,完成深部结扎。②术者一人打结时,可将结扎线的一端缠绕在左手环指上,用中指和小指夹紧。另一端用左手示指和拇指捏住,拇指和示指捏住的线可以伸缩放松再缩紧。如果直角钳前端无推结凹槽,术者也可以用右手持直角钳夹住拇指和示指捏住的一侧线端,拇指和示指放松线端,让直角钳将结扎线向胸腔内拉下一段距离后再牵紧,松开直角钳向前移动直角钳夹线的部位,再次向胸腔内拉下一段距离,当线结接近需要结扎的血管断端时,左手拇指和示指放松结扎线,右手用直角钳夹住靠近线的部位,将结扎线放在适当的位置,然后用左手的中、环、小指夹紧线的一端,右手持直角钳夹住线的另外一端线结打紧,如此反复2次完成深部结扎。③结扎重要血管时,先要检查线的质量和粗细、有无断丝和损伤,最好选用较粗的、质量好的编织丝线,以防结扎时断线。另外,所有用的直角钳也要检查,钳尖有无尖棘或变形,以防直角钳割裂结扎线或夹持不紧,结扎肺动脉血管时用力应适当,线结不能过松和过紧。

3. 肺楔形切除缝合方法　当肺楔形切除不能用Endo-GIA或Linear Cutter(直线型切割缝合器)来完成时,可以用间断U形缝合完成肺楔形切除。但是U形间断缝合打结多,当开胸切口<8cm时,手术操作的手很难进入胸腔,打结困难,费时较多,用连续缝合的方法完成肺楔形切除是可取的。首先用两把大弯血管钳或弯柯克钳夹住需要切除的病灶将其切除。注意切缘不要紧贴大弯钳,应距大弯钳0.3~0.4cm,以防大弯钳从钳夹的肺组织上滑脱,造成出血、漏气、污染和误吸。特别是接近肺门的肺楔形切除,部位深同时切断较粗的支气管和肺血管者更应注意避免此并发症的发生。

切除病灶后应用3-0不吸收的无损伤针线,在钳夹肺组织的下面做似“弓”形缝合(图27-20)。从肺组织的周边一直缝到两钳间交界处,拉紧缝合线,去除已缝合一侧的大弯钳,在助手持续拉紧缝线的情况下,对肺组织的切缘做连续缝合(图27-21)。从血管钳尖一直缝合回到肺边缘,然后打结(图27-22)。用3-0不吸收的缝线是因为:①损伤肺组织小;②打结少;③方便快捷。

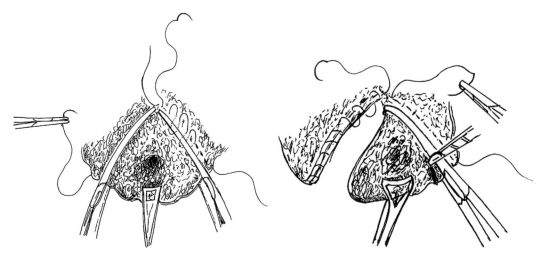

图27-20　肺楔形切除弓状缝合　　　　图27-21　切除病灶连续缝合法

4. 胸膜腔粘连的处理　严重的广泛的胸膜腔粘连并瘢痕形成不是小切口开胸手术能解决的适应证。在这种情况下常规开胸切口,切除肋骨,经肋床入胸更容易操作。因此,应扩大手术切口。但中等度的胸膜腔粘连仍适合做小切口开胸手术。手术切口应尽量选在距离病灶近的部位。这样不但分离粘连少,也减少了出血和损伤的机会。进入胸腔后,分离粘连应从粘连最疏松、最好分离的部位开始,用纱布球或手指推开一部分,看清解剖层次,找准分离的间隙,进一步扩大分离粘连的范围。解剖层次不清,从胸膜外分离或分离时损伤了肺组织均会增加出血量或损伤。遇到血管丰富的粘连束带必须结扎后切断。位于肺尖部的粘连带,因位置太深不能结扎时,应用长电刀头电凝止血后方可切断。胸膜顶出血点止血较困

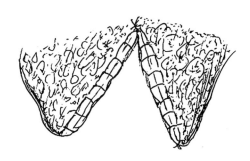

图 27-22　肺楔形切除缝合完毕

难。小出血点可用长胸科钳或大弯血管钳夹出血点后电凝止血。当上述止血钳到不了出血部位,可用胸科长弯吸引器头边吸引边电凝止血也可达到止血目的。如上述方法止血无效或有大的血管损伤,应迅速用干纱布垫压迫止血,立即扩大手术切口,在术野好的情况下缝扎止血。较局限的胸膜腔闭合或肿瘤侵犯了壁层胸膜,可以从胸膜外分离,完整切除肿瘤。用手指做胸膜外解剖分离时应尽快解决问题,然后用 70～80℃热盐水纱布垫填塞压迫创面达到止血的目的。待 10 分钟后取出热盐水纱垫,再电凝止血。

5. 开放性气胸的处理　胸膜外神经源性肿瘤的切除,胸骨旁前纵隔肿物活检时,因肿瘤与胸膜粘连紧密,时有损伤壁层胸膜造成开放性气胸。另外经腋下小切口胸交感神经切除时,虽经双侧胸膜腔操作,但如果无肺实质损伤,一般术毕时不安放胸腔闭式引流管,以减轻术后患者的疼痛和不适。对无肺实质损伤的开放性气胸应在关胸前请麻醉医生膨肺,仔细检查有无破损和漏气,证明肺完好无损,无肺不张之后,胸腔内放入导尿管或软胶管,胸壁切口关闭缝合不漏气后,请麻醉师持续膨胀肺,将导尿管或乳胶管接吸引器,尽量吸尽胸膜腔内气体,然后迅速拔出吸引的管道,缝合关闭创口。术后两天内严密观察患者,注意听两肺呼吸音,监测血氧饱和度,疑有胸腔积气者,应及时拍摄胸部 X 线片,由于肺损伤漏气引起的气胸,应及时安放胸腔闭式引流管。

6. 中转切口延长的问题　当小切口手术遇到难以克服的困难时,应先做全面考虑和彻底的探查后,根据具体情况做出以下决定:①活检后终止手术。②延长手术切口继续完成手术。延长切口一般较容易。节省肌肉的听诊三角切口和椎旁后纵隔切口,均可以延长切口成为标准的后外侧切口,颈部切口可以向下延长,纵劈胸骨成为颈胸联合切口。胸骨旁纵隔切口可以将患侧垫高 45°,将切口经肋间向外延长到腋后线成为标准的前外侧切口。腋下切口更容易延长成为标准的后外侧切口或前外侧切口。

遇到胸膜腔粘连,显露分离困难时,只要将切口下面的肋骨切除,也容易改肋间切口为经肋骨床切口,方便胸膜粘连的分离,增加显露。值得注意的是,术前设计手术方案时应想到延长手术切口的问题,因此在摆放手术体位及消毒铺巾等方面要留有余地,有所准备。有经验的医生常在晚期贲门癌和贲门食管双重癌手术时,按胸腹联合切口做准备,先做肋间小切口探查并做如下决定:①因肿瘤不能切除而终止手术;②延长切口为标准的后外侧开胸切口,完成手术;③延长切口为胸腹联合切口,完成复杂的胸腹联合大手术。对于胸部小切口手术临床经验总结是:备而不用不为过,用而不备是过错。

五、要注意的几个问题

(一)预防损伤神经

胸部小切口时,因切口部位的特殊,手术野狭小,显露和照明欠佳以及操作不便等因素,比常规开胸手术更容易损伤神经,而引起术后并发症,因此,必须注意预防。

最常引起神经损伤及术后并发症的是颈部切口,其次是腋下高位肋间切口,依据不同神经走行的径路,锁骨上颈部切口时易损伤膈神经、胸长神经和臂丛神经支(图 27-23)。预防

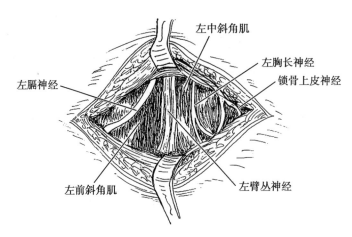

图 27-23　左锁骨上切口显露左胸长神经、臂丛和膈神经

神经损伤的基本功是熟悉各种神经走行的路线和变异情况,在手术时应注意避开和加以保护。当肿瘤及淋巴结侵犯神经,损伤难以避免时,术前与患者及家属谈话时应讲清楚,神经损伤后给患者可能带来的危害,以取得患者及家属的谅解,避免发生医疗纠纷。

1. 胸长神经　起向 $C_5 \sim C_7$ 神经根,由臂丛发出(图 27-24)。经前中斜角肌之间随同臂丛神经在锁骨下动脉的后方入腋窝(图 27-25),然后延后外侧胸壁,肩胛骨前缘,胸背动脉前面,前锯肌的表面下行并支配前锯肌。

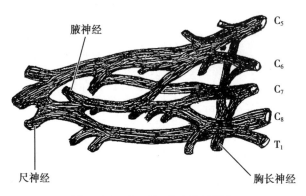

图 27-24　$C_5 \sim C_7$ 发出胸长神经

2. 膈神经　起向 $C_3 \sim C_5$ 神经根,由前斜肌上部外缘,沿该肌的前面,于椎筋膜的深侧,以近似垂直的方向下降。在颈根部被胸锁乳突肌及颈内静脉遮蔽,并有肩胛舌骨肌的中间腱,颈横动脉及肩胛上动脉横过其表面。颈部锁骨上切口手术和前纵隔胸骨旁切口,肺门肿块活检时,容易造成膈神经的损伤。单侧膈神经损伤可引起单侧膈麻痹,如果双侧膈神经损伤,将会造成严重的呼吸困难,个别人甚至须终生用呼吸机辅助呼吸。

3. 还需注意防范的神经损伤有肋间神经、喉上神经、喉返神经和副神经等,在此不逐一叙述,请参阅有关手术学。

(二)预防颈部胸导管损伤

常规的开胸手术,如食管癌切除,食管-胃主动脉弓上吻合,容易损伤胸部的胸导管,造

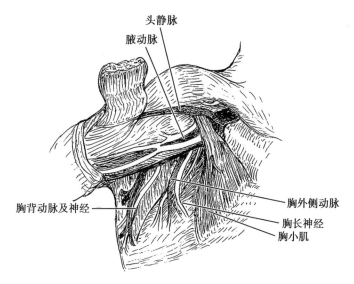

图 27-25　胸长神经在胸侧壁走行

成术后乳糜胸。颈部锁骨上小切口手术都容易损伤颈部的胸导管和右淋巴管,引起术后乳糜胸。胸导管颈部是从胸腔上口至汇入静脉的一段,即胸导管的终末部(图 27-26)。位于颈根部的左侧,肩胛舌骨肌锁骨三角的深部,在颈长肌、前斜角肌和胸膜顶围成的三角内,多数情况下,胸导管颈部的前方为左颈总动脉,左颈内静脉和左迷走神经。后方为星状神经节、椎动脉、静脉、甲状腺下动脉、膈神经及前斜角肌等。但少数胸导管位置比较浅,可从左颈总动脉、左静内静脉以及左迷走神经的前方经过,手术时必须注意这种变异。胸导管可为单干(70%),双干(25%)和多干(4%),而后汇入静脉角(50%~56%),左颈内静脉(20%~28%)和左锁骨下静脉(10%~16%)(图 27-27)。

(三) 预防肺切除术后漏气时间延长

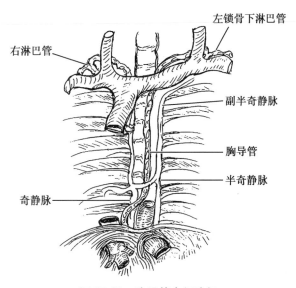

图 27-26　胸导管走行路径

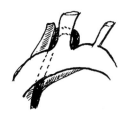
①胸导管开口于静脉角

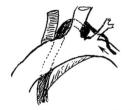
②胸导管开口于左颈内静脉

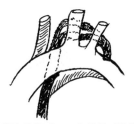
③胸导管开口于左锁骨下静脉

图 27-27　颈部胸导管开口位置

　　肺切除术后漏气时间延长,但不能及时拔除胸腔引流管,患者可出现心率快,是诱发呼吸窘迫综合征的原因之一。常发生在慢性阻塞性肺气肿,合并肺大疱和肺纤维化的患者中,COPD 患者合并肺大疱或并发自发性气胸需要做肺大疱切除时,应尽量采用扭绕结扎法(图27-28)。此法不切开肺大疱,钳夹大时用环钳不损伤表面肺膜,术后漏气会明显减少,对肺实质内大疱群必须切开大泡时,应从切开的大泡腔内用 3~4-0 无创针线,仔细缝合结扎漏气的支气管开口,对大疱腔做同心圆缝合以闭合大疱腔(图 27-29、图 27-30)。

　　对肺边缘部大泡提起后,采用扭绕结扎法。COPD 做肺叶切除时,叶间裂不全,肺楔形切除或解剖分离血管及粘连时损伤了肺组织,应当用无损伤针线或小圆针细线将脏层胸膜缝合修

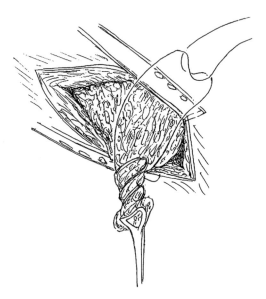
图 27-28　扭绕结扎肺大疱

补。用 Linear Cutter 切开不全的叶间裂和做肺楔形切除可以减少漏气。在最后关胸之前,请麻醉师膨肺试水如漏气严重时,应考虑用人血纤维蛋白胶喷涂创面,或用"特可靠"粘连在漏气的创面上。支气管胸膜瘘虽然是持续漏气的原因,但已很少发生。只要按常规处理即可避免。

(四) 预防食管黏膜损伤

　　在食管平滑肌瘤摘除术和贲门失弛缓症肌层切开术中预防食管黏膜破损是十分重要的。由于小切口开胸术野显露差,操作不方便,所以容易造成食管黏膜的损伤。贲门失弛缓症肌层切开时,食管肌层切开较容易避开食管黏膜,但贲门口部狭窄严重,黏膜与肌层紧密粘连,不易分离,必须十分小心,首先调好灯光照明,请麻醉师单肺通气使术侧肺萎陷,助手用肠压板下压膈肌,术者用左手向上牵拉食管以充分暴露狭窄部,将电刀功率调低到开

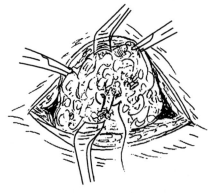
图 27-29　缝合结扎细支气管漏气的开口处

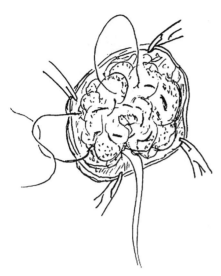

图 27-30　同心圆内缝合法

胸功率的 1/6~1/8,小心仔细的切开狭窄部的肌层,每次深入切断 1mm,不断加深。因电凝切断肌纤维不出血,术野干净,便容易辨认肌纤维和黏膜。电刀功率小,不容易烧穿食管黏膜,因此避免了食管黏膜的损伤。

食管平滑肌瘤摘除时,首先要分开平滑肌瘤外面覆盖的肌层,显露出白色的坚韧质地硬的平滑肌瘤。缝牵引线牵拉起平滑肌瘤后,先用纱布球钝性分离出平滑肌瘤与食管黏膜的粘连界面,不能用钝性分离推开紧密的粘连时,必须用小刀或电刀锐性分开。分离完成后,应回退胃管到病变平面的上方,向胃管内注入 1 支亚甲蓝加 20ml 生理盐水,用干纱布检查有无黏膜破损,白色纱布上有无蓝染,如有破损,用 4-0 可吸收缝线连续缝合食管黏膜破口,做到严密缝合不漏水,然后用试管肌层和胸膜覆盖。贲门失弛缓症黏膜破损处可用带蒂膈肌瓣或胃底覆盖。术后禁食 7 天,进食前用 76%泛影葡胺或碘油做食管造影,证明食管黏膜愈合良好后再经口进流质、半流质、软食。

（五）预防肋骨骨折

小切口开胸后安放肋骨牵引器,开始牵开肋骨时都比较紧。为了使切口暴露需要充分牵开肋骨,有时易造成肋骨骨折,肋间神经和肋间血管的损伤,有经验的医生通常将肋骨牵开器放入后,不急于将肋骨牵开到最大限度,只将肋骨牵开到 5cm 左右,让助手用拉钩将前后或上下两侧的皮肤、皮下组织及相关肌肉向上提起,暴露肋骨和肋间肌,沿切口肋骨上缘无血管区用长电刀头充分切开肋间肌,边切开肋间肌,边将肋骨牵开,直到满意为止。有时皮肤和皮下切口仅 10cm,而肋间肌切口可长达 20cm。充分地切开肋间肌,缓慢地牵开肋骨,既可使切口充分张大,又不牵断肋骨。

另外,还应注意防范小切口开胸手术后皮瓣下积液,皮下气肿以及少见的开胸切口肺疝。这些的主要预防要点是:①关胸时要干净彻底的创面止血;②严密可靠的逐层缝合;③保证胸腔引流管的通畅;④手术创口加压,包扎至 72~96 小时后再解除压迫。只要做到以上几点,一般都能达到预期的效果。

第二十八章

小切口肺棘球蚴囊肿摘除术

肺棘球蚴病好发于年轻人,在我国多见于蓄牧业为主的地区,如西北、内蒙古等地。细粒棘球绦虫是最常见的一种,其成虫长 1.5~6.0mm,由头节和三个体节组成,头部有双层小钩,可将自身固定在特定宿主的肠壁上;犬类动物是犬绦虫的最终宿主,人、牛、羊和猪是中间宿主(图 28-1)。绦虫卵在外界对物理及化学因素具有很强的抵抗力,在不利环境下可生存数周甚至更长时间。人因食用绦虫卵污染的食物或与感染绦虫的狗密切接触而患病。绦虫卵的壳膜受消化酶的作用而破裂,在胃或十二指肠内孵化成蚴虫。蚴虫穿过肠壁到达门静脉,可滞留在肝窦的毛细血管,形成肝棘球蚴病;其部分蚴虫可经右心到达肺,滞留在肺毛细血管,其中部分幼虫被巨噬细胞破坏,存活下来的蚴虫形成肺包虫囊肿,如蚴虫穿过肺毛细血管,经肺静脉回至左心,随血流到达全身,可在身体其他部位形成包虫囊肿。

包虫囊肿呈球形,囊壁由内外两层构成,内层称发生层,除分泌澄清的液体外,还可长出许多头节,头节常脱离内囊壁,浮游于液体之中,构成包虫囊砂;外层为宿主反应层,为一层纤维结缔组织。绦虫蚴靠渗透作用吸取营养。经血行传播的肺包虫囊肿生长缓慢,常见于胸膜之下,多寄生于周围的肺实质内,即80%的为周边型,而靠近支气管的中心型较少见。包虫囊肿引起脏层胸膜肿胀隆起,大的囊肿可压迫邻近支气管,可引起缺血,继发支气管坏死。包虫囊肿如与支气管相通,囊肿之内容物咳出后,空气进入囊内,形成气液面。包虫囊的外膜和壳之间的间隙起初是不存在的,只有包虫囊肿死后才会出现。通常包虫囊肿右肺多于左肺,下叶多于上叶。右肺下叶最多见,

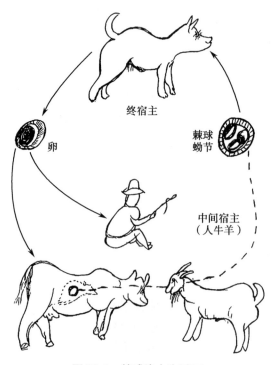

终宿主

卵

棘球蚴节

中间宿主（人牛羊）

图 28-1　棘球绦虫生活环

可能是由于右肺的血流量略多,或与肝脏邻近,蚴虫可以通过丰富的淋巴管到肺,或肝包虫囊肿直接破入肺所致。手术前检查包括:①痰液标本检查,卡红染色检查几乎难以见到壳膜、内囊、头节和小钩,一旦发现便是确定诊断的重要依据;②卡氏实验,是用灭活的囊液做抗原,抽出 0.20ml 或 0.25ml 注射到前臂曲面皮内,方法与结核菌素试验相似。注射后1~24 小时进行观察,阳性率 80%~95%。产生红色的丘疹为阳性;③血清补体结合试验,75%患者反应阳性,并可检查到 IgM;④免疫检查,用抗生物素蛋白-生物素、辣根过氧物酶复合物和酶联免疫吸附试验血清学检查,敏感性为 94.1%,而单纯酶联免疫吸附检测敏感性为81.2%;⑤间接的血凝试验,敏感性高,阳性率达 83%~97%,可有假阳性反应。适用于临床诊断和流行病学的调查;⑥超诊断声包囊肿的准确性高达 90%以上,但对囊肿破裂伴有感染者的诊断欠准确,对怀疑有肺包虫病囊肿者,腹部的超声及 CT 检查尤为重要。因为右肺及肝包病囊肿可同时手术治疗。

棘球蚴病常见的并发症有:①胸膜棘球蚴病:相对常见,由包虫囊肿破裂入胸膜腔引起,临床上出现液气胸;②气胸:发生气胸后常较严重,偶尔呈张力性气胸,胸腔引流有大量气体漏出,如引流无效,应开胸探查;③支气管胸膜瘘:包虫囊肿与支气管相通,由囊肿破入胸腔引起,并发感染可形成脓胸,引流物中可发现包虫囊壁碎片;④过敏性休克:包虫囊液外溢时可能发生。

【适应证】

1. 肺包虫囊肿临床诊断明确。

2. 无手术禁忌证,患者能耐受手术。

3. 肺包虫囊肿出现并发症,如气胸、脓胸、液气胸、支气管胸膜瘘等。

【麻醉与体位】

气管插管静脉复合麻醉。为防止较大包虫囊肿术中破裂发生窒息及感染的包虫囊肿分泌物流入对侧,应行双腔气管插管。侧卧位。

【手术方法】

手术切口:采用腋下沿第 4 肋或第 5 肋间切口,长约 12cm,切断部分前锯肌,背阔肌筋膜沿肌缘处切断,经肋间进胸,切口周围给予良好的保护。

1. 全囊切除术　将包虫囊肿连同周边少量肺组织一并切除,此手术方法仅适用于肺边缘小的包虫囊肿。

2. 内囊穿刺摘除术　为传统的手术方法,适用于伴有并发症或病变部位特殊,不宜行内囊完整摘除者。开胸后,分离胸腔内的粘连。暴露囊肿并在囊肿周围填塞数块大纱布垫,保护胸腔及肺组织,以防止包囊破裂周围被污染。备好两套吸引器,穿刺用的三通粗针。刺入囊肿后迅速吸出囊液(图 28-2)。当囊液吸出后内囊与外囊分离塌陷,用钳夹提起外囊壁,剪开外囊伸入吸引器吸尽囊液,用卵圆钳或无齿镊取尽囊壁(图 28-3)。内囊易破碎,必须细心清除,用 3%过氧化氢和高渗盐液擦洗囊腔。

3. 内囊完整摘除术　适用于包虫囊肿突出肺表面 1/3 以上,且无合并感染并发症的病例。如摘除成功,可完全避免复发,为最为理想的手术方法。纱布垫保护好囊肿周围,充分显露包虫囊肿,在灰白色的外囊纤维壁上,以刀尖部切开外囊壁,此时要求麻醉平稳或呼吸暂停,手术刀宜作 30°的倾斜(图 28-4),用力均匀,或刀刃刮剥。如用力过重易使内囊破裂。刚切开外囊小口时,术者要用手指保护内囊。迅速剪开扩大切口,防止外囊切口突然减压,

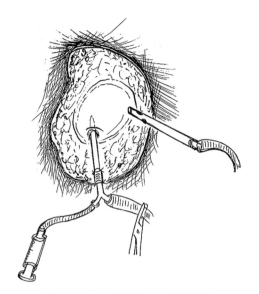

图 28-2　三通粗针穿刺吸出囊液

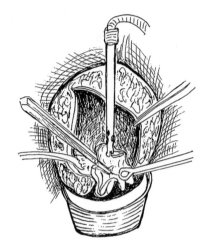

图 28-3　取尽内囊壁

而内囊局部压力骤然增高引起内囊破裂。扩大的外囊切口应略大于内囊直径,亦可作十字切口,在剥离内外囊粘连时,剥离器或手指应着力于外囊的内面,以避免挤压内囊。当内外囊完全分离后,请麻醉师膨肺,借助于内囊四周,特别是内囊底面各有不同的方向的气流和肺膨胀的推力,将内囊完整挤出肺外,术者双手接纳脱出的内囊,使整个囊肿坠入到盛有生理盐水的盆中(图 28-5)。检查摘除内囊后遗留下来的残腔,确认有无支气管瘘,如有支气管瘘应予缝合闭锁;无支气管瘘者,残腔也应充分层缝合,消灭死腔(图 28-6)。缝合中应注意避免缝扎到邻近的支气管导致肺不张。

【术中注意要点】

1. 必须避免囊液污染术野,若在囊内液中存有活寄生虫头节,囊液污染后易导致术后复发。

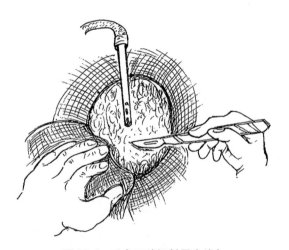

图 28-4　手术刀稍倾斜用力均匀

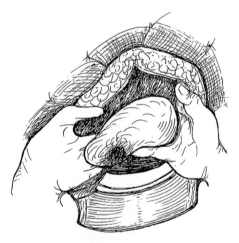

图 28-5　接纳脱出的整个囊肿轻轻放入盛有生理盐水的盆中

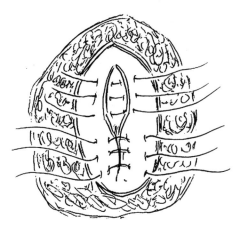

图 28-6　分层缝合残腔

3~6 个月,以预防复发。

3. 按开胸术后的常规观察和处理。

2. 术中勿将甲醛溶液(福尔马林液)注入囊内,以试图杀灭绦虫蚴头节,这将导致严重并发症或者死亡。因为有毒的甲醛液可以涌入外囊腔的支气管瘘口,吸入支气管树内。

3. 术中勿用力挤压囊肿。如发现有支气管瘘,应尽快缝闭,以防囊液经支气管瘘口进入支气管树,在支气管内造成播散。如怀疑囊液已进入支气管,用吸引器吸净支气管内瘘液及囊液,并消毒后缝闭。

【术后处理】

1. 适当选用抗生素治疗,防止肺部感染。

2. 术中有内囊破裂者,术后服用丙硫咪唑

第二十九章

小切口后纵隔脓肿切开引流术

后纵隔脓肿多由食管镜检查,扩张及异物所致穿孔,化脓性淋巴结炎,自发性食管破裂,咽后壁脓肿,气管及食管术后,胸部外伤等原因引起。

【适应证】

适用于后纵隔炎症、积液、脓肿。

【麻醉与体位】

局麻或全身麻醉下进行(首先气管插管全身麻醉)。患者取半卧位或侧卧位。

【手术步骤】

1. 切口 根据脓肿的部位,沿脊柱旁做垂直切口,长约8cm(图29-1)。

2. 切开皮肤皮下组织,分开胸壁肌层,用电刀切断肋骨上的肌肉附着,暴露出肋骨和肋间肌(图29-2)。选定要切除的肋骨,在肋骨角附近用电刀切开肋骨骨膜(图29-3)。用骨膜剥离器将肋骨膜剥出后,切断一段肋骨。要注意保留骨膜的完整,完整的骨膜可

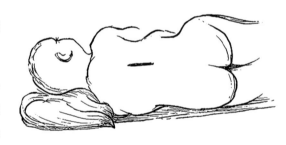

图29-1 卧位椎旁后纵切口

避免损伤胸膜造成开放性气胸,也可避免肋沟下肋间血管和肋间神经的损伤,预防出血和因肋间神经损伤造成的术后肋间神经支配区的麻木和疼痛。

3. 找到脓肿壁,穿刺证实后抽出脓液,钝性分离,扩张纵隔胸膜,勿进入胸腔,切开脓腔,吸出脓液(图29-4)。用抗生素盐水冲洗脓腔。放置引流管。

4. 逐层缝合肌层,皮下组织及皮肤。

5. 如果脓腔周围炎性水肿较重,不易缝合,则可开放创口延期缝合。当术中分离进入胸腔,胸膜无法修补时,应放置胸腔闭式引流,必要时可另放置一冲洗管(图29-5)。

【术后处理】

1. 术后患者取半卧位或侧卧位。

2. 选用适当的抗生素。

3. 肋骨缺如部分,用纱布垫及胸带加压包扎。

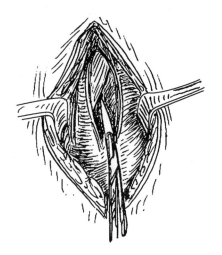

图 29-2　切开肌肉

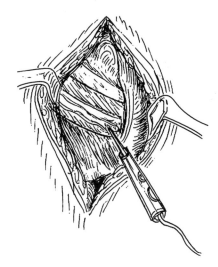

图 29-3　电刀切开肋骨骨膜

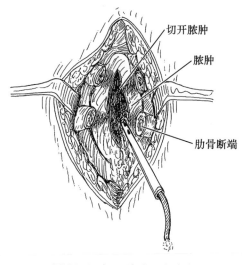

切开脓肿

脓肿

肋骨断端

图 29-4　切开脓腔吸净脓液

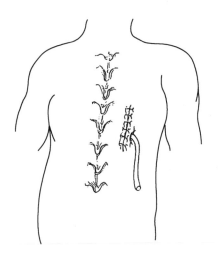

图 29-5　缝合切口放置引流管

4. 术后及时更换敷料。
5. 注意引流管通畅情况,必要时冲洗脓腔。
6. 酌情考虑拔管时间。

第三十章

小切口剑突下心包开窗术

心包是包裹心脏和出入心脏大血管根部的纤维浆膜囊,位于中纵隔,2/3 位于正中线的左侧,1/3 位于正中线右侧。心包呈圆锥形,因年龄、体型和病变而有所改变。

一、心包的结构

心包由纤维和浆膜心包两部分构成。正常厚度为 1.0~1.5mm,患化脓性或粘连性心包炎时增厚达 5~7mm。

1. 纤维心包 纤维心包位于心包囊的外层,由坚韧的纤维性结缔组织构成,较厚。上方包囊出入心脏的升主动脉、肺动脉干、上腔静脉的根部,并与这些大血管的外膜相延续。左右为胸膜,前面附着于胸骨和剑突,后与脊柱、横膈相附着。

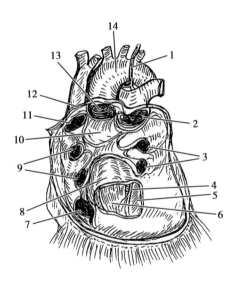

图 30-1 心包的后面观
1:左迷走神经;2:肺动脉干;3:左肺静脉口;4:迷走神经前干;5:胸主动脉;6:食管;7:下腔静脉;8:心包斜窦;9:右肺静脉口;10:心包横窦;11:上腔静脉;12:心包返折;13:升主动脉;14:主动脉弓

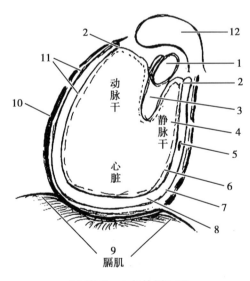

图 30-2 心包的侧面观
1:肺动脉干;2:心包返折;3:横窦;4:静脉干;5:斜窦;6:脏层心包(心外膜);7:壁层心包;8:心包腔;9:膈肌;10:纤维心包;11:浆膜心包;12:主动脉弓

2. 浆膜心包　浆膜心包位于心包囊的内层。又分脏、壁两层。壁层衬附贴于纤维性心包的内面,与纤维心包紧密相贴。脏层包于心肌的表面,称心外膜。脏壁两层在出入大血管的根部互相移行,两层之间的潜在性腔隙称心包腔(图30-1,图30-2)。

正常状态下,心包腔内余有20~40ml的浆液,其浆液对心脏起到减少心脏摩擦,即保护性作用。若心包积液(或积血)急性增加至50~100ml,即可能压迫心脏出现心脏压塞(心包填塞)症状。如果是慢性积聚,则其至多达1000~2000ml,也不产生明显的压迫症状。心包液是血浆的超滤液,总蛋白少于血浆,但白蛋白的含量较高,电解质浓度与其他血浆超滤液一样,因此,其渗透压比血浆低。

二、心包的血供及淋巴回流

心包的动脉来源较多。但心包的血液供应约4/5来源于胸廓内动脉的分支,如心包的膈动脉及邻近动脉的分支等。供应心包的各动脉之间吻合丰富,形成锁骨下动脉与胸主动脉之间、膈上下血管之间、心包两侧血管之间广泛潜在的侧支循环通道。浆膜心包脏层的动脉来源于冠状动脉的分支。心包的静脉一般与动脉伴行,分别汇于胸廓静脉、奇静脉、半奇静脉及膈下静脉,其间有吻合并与纵隔其他静脉间有吻合。心包含有浅、深两组淋巴网,通过心包周围疏松组织中的淋巴管,汇入前纵隔淋巴结及肺根部淋巴结,另有一部分淋巴管通过膈汇入腹腔淋巴。

【适应证】

1. 新生物性心包炎　如肺、乳房、白血病、淋巴瘤和恶性畸胎瘤及间皮瘤转移到心包的疾病。

2. 尿毒症心包炎　慢性肾功能衰竭时,心包炎是常见且严重的并发症。

3. 细菌感染导致化脓性心包炎。

4. 结核性心包炎　结核患者有10%~20%发生结核性心包炎。

5. 特发性与病毒性心包炎　即良性或特发性心包炎,是以心包的炎症为特征的综合征,通常伴有心包积液,无明确的病因。

【麻醉与体位】

气管插管全身麻醉下进行。患者仰卧位。

【手术步骤】

1. 切口　于胸骨剑突下做8cm左右切口(图30-3)。

2. 切开皮肤,皮下组织至腹白线上段,显露并切断剑突,钝性分离胸骨后壁与心包前壁之间的疏松组织(图30-4)。

3. 以牵开器显露上腹部切口,用直角拉钩拉起胸骨下端,切开心包前壁,吸出心包内积液。有时心包张力较大,因而较难夹持,可缝上牵引线后再切开(图30-5)。

4. 为了确认心包积液,在切开心包之前可行心包穿刺,将心包切除约5cm×3cm完成心包开窗术(心包片应送病理检查)。

5. 经切口旁另作一切口,放置心包引流管(见第二十七章:小切口的类型和手术适应证中剑突下切口心包开窗内容)。缝闭切口。心包引流管留置4~5天。如24小时引流量<50ml可拔除引流管。

【术后处理】

1. 术后患者取半卧位,如病情许可,间断时间俯卧位,以利于心包引流。

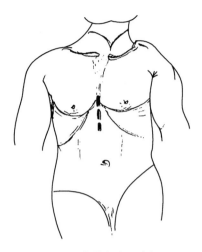

图 30-3　胸骨剑突下直切口

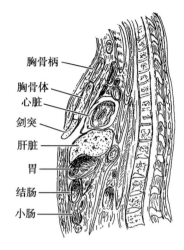

胸骨柄
胸骨体
心脏
剑突
肝脏
胃
结肠
小肠

图 30-4　剑突下心包开窗切口（侧面观）

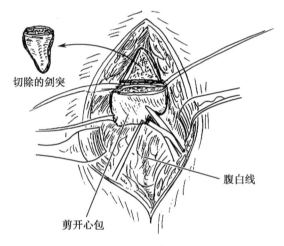

切除的剑突

腹白线

剪开心包

图 30-5　心包开窗

2. 保持引流管的通畅,若可疑有脓液潴留,可用生理盐水和抗生素溶液冲洗心包腔。

3. 给予有效抗生素时,应针对病因治疗,如抗肿瘤、抗结核以及用免疫制剂等协同治疗。

4. 注意观察心脏受压症状,体征是否消退,如测量血压、静脉压,观察肝脏有无肿大及水肿的情况,必要时拍胸部 X 线片及超声波检查。

5. 术后根据病情给予利尿药物,减轻水钠潴留,在血钾正常情况下给予洋地黄制剂。

6. 注意观测心肺、肝肾功能及水盐平衡状况。出现不良反应及时处理。

经剑突下心包开窗术是治疗心包疾病最常用的方法。还可进行诊断或治疗性的操作,可以解除因恶性肿瘤、感染性心包炎或肾功能衰竭引起的心脏压塞。

第三十一章

电视胸腔镜手术的基本设备和原则

20 世纪 80 年代,随着电视监视器的出现,光导纤维技术的成熟,1986 年人们首次将微型摄像机与腹腔镜连接,使之有了更宽阔的视野和清晰的腹腔内结构图像,极大地方便了手术操作和手术人员的配合。1987 年 3 月,法国里昂市 Phillippe Mouret 用电视腹腔镜为一名女患者成功的实施了世界首例电视腹腔镜下的胆囊切除术。腹腔镜胆囊切除术的成功,对于电视胸腔镜手术(video-assisted thoracicsurgery,VATS)的开展带来盎然生机,并起到了很大的推动作用,尽管电视腹腔镜比电视胸腔镜开展的早,但就其体腔的结构而言,胸膜腔更适合电视内腔镜手术。1993 年 1 月在美国圣安东尼奥召开了首届世界胸腔镜外科学术会,广泛讨论了胸腔镜在各领域的应用,对 VATS 的发展起到了极大的推动作用,并产生了深远的影响。现在许多过去需要标准开胸的手术,可以通过胸腔镜或胸腔镜加小切口来完成。

VATS 是现代高科技和传统外科手术相结合的产物,是一种全新的"微创"手术方法,与传统的开胸手术相比,VATS 手术切口小,不切断胸壁大块肌肉和神经,患者术后疼痛轻,并发症少,住院时间短,且符合美容的要求。随着临床经验的积累,手术技术的提高以及器械设备的改进,VATS 的优越性将会进一步显现出来。但 VATS 是胸外科学的一部分,某些胸部疾病的手术尚不能用胸腔镜完成,特别是恶性肿瘤的 VATS 目前一直存在争议,同时 VATS 还存在价格昂贵,手术费用偏高等问题,都还需要进一步探讨和解决。

第一节 VATS 的组成和器械

胸腔镜手术最基础、必不可少的设备包括胸腔镜、微型摄像机、冷光源、监视器、电刀、氩气刀和必要的手术器械。

一、胸腔镜

目前常用的胸腔镜有以下几种。

1. 硬质光学胸腔镜 由不锈钢的外壳,一系列凸透镜组合,导光束和目镜等部件组成。光学性能好,图像清晰,耐用,方便消毒,价格便宜,它的不足之处是不能弯曲,易碰损,视野受到一定的限制。

2. 软质光学纤维胸腔镜 采用光导纤维传递图像,其头端360°旋转,很容易观察到胸膜腔中各个部位,不足的是分辨率低,传递图像的光导纤维易受损伤,消毒困难。

3. 电子硬质胸腔镜 硬质光学胸腔镜是将CCD摄像头安置在胸腔镜的后部,然后与高清晰度监视器及录像机连接。而电子硬质胸腔镜是直接将超高分辨率的CCD摄像头安装在胸腔镜的头部,取消了透镜组合和目镜。通过导线直接将已转变成电信号的图像信号传递到图像处理中心,图像十分清晰,色彩逼真,而且耐高温高压消毒灭菌,但价格昂贵。

4. 电子软质胸腔镜 此类胸腔镜是集软质内镜技术,电子内镜技术和硬质胸腔镜技术为一体的新型胸腔镜,CCD像头安装在头端,后面是可弯曲和360°旋转的颈部,镜身的后部有控制手柄,可随意调控头部的旋转方向,图像清晰,观察方便。

胸腔镜的长度是30cm左右,按直径可分为10mm、5mm和2mm;按末端视野角度分为0°、30°和45°镜(图31-1)。根据镜头能否弯曲分为直镜、可旋转镜和纤维内镜。临床上应用最多的是0°和30°镜。目前较多的应用一次性胸腔镜,主要适用于有传染性疾病的患者。

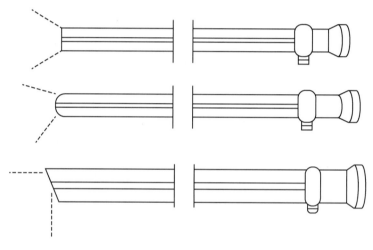

图31-1 三种角度的胸腔镜视域

二、冷光源

手术野的显露需要充足的照明,照明设施的好坏直接影响到图像的清晰度以及手术的安全性。因此,目前光源系统是胸腔镜的重要组成部分,我国临床上使用的冷光源主要有三大系列,即:卤素灯冷光源、氙灯冷光源和弧光灯冷光源,亮度工作范围在5600~8000K,接近太阳光线的色温,亮度越高,产生的光源越长,色彩也越好,能满足特殊照明的各种需要。

三、摄像系统和监视器

传统的摄像系统由图像处理中心、摄像头和适配器组成。近年来由于CCD(电荷耦合器)技术、数字电路和计算机图像处理技术的进步,日本Olympus公司生产的电子胸腔镜水平分辨率已达到1000线以上。美国VISTA公司生产的3-0胸腔镜系统,利用军事航天领域的先进技术,能够产生极为清晰、精细、逼真的三维体图像。普通的医用监视器所呈现出的图像只能得400线的分辨率,而高清晰监视器分辨率达700线,分辨率越高,图像越清晰,更能准确的进行手术操作,不易造成视力疲劳。一般需要 2 台监视器分别放在手术台的两边,如果仅有一台监视器,则应放在手术台的头侧或尾侧中间,以供术者和助手共同观看。

以上仪器设备即可对手术野进行良好的显露。但如果需记录下有价值的图像进行教学和学术交流或出版,就必须有图像记录设备,其中包括:①录像机;②彩色热升华打印机;③专业摄影系统或数字影像记录系统。

四、手术野显露器械

1. 穿刺套管(trocar) 经胸壁置入胸腔镜和手术器械之前须先在胸腔上造孔,留置套管做“钥匙孔”。穿刺套管的口径分别为 3.0~15.0mm 等不同的粗细。胸外科临床目前常用的是 5.0~12.0mm 口径钝头、塑料螺纹硬质套管穿刺器。

2. 微小牵开器 其宽 30mm,叶片深 30~60mm,必要时还可牵开小切口显露视野。

3. 可弯曲的五指拉钩 其头端可并拢可展开,可牵拉肺脏显露视野。

4. 长卵圆钳 其长达 300~350mm 不等,普通长的卵圆钳也可应用。常用来钳夹牵拉肺脏,帮助显露手术野。

5. 冲洗吸引管 通过一根长的管道吸出电灼产生的烟雾,使术野清晰,又可冲洗手术野中的凝血块和血污等,以便于手术操作。

五、解剖分离器械

1. 高频电刀和电灼钩 分离肺与胸壁间的粘连,解剖纵隔,打开肺叶间裂和解剖血管等操作都需要高频电刀和电灼钩。高频电刀应选用有单、双极输出,有过载报警、回路不良报警、输出时间过长报警,并要有软凝固功能的智能化电刀。

2. 组织分离钳 根据分离部位和危险程度不同,分离钳的头端可为细而尖型或鸭嘴状的分离钳,鸭嘴状的分离钳可拨分和衔住血管,不易损伤血管壁。

3. 剪刀及“花生米” 各种类型的剪刀各有不同的用途,以术者的操作习惯和解剖部位不同而选用不同的剪刀。常规手术可用干纱布做成的“花生米”,在 VATS 手术操作过程中同样很适用。

六、缝合、结扎和止血器械

1. 常用的缝合器械仍是针和线:可选用内腔镜持针器和雪橇针,便于操作。

2. 腔内直线型切割缝合器:组织缝合切割一次完成,使用简单方便,不出血、不漏气。

3. 腔内施夹钳:腔内施夹钳分重复使用的单发施夹钳和一次性使用的连发施夹钳,当有血管出血时,钛夹可夹闭血管止血等。目前多用可吸收夹,吸收后不留异物。

其他的手术仪器和器械,如氩气刀、激光手术刀、超声等都有不同的功能。

第二节 术 前 准 备

1. 患者术前检查准备 除常规开胸手术相同外,还需根据不同的手术部位进行不同的手术准备。如肺气肿肺减容手术,患者要做肺功能的测定,同位素、肺灌注和通气扫描显像,心脏、肝脏、肾脏等主要脏器功能的检测,同时还要做心肺功能的康复训练等。

2. 仪器和手术器械的准备　术前认真检查胸腔镜的各组成部件,保证术中的安全,除不锈钢手术器械外,胸腔镜器械一般不能耐受高温蒸汽消毒。手术前 1 天,术者或手术组其他成员去手术室,依据拟行胸腔镜手术类型及术式选择专用器械,指导护士对器械进行分类消毒,应特别提示有些器械只能浸泡而不能高压灭菌,还有一些只能熏蒸,而不能浸泡灭菌。任何一个胸腔镜手术,尤其是肺的手术,都必须备好常规开胸器械及血管器械。因为一旦术中遇到不测的克服不了或肺血管破裂大出血,内镜下不能控制或无法止血,应果断的抉择中转开胸进行止血处理,以防措手不及。

3. 手术人员的准备　胸腔镜医生必须是一名能独立开展常规胸外科手术的医师,并有独立处理胸外科手术并发症的能力。术前胸外科医生应热情、耐心、细致的向患者及家属介绍手术的必要性和重要性,术后可能出现的不适应感和并发症等,同时要掌握胸腔镜手术的适应证、禁忌证,胸腔镜和器械的工作原理及使用方法,并需要经过模拟训练后方可作为 VATS 手术医师。一般情况胸腔镜手术台上需要 3~4 个人,术者负责整个手术的实施,第一助手主要配合术者完成手术操作,第二助手负责调整胸腔镜,以保证术野的清晰,便于手术顺利进行。

第三节　麻醉和体位

一、麻醉

麻醉技术的发展与进步是电视胸腔镜手术成功开展的保证。胸腔镜手术的麻醉可分为局部麻醉和全身麻醉两种,局部麻醉包括置镜部位的局部浸润和肋间神经阻滞,实施简单,对患者影响小,但患者术中清醒,对稍强的手术刺激难以耐受。故局部麻醉仅用于简单的诊断性操作和治疗。大多数胸腔镜手术都是在采用双腔管气管插管,静脉复合麻醉(图 31-2),这样能保证术中患侧肺萎缩,视野能充分显露,便于手术操作。如果患者气管偏细或小儿手术,可采用单腔管健侧插管单肺通气,手术结束时将管腔退回到气管内吸痰膨肺。如果遇到

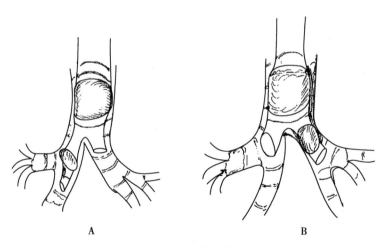

图 31-2　双腔管气管插管
A. 气囊充气阻断右主支气管;B. 气囊充气阻断左主支气管

某些插管困难,也可行单腔管气管内插管,术中麻醉师可用手控制呼吸,以防止患侧肺过度膨胀而影响手术。

二、手术体位

患者的体位是根据病变部位和手术的类型决定的。正确的体位可以使肺组织因重力下垂作用离开病灶,增加了手术野的显露,以利手术操作。常用的 VATS 手术体位有:

1. 正侧卧位　与传统的开胸手术相同,一旦手术无法进行时,即可转换成后外侧切口常规开胸手术。该体位患侧上肢抬高,为了使肋间隙增宽,便于胸腔镜的手术操作,可以调节手术床,将患者髋部降低,使手术床呈"折刀位"(图 31-3)。根据需要侧卧位可以做必要的调整,例如将手术床和患者适当前倾,有利后纵隔病变的显露和处理,适当前倾有利前胸病变的显露和处理。正侧卧位适于大多数胸腔 VATS,包括肺、纵隔、心包、食管、膈肌等部位的手术。

2. 平卧位患者垫高　使患者的冠状面与手术床呈 45°(图 31-4),适于心肺功能不佳、前纵隔淋巴活检、胸腔积液、胸膜活检、心包开窗引流术、胸腺切除、前纵隔肿瘤和囊肿的肺切除及活检术等。

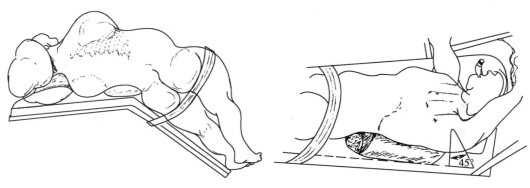

图 31-3　手术呈"折刀位"　　　　　　　　图 31-4　平卧位患者抬高

3. 俯卧位　该体位主要适用于后纵隔肿瘤和囊肿的切除与活检,食管及胸椎手术等(图 31-5)。但需要特殊的手术床架,一般不使用。

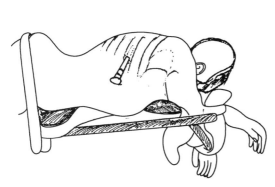

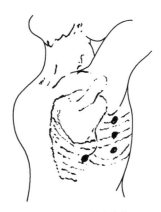

图 31-5　俯卧位　　　　　　　　　　　图 31-6　俯侧卧位

4. 俯卧侧位 患者取正侧卧位后,身体继续前倾斜 30°左右固定(图 31-6)。也可以将手术床通过摇动来完成,该体位的适应证同于俯卧位。

5. 半坐卧位 平卧位后可将手术床连同患者的上半身摇高到 30°~45°,两上肢张开固定,该体位可视双肺上叶下垂,适用于上纵隔病灶的切除及探查活检、手多汗症的双侧交感神经切除术。

第四节 基本操作技术

一、切口的选择

胸腔镜切口位置选择十分重要。正确的切口能保证能使得手术顺利进行,减少并发症的发生,切口的位置取决于病变的部位和手术的方式。切口应与切除的病灶在一条直线上,因为胸腔镜和 VATS 手术器械大多数是不能弯曲的,是长又直的手术器械。胸腔镜切口一般尽量比手术器械的切口离病灶远些,以避免器械之间互相碰撞而干扰手术操作。胸腔镜和其他手术器械要从病灶的同侧进入胸腔,视觉和操作顺同一方向,呈三角形排列的 3 个切口或呈四边形排列的 4 个切口均应与病灶构成类椎状(图 31-7)。在不影响 VATS 操作的情况下,切口尽量选在常规开胸的切口线上,一旦 VATS 失败,可以延长 VATS 切口为常规开胸手术切口,以减少对患者的创伤(图 31-8)。

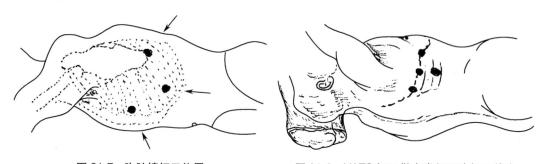

图 31-7 胸腔镜切口位置   图 31-8 VATS 切口做在常规开胸切口线上

二、操作技巧分离粘连

严重的胸膜腔粘连应属 VATS 的禁忌证。轻中度的粘连可分离。首先,用手指紧贴胸膜分离出一半粘连,使肺组织下陷,伸入胸腔镜在直视下分离粘连,扩大分离范围,疏松的胸膜粘连可用止血钳夹干纱布球推开,条索状的粘连带须用勾形电刀切断。电烧粘连带时要小心,不能伤及肺组织,以避免肺脏漏气。在视野不清的情况下,切忌进行盲目电烧,尤其是胸顶内侧靠近大血管的部位,以免损伤主要的血管、神经和脏器。电烧灼粘连带时,术者或助手用环钳下压肺组织,绷紧粘连带后电烧,更方便于操作。不妨碍 VATS 操作粘连不需要全部分离,以免浪费手术时间增加损伤。

三、结扎与缝合

胸腔镜下组织分离、缝合、结扎的方法很多,这些操作都要在术前反复模拟练习,才能在术中熟练应用。与传统的手术结扎方法类似,唯一不同的是两条线必须从同一切口拉出、线要够长,不能打结,先在体外打一结后,线的两端交左手,一个线端缠绕在左手环指上用左小指和中指夹紧,另一端用左手拇指和示指捏住(也可由术者的左手捏一线端,第一助手捏一线端),术者右手用带凹的直角钳或推结器将线结推下,当线结推至靠近结扎处时,用直角钳

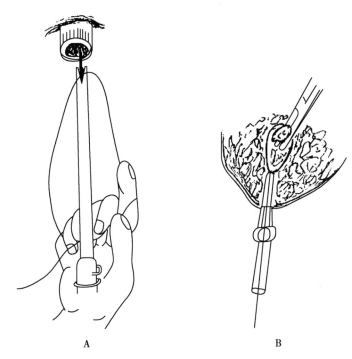

图 31-9　胸腔镜组织结扎方法
A.胸腔外打结,推入器进入胸腔内收紧;B.腔内套圈器结扎肺大疱

夹住一根结扎线拉紧,如此反复数次可完成体外打结。另外的结扎方法是用内镜圈器进行结扎(图 31-9)。有时肺表面的小损伤出血、漏气也可用此方法结扎。内镜下的缝合有一定的难度,通常用长持针器和长胸科止血钳配合,用雪橇针或 4-0 聚丙烯线大针缝合较易完成,但缝合血管时必须用小针。

四、活检

壁层胸膜、膈肌上的结节活检,可用勾形胸膜活检钳直接咬取或电烧切除(图 31-10)。纵隔肿物应先用电烧轻轻烧灼切开胸膜后小心分离出肿物,如不能完整切除者,可用长针进行穿刺抽吸,然后用胸膜活检钳咬取标本。肺组织活检应防止术后漏气。干净的良性病变标本可以直接取出,疑恶性肿瘤感染病灶和性质不明

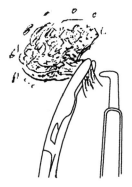

图 31-10　电灼切除胸膜病灶

的病变切除后应放入标本袋中,从胸膜腔中取出,以防污染和肿瘤的细菌种植。

五、止血和分离

任何分离动作都要在清楚的视野下进行。胸腔镜移近病灶,调校焦距,找准分离层面,用干纱布球、分离钳、L形电刀及剪刀等进行分离。当遇到解剖层面不清楚时应及时调整或改变方向,以先易后难,先近后远的原则进行分离。分离遇到困难时,应小心止血,电灼烧只用于微小血管出血的止血,小血管可用血管钳夹止血,中等以上的血管止血应当结扎或缝合止血。当止血困难或难以控制的出血,应立即改为开胸手术。

第五节　胸腔镜手术的并发症及其防治

电视胸腔镜手术经过了 10 多年的应用和发展,现已成为一种能完成或几乎所有胸腔内大小手术的微创手术。但随着适应证范围的扩大和手术微创的增加,并在围术期不同的阶段所发生或可能发生的并发症都有所不同。

一、术前评估和病例的选择

胸外科手术的高风险患者主要发生在高龄和心肺功能较差的患者。临床研究表明,这类患者胸腔镜手术的效果优于开胸手术,但手术的风险仍要充分考虑,过度肥胖患者不适宜做胸腔镜手术,除套管的长度满意达到胸腔内病灶外,器械操作和麻醉呼吸管理都非常困难。

胸腔严重的粘连不但延长了手术时间,粘连影响视野,出血增多,增加了手术并发症的发生。因此,如术前胸片提示明显的致密粘连,一般不宜选择胸腔镜手术。

二、与麻醉有关的并发症

早期胸腔镜手术多采用 CO_2 胸腔充气法使肺塌陷以方便内镜操作,但该方法易导致患者血中 CO_2 增加,氧栓形成导致脑神经病变。此外,由于胸腔压力的增大压迫纵隔,致使中心静脉压升高,回心血量减少,心排血量下降使血压波动,自从双腔气管插管问世后,CO_2 胸腔充气法很少使用,与之有关的并发症也相应减少。双腔气管插管时,由于反复调节气管插管的位置,容易造成声带和气管黏膜的损伤。另外,双腔管的位置不正确可导致气体滞留和同侧肺过度膨胀使手术无法进行,此时应借助纤维支气管镜确定正确的位置,如术中气管插管移位,使用纤维支气管镜来调整困难,应中转为开胸手术。

三、与胸腔镜手术有关的并发症

1. 显像系统的因素　胸腔镜手术主要是在电视显示的视野下进行手术,因此显像的清晰度直接影响手术的操作。术前施术者要对有关仪器设备进行详细的检查,特别要注意设备之间的连接。术中特别注意视野的清晰度,如视野不清,绝对不要盲目操作,否则可造成难以弥补的并发症。助手要随时注意并提醒术者剥离处的解剖位置。整个手术组的团队配合是减少术中并发症的重要保障。

2. 套管植入损伤　胸腔镜手术并发症中最易发生的技术创伤为套管植入损伤。在无经验者插套管时往往会损伤肺脏,肋间神经及血管等,另外,套管的位置选择不当,会使套管误入腹腔伤及肝、脾等脏器。因此,在插入套管前最好先用手指探查胸腔,以防有胸膜粘连时损伤肺脏,还要掌握好插入的深度,一般以不超过 1.2cm 为度。

3. 手术器械因素　内镜手术为高度技巧性手术,在有限的空间内进行操作各种器械,难免会发生失误,尤其是对内镜器械功能不甚熟悉的情况下操作易造成器械的损坏和器官的损伤。因此,手术者除熟练的操作技术外,还必须对内镜器械的功能和使用方法加以熟悉和掌握,任何不熟悉的器械和新到位的器械,在没经过练习之前勿冒险使用,以免伤及主要器官。

推荐阅读

[1] 吴孟超,吴在德.黄家驷外科学(第7版)[M].北京:人民卫生出版社,2008.

[2] 顾恺时.顾恺时胸心外科手术学(第3版)[M].上海:上海科学技术出版社,2003.

[3] 陈孝平,汪建军.外科学(第8版)[M].北京:人民卫生出版社,2013.

[4] 孙玉鹗.胸外科手术学(第2版)[M].北京:人民军医出版社,2004.

[5] Alex G. Little.心胸外科并发症的预防与处理[M].易定华,译.西安:第四军医大学出版社,2005.

[6] 林强.临床胸部外科学[M].北京:人民卫生出版社,2013.

[7] JB Zwischenberger.胸外科手术技术图谱[M].李辉,译.北京:北京大学医学出版社,2012.

[8] 周乃康,崔忠厚,梁朝阳.胸部微创外科手术学[M].北京:人民军医出版社,2005.

[9] 郑如恒.胸外科手术步骤点评[M].北京:科学技术文献出版社,2010.

[10] David Sabiston Jr. ,Frank C. Spencer.胸心外科学[M].石应康,译.北京:人民卫生出版社,2000.

[11] 朱维继,吴汝舟.实用外科手术学[M].北京:人民卫生出版社,1997.

[12] Mark K,Ferguson MD. Thoracis Surgery Atlas[M]. New York:Saunders,2007.

[13] 张志庸.协和胸外科学(第2版).[M].北京:科学出版社,2010.

[14] 赵宝东,隋鸿锦,陈建军,郑德宇.心胸外科手术解剖图谱[M].北京:人民军医出版社,2014.

[15] 王俊.全胸腔镜肺切除规范化手术图谱[M].北京:人民卫生出版社,2013.